내 몸 안의 의사

내 몸 안의 의사

초판인쇄 | 2021년 4월 20일
초판발행 | 2021년 4월 23일

지 은 이 | 조경남
펴 낸 이 | 고명흠
펴 낸 곳 | 랜딩북스

출판등록 | 2019년 5월 21일 제2019-000050호
주   소 | 서울시 서대문구 세검정로1길 93, 벽산아파트 상가 A동 304호
전   화 | (02)356-8402 / FAX (02)356-8404
E-MAIL | landingbooks@daum.net

ISBN 979-11-967162-3-3 (13510)

※ 이 책의 내용을 저작권자의 허락없이 복제, 복사, 인용, 무단전재하는 행위는 법으로 금지되어 있습니다.
※ 잘못된 책은 바꾸어 드리겠습니다.

내 몸 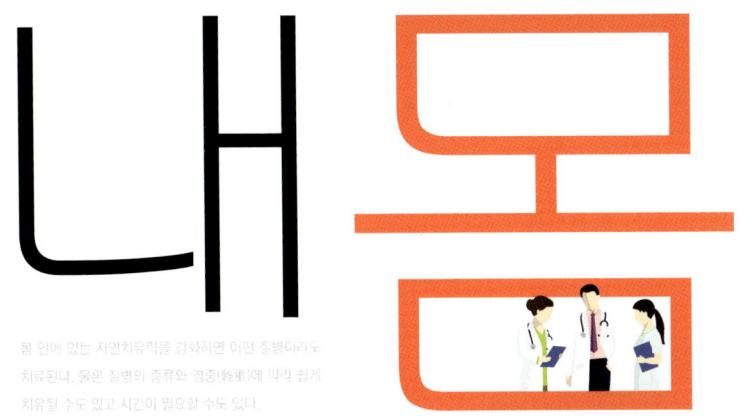 안의 의사

각종 공해에 노출된 채 비정상적인 생활 패턴으로 살아가는 현대인들의 몸 안에는 독소가 가득하다. 해도 과언이 아니다. 공기 중에는 질병을 유발하는 유독 물질이 떠다니며, 음식에도 각종 첨가제와 중금속이 포함되어 있다. 이러한 독성 물질이 몸 안으로 들어오면 반드시 배출되어야 하는데, 그렇지 않으면 밖으로 신진대사를 방해하는 훼방꾼이 된다. 신진대사가 원활하지 못하면 자연치유력이 약해지고 질병의 씨앗이 자란다. 그래서 해독은 자연치유력을 높이는 데 매우 중요하고 우선적인 요소이다.

몸 안에 있는 자연치유력을 강화하면 어떤 중병이라도 치료된다. 물론 질병의 종류와 경중(輕重)에 따라 쉽게 치유될 수도 있고 시간이 필요할 수도 있다.

"못 고치는 병은 없다! 고치지 못하는 생활이 있을 뿐…"

《동의보감》을 보면 이런 말이 나온다.
'병에 걸려도 특별한 치료를 하지 않는 것은 중간 정도의 실력을 가진 의사에게 보여주는 것과 같다.'
이 말은 우리 몸 안에 자연치유력이 있다는 뜻이다. 감기에 걸렸을 때 약을 먹지 않고도 치료된 경험은 누구에게나 있을 것이다. 감기는 '약을 먹으면 일주일, 약을 먹지 않으면 7일' 간다는 말이 있는데, 감기를 낫게 한 장본인은 약이 아니라 몸 안의 의사, 즉 자연치유력이라는 뜻이다. 감기뿐 아니라 대부분의 질병에 약은 효과적이지 못하며 잠시 증상을 없애는 데 그친다.

실제로 질병을 치료하는 것은 '자연치유력'이라 불리는 의사의 놀라운 솜씨이다. 생명체는 세포를 재생하 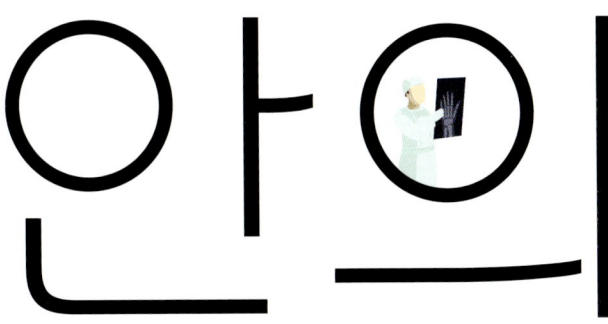 거나 복제하는 기능을 가지고 있어, 손상을 입거나 시스템에 문제가 발생했을 때 즉각 수리하는 능력이 있다. 이러한 입력 기억 덕분에 병이 낫는 것이며, 이것을 자연치유력이라고 한다.

증상이란, 자연치유력이 가동할 때 나타나는 부수적인 현상일 뿐이다. 몸에 침입한 바이러스를 공격하는 과정에서 열이 날 수 있고, 몸 안에 있는 독소를 내보내기 위해 구토와 설사를 일으키기도 한다. 어떤 때는 피부에 발진이 생기고 여기저기에서 통증이 나타나기도 한다. 그런데 약으로 이러한 증상을 없애버리면 자연치유력은 제대로 작동하지 못하게 되고, 병이 나은 것처럼 보여도 실제로는 병이 오히려 깊어지게 된다. 진정으로 병을 치료하려면 자연치유력이 제대로 능력을 발휘할 수 있게 도와주어야 한다.

조경남 지음

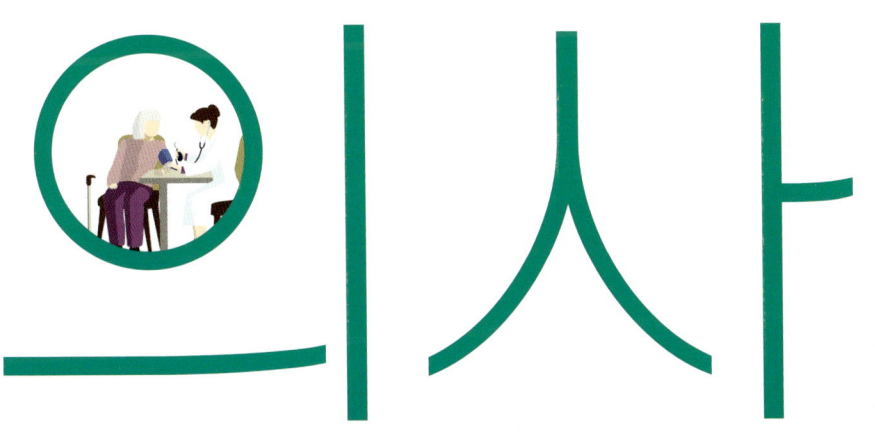

랜딩북스

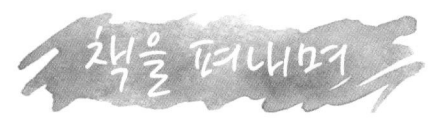

크론병(Crohn's Disease)으로 몇 년 동안 고생하던 학생이 있었다. 대변에 피가 섞여 나오고 '피골(皮骨)이 상접(相接)'할 정도로 몸이 약해졌다. 학생의 아버지에게 자연치유법을 알려줄 테니 한번 오시라고 했다. 그런데 "서울대병원에서도 고치지 못하는 병을 어떻게 한방으로, 그것도 약을 쓰지 않고 고친단 말인가?"라는 대답이 돌아왔다.

그렇다. 서울대병원은 우리나라에서 첫손으로 꼽히는 우수한 병원이다. 그곳에서 고치지 못하는 병이라면 필자 또한 고칠 자신이 없다. 최신 검사장비와 치료시스템, 최고의 의료진을 보유하고 있는 서울대병원과 어떻게 상대할 수 있겠는가? 말이 안 되는 소리이다.

그러나…

치료가 안 된다면 어린 학생의 장을 잘라내야만 한다. 어떻게 해야 할까? 우리는 그 해답을 자연치유에서 찾아야 한다.

커다란 우산을 들고 화초에 물을 주고 있는 소녀가 있다. 비가 내리지만 소녀가 쥐고 있는 우산 때문에 비는 화초를 적시지 못한다. 소녀는 깨끗한 물을 떠다가 화초에 물을 주지만 화초는 자꾸만 고개를 숙인다. 소녀는 화초가 왜 말라가는지 이해할 수 없다는 표정을 짓는다. 그냥 우산만 치우면 될 것을….

자연치유는 인간이 고집스럽게 움켜쥐고 있는 지식(知識)의 우산을 치워주는 것이다. 우리 몸은 병에 걸렸을 때 스스로 치유하는 힘을 가지고 있다.

- 이 힘은 인간의 지식을 뛰어넘는다.
- 이 힘은 인간이 방해만 하지 않는다면 어김없이 발휘된다.
- 이 힘이 자신의 일을 할 수 있도록 도와주는 것이 우리가 할 일이다.
- 이 힘의 이름은 '자연치유력'이다.

크론병이 치료되지 않는 것은 고집스럽게 우산을 쥐고 있기 때문이다. 인간의 지식으로 치료되지 않을 때는 자연에게 맡겨야 한다. 자연에게 맡긴다는 것은 방치한다는 뜻이 결코 아니다. 자연에게 맡긴다는 것은, 몸이 스스로 일을 할 수 있는 조건을 적극적으로 만들어준다는 의미이다.

이 책에서는 특정 질환에 대한 치료법을 다루지 않는다. 특효약을 소개하는 것도 아니다. 하지만 그 어떤 치료법이나 특효약보다 효과가 좋은 방법을 알려준다. 만성질환과 난치성 질환으로 고통받는 이들은 이 책을 끝까지 읽고 실천하기 바란다. 부족한 글이 세상에 나오기까지 도움을 주신 분들과 사랑하는 아내, 그리고 아들과 딸에게 감사의 마음을 전한다.

조경남 씀

글 싣는 순서

책을 펴내며   4

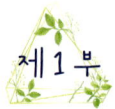

제1부
내 몸 안의 의사

증상에 얽매이지 마라   12
몸 안의 의사 '자연치유력'   17
해독과 양생의 톱니바퀴   22
약은 아버지가 대주는 장사 밑천   28
자연치유의 다른 이름 '생명'   34
가장 흔한 것이 귀한 것   38
자연의 규칙성   43
질병은 마음의 고장   48

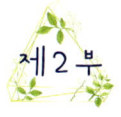

제2부
자연치유력을 깨우는 음식을 먹어라

약(藥)이 되는 음식, 독(毒)이 되는 음식	54
인간의 주식은 곡식	59
곡식은 빨대	64
오곡(五穀)은 최고의 보약	69
오곡의 으뜸은 '현미'	74
최고의 영양제 '콩'	79
오메가-3의 보고 '들깨'	84
영양소의 팀워크가 좋아야 질병을 치료할 수 있다	90
오곡을 정제하면 약성분이 사라진다	94
위대한 섬유질	98
오백식품(五白食品)만 먹지 않아도	104
생명력을 약하게 하는 육식	111
고기를 먹지 않으면 단백질이 부족할까?	116
단백질 분해 독소	123
지방은 독소 덩어리	129

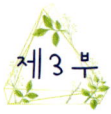

제3부

먹는 방법이 생사를 좌우한다

장은 몸의 뿌리	136
발효 과학	140
식사는 '씹는' 일	146
침은 보약이다	154
자신의 무덤을 파는 과식	161
저녁에는 적게 먹어도 과식	168
소식(小食)에 질병 없다	172
또 다른 과식! 골고루 먹어야 건강하다?	177
단식의 놀라운 효능	181

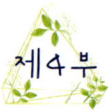

제4부

아무 물이나 아무 때나 마시지 마라

물이 수명(壽命)을 결정한다	188
얼마나 마셔야 할까?	192
마시는 시간도 중요하다	195
건강을 해치는 건강음료	199
향기로운 독소 카페인	203
술독[酒毒]에서 빠져나와라	206

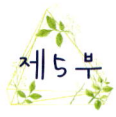

제5부
생명을 불어넣는 호흡을 하라

숨죽이고 살면 죽는다	212
만성 산소결핍증	220
음식과 호흡	226
수면과 호흡	230
건강을 위한 호흡법	233

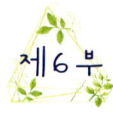

제6부
움직이면 살고 누우면 죽는다

움직여야 산다	238
운동과 양생	242
운동과 해독	245
두 다리가 의사	248
마사이족처럼 걸어라	251

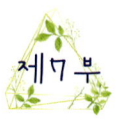

제7부
햇빛을 적극적으로 활용하라

햇빛은 생명의 에너지 256
햇빛의 해독작용 259
햇빛의 양생작용 264
햇빛 부작용은 인재(人災) 268

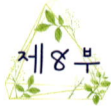

제8부
쉼은 자연치유의 핵심이다

건강한 사람은 잠꾸러기 274
언제 얼마나 자야 하는가? 279
잠과 자연치유력 283

제1부
내 몸 안의 의사

증상에 얽매이지 마라
몸 안의 의사 '자연치유력'
해독과 양생의 톱니바퀴
약은 아버지가 대주는 장사 밑천
자연치유의 다른 이름 '생명'
가장 흔한 것이 귀한 것
자연의 규칙성
질병은 마음의 고장

증상에 얽매이지 마라

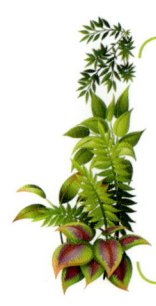 병을 악화시키는 증상치료

　가정 형편이 어려워 어려서부터 부모의 사랑을 받지 못하고 자란 아이가 있다. 성장기에 사랑을 받지 못하다 보니 마음이 안정되지 못하여 나쁜 일만 저지르고 다녔다. 돌을 던져 옆집 창문을 깨뜨리고, 편의점에서 물건을 훔치고, 친구들과 주먹다짐을 했다. 그때마다 선생님과 이웃 사람들이 야단을 치고 때로는 지나칠 정도의 체벌을 가하기도 했지만, 그럴 때마다 아이의 성격은 엇나가기만 했다.
　못된 행동을 할 때마다 체벌을 가하는 것이 옳았을까? 만약 아이의 마음을 이해하려 노력하고 따뜻하게 대해주었다면 어땠을까?
　체벌은 창문을 깨뜨리지 못하게 하고 물건을 훔치지 못하게 하는 뚜렷한 효과가 있다. 그러나 그 효과는 오래 지속되지 않을 뿐 아니라 오히려 역효과를 불러올 수 있다. 마음을 다친 아이가 전보다 더 나쁜 일을 저지르는 것처럼.

아이의 못된 행동은 아이의 마음이 안정되지 못한 결과이다. 따라서 못된 행동 하나하나에 대응하여 체벌을 가하기보다는, 시간과 노력을 들여서 아이의 마음을 다독여준다면 그러한 행동이 교정될 것이다.

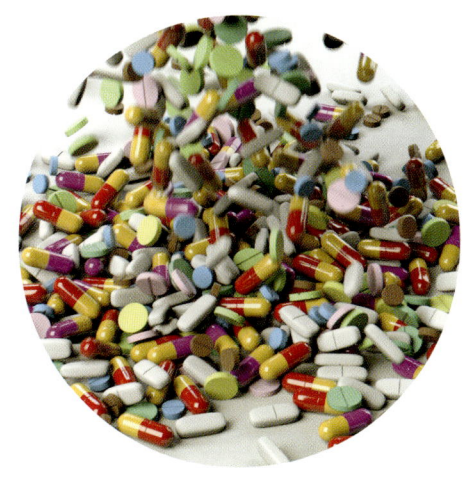

질병을 치료할 때 우리의 선택도 이와 유사하다. 지금은 효과가 빠르게 나타나는 약이 많아서 괴로운 증상을 없애는 것은 매우 쉬운 일이다. 그러나 체벌이 있을 때마다 엇나가는 아이처럼 약에는 반드시 부작용이 따르며, 아무리 체벌이 강력해도 아이의 마음을 돌릴 수 없는 것처럼 약으로는 질병에 대한 근본적인 치료를 기대할 수 없음을 명심해야 한다.

강한 체벌이 마음을 더욱 상하게 하여 아이의 인생을 망칠 수 있는 것처럼, 병적인 증상이 나타나는 부분을 약(=독)으로 제압할 경우 그 독(毒)은 온몸에 작용한다. 강에 있는 가물치를 잡기 위해 독을 쏟아부으면 가물치는 얻을 수 있겠지만, 본래의 목적을 벗어난 붕어나 잉어와 같은 물고기도 죽을 뿐 아니라 생물의 터전인 강마저 오염되는 것과 같은 이치이다.

증상은 질병에서 벗어나려는 인체의 몸부림이며 현재까지 살아온 방식을 바꾸라는 경보(警報)이다. 따라서 진정으로 질병을 치료하려면 몸부림을 도와 질병에서 벗어나도록 해야지, 열이 나고 통증이 있다고 하여 몸부림을 짓눌러서는 안 된다. 약을 써서 증상이 없어진다고 질병이 치료되는 것은 아니며, 언제든지 증상은 다른 모습으로 나타나기 때문이다.

대증요법(對症療法)의 한계

질병은 '정상적인 생명기능이 방해를 받고 있는 상태'에서 생긴다. 따라서 생명기능을 방해하는 것이 무엇인지를 찾아 없애는 것이야말로 진정한 치료라고 할 수 있다. 열이 날 때 해열제를 먹는 것이나 통증이 있을 때 진통제를 먹는 것은 진정한 치료가 아니며, 열과 통증이라는 증상을 없애는 대증요법(對症療法)에 지나지 않는다. 대증요법은 인체에서 증상만을 분리하여 단순히 그것만을 지우려고 한다. 이것은 살충제를 써서 해충을 퇴치하려는 것과 똑같은 발상이다.

생명을 위협할 정도로 위급한 상황에서는 대증요법을 써서 목숨을 구하는 것이 마땅하다. 사실 현대의학이 인간에게 준 가장 큰 혜택은 이와 같은 응급상황에서 생명을 구하는 것이다. 하지만 대부분의 만성질환과 고혈압, 당뇨병으로 대표되는 생활습관병, 현대의학이 난치병, 불치병으로 선언한 질병들은 대증요법으로 효과를 얻을 수 없다.

생명기능이 방해를 받고 있는 상태에서 나타나는 것이 증상이고, 이 증상은 몸이 방해받는 데서 스스로 벗어나려는 몸부림 속에서 나타나는데, 증상을 없앤다는 것은 몸이 스스로 치유하려는 이 몸부림을 막는 것이며, 그 결과 생명기능은 쇠약해지고 병은 더욱 깊어지기 때문이다.

의사의 역할은 병의 원인을 찾아내는 일

동양의학의 치료 원칙은 병의 근본을 찾아 없애는 것이다. 그래서 몸이 약해졌을 때 보약(補藥)에만 의존하게 하지 않고, 몸이 약해진 원인을 찾아내는 것이야말로 의사의 역할임을 강조하고 있다. 병의 근본을 다스려야 함을 강조한《동의보감》의 내용을 소개한다.

'만약 표(標)를 먼저 치료하고 나서 본(本)을 치료하면 사기(邪氣)가 더 심해져서 병이 더욱 심해지지만, 본을 먼저 치료하고 나서 표를 치료하면 비록 수십 가지 증상이 있더라도 모두 사라진다. 때문에 가벼운 병이 생긴 후에 심해져 중병이 되었을 때도 먼저 가벼운 병을 치료한 후에 중병을 치료한다. 이와 같이 하면 사기가 굴복하니 먼저 본(本)을 치료했기 때문이다.'

'병을 치료할 때는 먼저 병의 뿌리를 제거한 뒤에 수렴하고 막아주는 약을 쓰는 것이 좋다. 이것은 옷을 빠는 것과 같으니 먼저 때를 뺀 뒤에 외

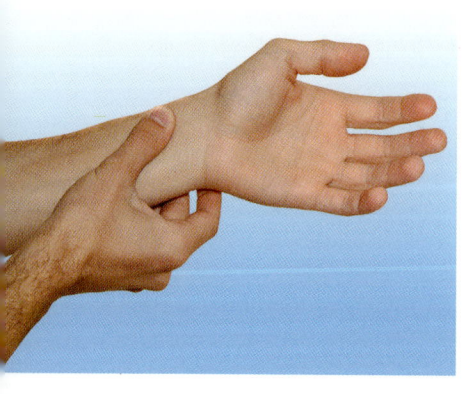

관을 꾸미는 것이다. 양생(養生)과 병을 치료하는 것은 원래부터 다른 것이다. 지금 사람들이 보약으로 병을 치료하니 효과가 없는 것은 당연하다.'

안타깝게도 서양의학이 의료의 중심을 차지하고부터는 원인보다 증상을 없애는 치료가 대세를 이루게 되었다. 하지만 우리의 조상들은 오랜 경험을 통해 증상을 없애는 치료가 미봉책(彌縫策)임을 터득하였다. 그래서 시간이 걸리더라도 원인을 없애는 데에 초점을 두라는 당부를 하고 있는 것이다.

의료기술이 발달하고 있지만 고혈압, 당뇨, 암이 치료되지 않는 이유는 무엇일까? 이러한 질병에 걸리면 죽을 때까지 약을 먹어야 하는 걸까? 죽을 때까지 약을 먹어야 한다면 과연 그 치료를 제대로 된 치료라고 할 수 있을까?

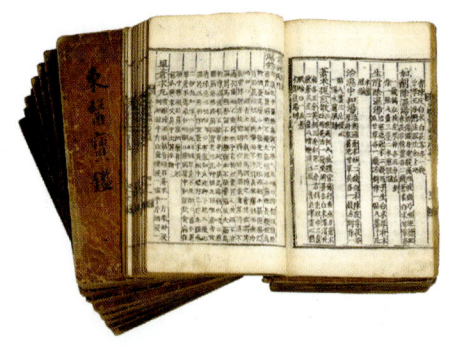

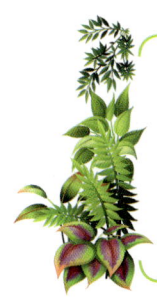

몸 안의 의사 '자연치유력'

 내 몸 안의 의사를 깨워라

《동의보감》을 보면 이런 말이 나온다.

'병에 걸려도 특별한 치료를 하지 않는 것은 중간 정도의 실력을 가진 의사에게 보여주는 것과 같다.'

이 말은 우리 몸 안에 자연치유력이 있다는 뜻이다. 감기에 걸렸을 때 약을 먹지 않고도 치료된 경험은 누구에게나 있을 것이다. 감기에 '약을 먹으면 일주일, 약을 먹지 않으면 7일' 간다는 말이 있는데, 감기를 낫게 한 장본인은 약이 아니라 몸 안의 의사, 즉 자연치유력이라는 뜻이다. 감기뿐 아니라 대부분의 질병에 약은 효과적이지 못하며 잠시 증상을 없애는 데 그친다.

실제로 질병을 치료하는 것은 '자연치유력'이라 불리는 의사의

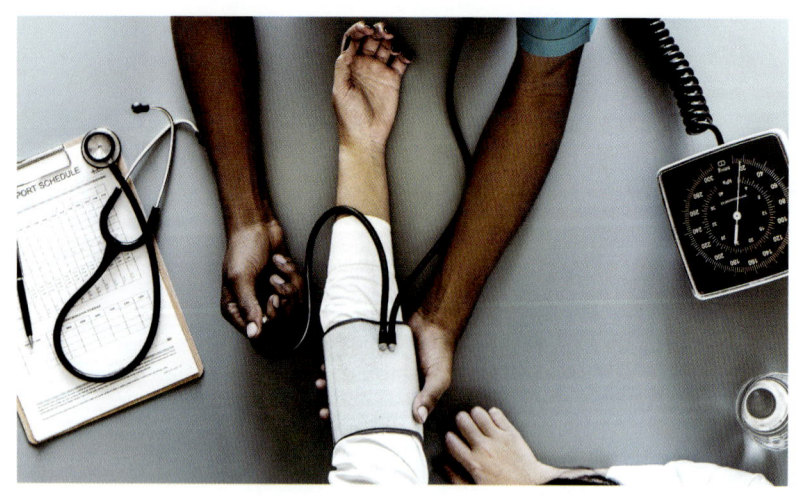

놀라운 솜씨이다. 생명체는 세포를 재생하는 힘과 복제하는 기술을 가지고 있어, 손상을 입거나 시스템에 문제가 발생했을 때 즉각 수리하는 능력이 있다. 이러한 힘과 기술 덕분에 병이 낫는 것이며, 이것을 자연치유력이라고 한다.

  증상이란, 자연치유력이 가동될 때 나타나는 부수적인 현상일 뿐이다. 몸에 침입한 바이러스를 공격하는 과정에서 열이 날 수 있고, 몸 안에 있는 독소를 내보내기 위해 구토와 설사를 일으키기도 한다. 어떤 때는 피부에 발진이 생기며 여기저기에서 통증이 나타나기도 한다.

  그런데 약으로 이러한 증상을 없애버리면 자연치유력은 제대로 작동하지 못하게 되고, 병이 나은 것처럼 보여도 실제로는 병이 오히려 깊어지게 된다. 진정으로 병을 치료하려면 자연치유력이 제대로 능력을 발휘할 수 있게 도와주어야 한다.

깨끗해진 강에 물고기가 돌아오듯

질병은 몸의 기능이 온전치 못할 때 발생하는 것이므로 증상만을 치료하는 것은 '언 발에 오줌을 누는' 것처럼 미봉책에 불과하며, 온전치 못한 몸을 온전하게 하여 몸 안의 의사가 스스로 복구시키도록 하는 것이야말로 근본적인 치료라고 할 수 있다.

자연치유의 과정은 국소적인 증상 하나하나에 연연하지 않고 전체적인 몸의 상태를 온전하게 만드는 데 중점을 둔다. 온몸의 상태만 건강하면 부분적인 병의 증상 따위는 자연히 사라지게 되는 것이다.

질병의 종류도 중요하지 않다. 고혈압, 당뇨병, 아토피, 알레르기 등 각기 다른 이름의 질병들은 사람마다 가장 약한 부분에서 형태가 다르게 발현되는 것일 뿐이며, 전체적인 몸의 상태를 온전하게 한다면 어떤 병이든 자연치유가 된다. 그래서 자연치유는 근본치료이고 전체치료이며, 약이 병을 고치게 하는 것이 아니라 내 몸이 병을 고치게 도와주는 것이다.

오염된 물에 물고기를 풀어놓고 수초를 심는다고 하여 죽은 강의 생태계가 다시 살아나지는 않는다. 강물이 깨끗하게 정화되면 물고기가 돌아오고 수초가 다시 살아나게 된다. 마찬가지로 몸이 건강해지면 자연치유력이라는 훌륭한 의사가 질병을 치료하여 더 이상 고혈압, 당뇨와 같은 증상은 나타나지 않는다. 따라서 우리의 관심은 증상을 없애는 약을 찾는 것이 아니라 자연치유력을 높여 몸을 건강하게 만드는 데 두어야 할 것이다.

자연치유력을 방해하는 것들

공부 못하는 자식을 둔 부모는 종종 이렇게 말한다. "우리 아이는 머리는 좋은데 공부에는 흥미가 없나 봐!" 핑계라고 생각할 수 있는 말이지만 완전히 틀린 말은 아니다. 보통의 지능을 가진 사람이라면 우리나라의 교육과정을 어려움 없이 이수할 수 있는 능력이 있다. 다만 컴퓨터게임에 중독되거나 일부 자극적인 소재의 만화 등에 탐닉한다면, 즉 학습을 방해하는 요인이 있을 때 공부를 못하는 것이다.

질병을 치료하는 것도 마찬가지이다. 앞서 설명한 대로 우리 몸에는 '자연치유력'이라고 하는 훌륭한 의사가 있다. 그래서 자연치유력을 방해하는 요소가 없다면 약을 쓰지 않고서도 질병에서 벗어날 수 있다. 하지만 질병으로 고통받는 사람들은 자연치유력을 도와주기는커녕 방해하는 생활을 즐겨 한다.

술과 담배를 즐기고 밤늦게 잠자리에 든다. 생명력이 있는 현미는 거칠다는 이유로 먹지 않고 혀를 만족시키는 달콤한 음식을 좋아한다. 움직이는 것을 귀찮아하며 종일 앉아서 지내다 보니 호흡은 얕아질 수밖에 없다. 자연이 준 신선한 물 대신 인간이 가공한 음료수를 마신다.

이러한 생활에서 질병이 발생한 것이고 이러한 생활이 자연치유력을 약화시키는 것인데, 생활은 고치지 않고 약으로만 질병을 치료하려는 것 자체가 모순이라고 할 만하다. 공부를 잘하기 위해서는 공부를 방해하는 환경을 없애는 것이 우선이듯이, 자연치유

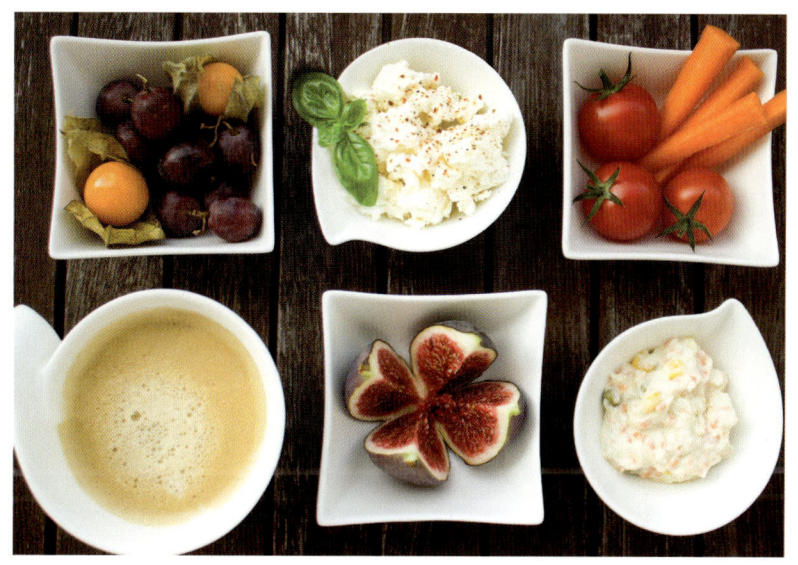

력을 강화하기 위해서는 자연치유력을 방해하는 것부터 제거해야 한다.

그런 이후에 좋은 음식과 맑은 물, 공기의 도움으로 자연치유력을 강화하면 어떤 질병도 치료할 수 있다. 자연치유력을 강화하지 않고 약으로만 치료하려는 것은 결국 몸을 망치는 일임을 명심해야 한다.

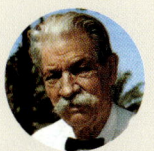
사람들은 저마다 그 속에 자연치유력이라는 의사를 모시고 있다. 모든 환자들이 자신 속에 있는 이 훌륭한 의사를 발견할 수 있도록 도와주는 것, 그것이 의사들이 진정으로 해야 할 일이다.
― 알버트 슈바이처

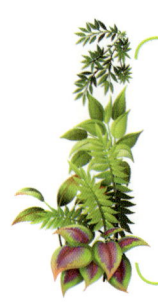

해독과 양생의 톱니바퀴

치료는 의술이 아닌 교육

몸 안에 있는 자연치유력을 강화하면 어떤 질병이라도 치료된다. 물론 질병의 종류와 경중(輕重)에 따라 쉽게 치유될 수도 있고 시간이 필요할 수도 있다.

우리나라 사람들은 급한 성격 탓인지, 오늘내일 사이 증상에 차도가 없으면 효과가 없는 것으로 여기고 포기하는 경우가 종종 있다. 바로 그래서 교육이 필요한 것이다. 치료는 몸 안의 자연치유력이 하는 것이므로, 어떻게 해야 자연치유력을 높일 수 있는지에 대한 교육이야말로 진정한 치료이다.

'Doctor'라는 영어 단어는 '가르치다'라는 뜻의 라틴어 'Docere'에서 나온 말이다. 따라서 치료의 효과는 의술(醫術)이 아니라 교육(敎育)에 달려 있다. 내 몸의 기능을 얼마만큼 이해하는지에 따라 마음가짐이 달라지고, 달라진 마음은 물질을 변화시켜 병을 치

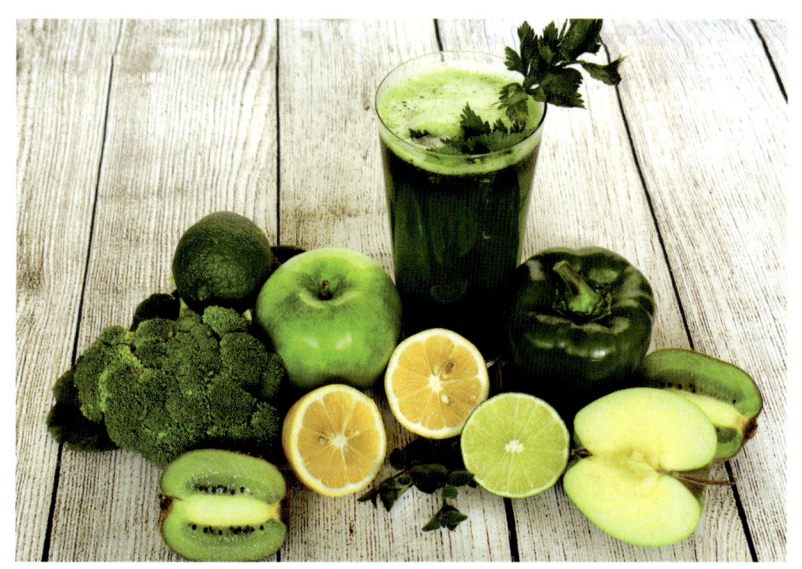

료하는 기반이 되기 때문이다. 자연치유력을 높이는 방법을 알아야 하는 이유도 여기에 있다. 그래서 자연치유력을 높이는 방법의 핵심이라 할 수 있는 해독(解毒)과 양생(養生)의 중요성을 말하고자 한다.

해독의 스위치를 켜고

신진대사(新陳代謝)라는 말을 들어보았을 것이다. 이 말을 글자 그대로 풀이하면, 묵은 것이 물러나고 새로운 것이 대신한다는 뜻이다. 즉, 몸에서 에너지를 생산하고 체조직을 만드는 과정에서 생기는 묵은 물질(대사산물 또는 노폐물)이 섭취한 음식으로부터 얻은 새로운 물질(영양소, 물, 산소)로 교체된다는 의미이다.

몸 안에서 이루어지는 신진대사가 올바르게 작동하지 못하면 여러 가지 문제가 발생한다. 먼저 몸 안에 쌓인 독소가 문제가 된다. 몸 안의 독소를 배출하는 작용, 즉 해독작용이 원활하지 않으면 여러 형태의 질환과 통증이 발생한다. 쉬운 예로 대변을 오랫동안 보지 못하면 두통이 생기는데, 이는 대변이라는 묵은 물질(반드시 배출되어야 하는 물질)이 제때에 나가지 못하여 각종 독소가 혈액으로 흡수되고 그것이 신경을 자극하기 때문이다.

신장이 망가졌을 때 혈액투석을 하는 것도 혈액 속에 있는 각종 노폐물을 신장이 걸러주지 못하기 때문이다. 만약 혈액투석을 중단하면 오래지 않아 생명이 위급해진다. 이처럼 신진대사 과정에서 생성되는 모든 노폐물은 제때에 배출되는 것이 중요하며, 그러지 않으면 몸 안에 쌓인 노폐물은 몸에 악영향을 주어 각종 질병을 일으킨다. 해독(解毒)이 자연치유의 중요한 축을 이루는 이유이다.

미국 최고의 단식·정화·해독 전문가인 알레한드로 융거(Alejandro Junger)는 해독에 대하여 다음과 같이 말했다.

'해독기능은 당신이 미처 몰랐던 무한한 에너지의 보고(寶庫)로 통하는 무료입장권이다. 태어날 때부터 지니고 있던 해독시스템의 스위치를 켜기만 하면 몸의 모든 부분이 더 잘 움직이고 불균형 상태가 바로잡히고 짜증나는 증상들이 저절로 사라지는 것을 깨달을 수 있다.'

각종 공해에 노출된 채 비정상적인 생활 패턴으로 살아가는 현

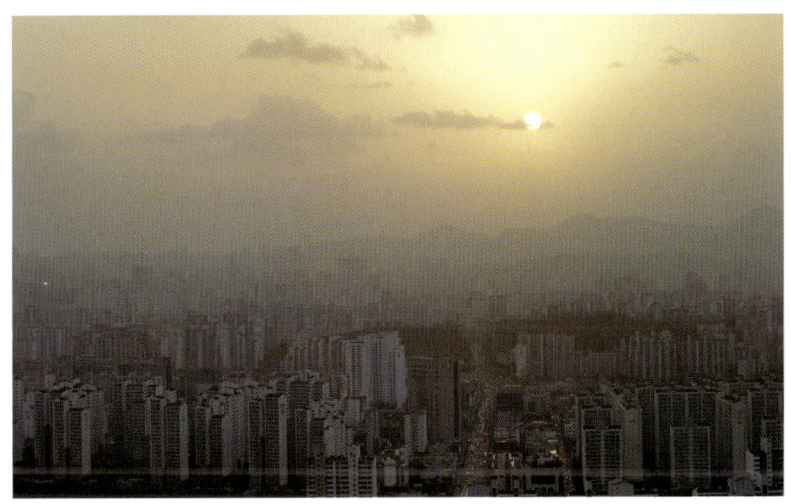

　대인들의 몸 안에는 독소가 가득하다 해도 과언이 아니다. 공기 중에는 질병을 유발하는 유독 물질이 떠다니며, 음식에도 각종 첨가제와 중금속이 포함되어 있다. 이러한 독성 물질이 몸 안으로 들어오면 반드시 배출되어야 하는데, 그렇지 않으면 역으로 신진대사를 방해하는 훼방꾼이 된다. 신진대사가 원활하지 못하면 자연치유력은 약해지고 질병의 싹이 자란다. 그래서 해독은 자연치유력을 높이는 데 매우 중요하고 우선적인 요소이다.

　제주도는 장수하는 사람들이 많기로 유명한 곳이다. 그곳 사람들은 땅과 바다에서 나는 제철 음식을 먹는 것, 마음을 편안하게 갖는 것, 오염되지 않은 맑은 공기를 마시는 것이 장수의 비결이라고 말한다. 이러한 환경은 몸에 있는 독소를 줄여준다. 그래서 몸은 힘들여 해독을 하지 않아도 되는 것이고, 결국 건강하게 장수할 수 있게 된다.

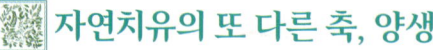 자연치유의 또 다른 축, 양생

묵은 것을 배출하여 자연치유력을 강화시키는 것이 해독(解毒)이라고 한다면, 새로운 것(음식, 물, 산소 등)이 몸에서 잘 이용될 수 있도록 하는 것이 양생(養生)이다. 양생을 섭생(攝生)이라고도 하는데, 병에 걸리지 않도록 건강관리를 잘한다는 뜻이다. 즉, 정상적인 신진대사를 위한 다양한 방법이 양생이다.

《동의보감》을 보면 침과 뜸, 약재와 같은 치료법을 설명하기 전에 양생법을 먼저 설명하고 있다. 이는 양생을 잘하지 못하는 상태에서는 어떤 치료법도 미봉책에 그칠 수 있다는 의미이다.

《동의보감》 서문에 이런 말이 나온다.

'사람의 질병은 모두 섭생(攝生)을 잘 조절하지 못한 데서 생기는 것이니 수양(修養)이 최선이고 약물은 그 다음이다.'

아플 때 약을 찾는 것은 인지상정(人之常情)이겠지만, 《동의보감》의 말처럼 생활 속에서 질병이 생기는 것이므로 잘못된 습관을 고치는 것이 약보다 우선되어야 한다.

제철 음식을 먹는 것, 음식을 천천히 그리고 꼭꼭 씹어 먹는 것, 복식호흡이나 단전호흡 등으로 고르게 호흡하는 것, 일찍 자고 일찍 일어나는 것, 과하지 않되 꾸준히 운동하는 것 등은 기본적이지만 현대인들이 간과하기 쉬운 양생법이다. 해독이 완벽하더라도 몸을 구성하고 에너지원이 될 수 있는 물질이 공급되지 않는다면

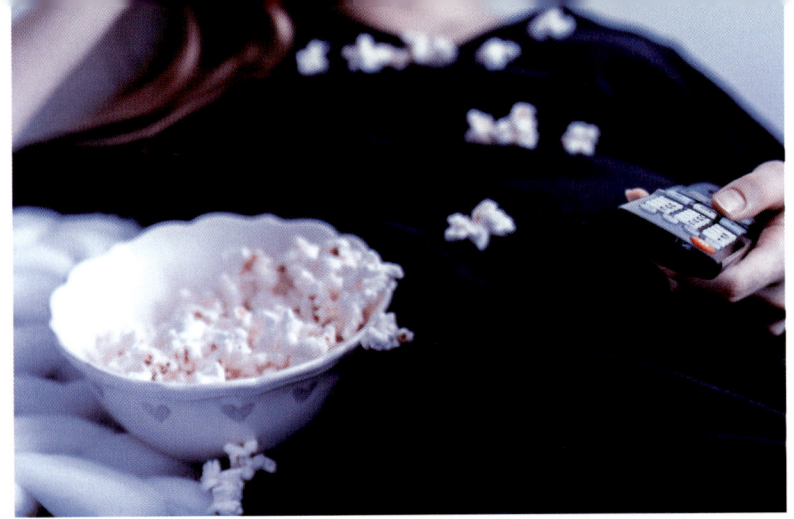

완전한 신진대사는 이루어질 수 없기에 양생은 자연치유의 중요한 핵심 요소가 된다.

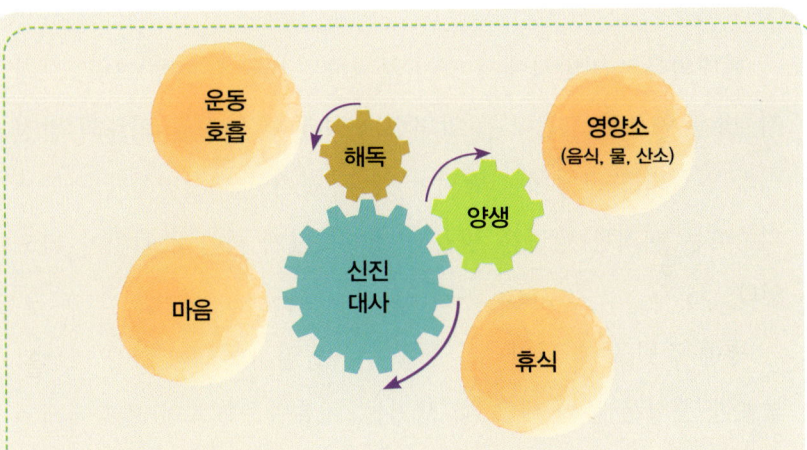

해독의 톱니바퀴가 작동하지 않으면 양생은 물론 신진대사라는 커다란 톱니바퀴도 돌아가지 않는다. 따라서 해독작용이 있는 음식을 섭취해야 하며, 운동과 호흡을 통해 해독력을 높여주어야 하고, 휴식을 통해 해독에 필요한 시간을 주어야 한다. 이러한 해독작용은 용서와 사랑이라는 강력한 해독제가 있을 때 더욱 강해진다.

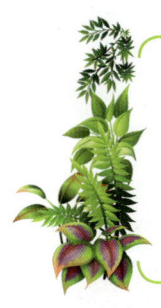

약은 아버지가 대주는 장사 밑천

증상은 없어지고 병은 남는다?

현대의학의 발달사에서 약이 차지하는 비중은 매우 크다. 그래서 '병은 약으로 고친다'는 말처럼 신약의 개발이 곧 의료의 발전이라 인식되고 그렇게 진행되어 왔다. 하지만 역설적이게도 약에 의존하는 이러한 방법은 병을 고칠 수 없게 하는 주원인이 되고 있다.

병에 걸렸을 때 나타나는 통증이나 발열, 가려움, 설사 따위의 불쾌한 증상은 몸이 나을 때 생기는 '치유반응'이지만 환자에게는 고통일 뿐이다. 환자나 의사나 이런 치유반응을 '골칫거리' 내지는 '제거대상'으로 여긴다. 그래서 의사는 환자의 괴로움을 어떻게든 빨리 없애주기 위해 약으로 증상을 억누르는 대증요법을 시행하게 된다. 그것으로 환자는 일단 편해지지만 치유반응이 억제된 몸은 나을 기회를 빼앗기고, 그 결과 병은 악화되며, 다시 약을 먹어야 하는 악순환이 시작되는 것이다.

100년 전까지만 해도 서양의학은 주로 천연물을 약으로 이용하였다. 그러나 재현성과 효율을 중시하는 현대 서양의학에서는 약리작용이 강하고 효과가 확실한 약이 좋은 약이라는 가치관에 근거를 두고 단일 화합물로 특효를 내는 약을 개발해 왔 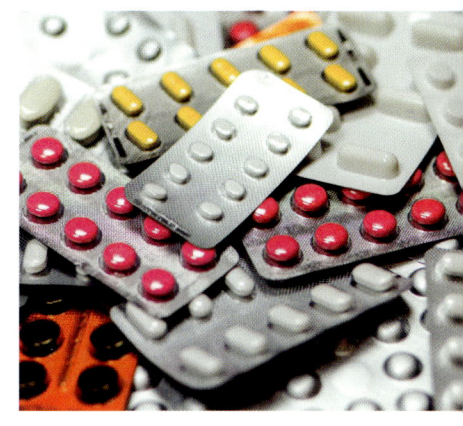 다. 그래서 전통적으로 약효가 입증된 약용식물로부터 활성물질을 분리하고 그것을 합성하여 한층 더 활성이 강한(독성 또한 강한) 물질을 약으로 개발하였다.

이렇게 만들어진 약은 특정 증상을 없애는 데 신통한 효과를 보였고, 그럴수록 의사와 환자는 약에 매료되었다. 그러나 생명력이 없는 합성약은 큰 효과만큼이나 강한 부작용을 낳을 수밖에 없었는데, 그 이유는 병을 낫게 하는 치유반응을 강하게 억제하기 때문이다. 감기약을 예로 들어보자.

감기에 걸렸을 때 열이 나는 것은 바이러스가 열을 만드는 것이 아니라, 바이러스가 열에 약하다는 것을 알고 있는 우리 몸의 면역체계가 스스로 열을 내어 바이러스를 퇴치하고자 하기 때문이다. 콧물은 독소와 바이러스를 흘려 내보내는 것이며, 온몸이 쑤시는 통증은 몸에서 인터페론을 만드는 과정에서 나타난다. 즉, 열과 통증은 우리 몸의 면역체계가 작용하는 면역반응으로 좋은 의미의 생리작용이다.

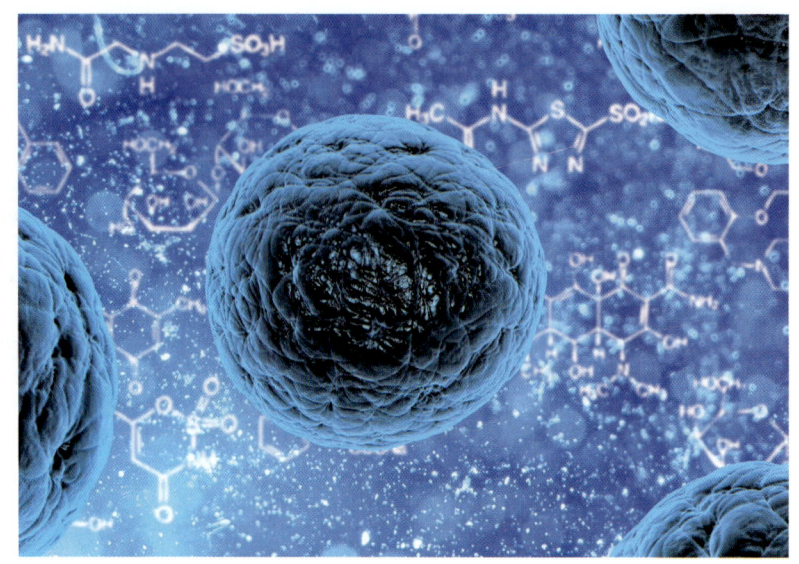

　이런 상태에서 바이러스에 효과도 없는 항생제를 먹고, 열을 내리고 통증을 없애는 해열진통제를 복용하면 면역반응(치유반응)이 사라져 증상은 없어지고 병은 남게 되는 기이한 현상이 벌어진다. 이것은 우는 아이의 울음만 그치게 할 요량으로 사탕을 주는 것과 같다. 아이에게 사탕을 주면 잠시 울음을 멈출 수 있지만 사탕의 위력이 사라지면 아이의 상태는 전보다 악화된다.

아버지가 대주는 장사 밑천

　약을 사용하면 급한 불은 끌 수 있지만 질병의 근원을 없애지 못한다는 것을 이해하였을 것이다. 약으로 병을 치료하려는 것은 능력이 없는 자식에게 무한정 돈을 대주면서 장사를 하게 하는 것과 같다. 손해가 발생해도 아버지의 자본이 버티고 있기 때문에 겉으로 보기에는 아무런 문제가 없어 보인다. 하지만 아버지가 무상으로 대주는 장사 밑천이 바닥을 드러내는 순간 장사를 그만두어야 한다.

아버지의 장사 밑천이 자식을 더욱 무능하게 만든 것이다. 고기를 잡는 방법을 알려주었어야 하는데 고기를 잡아주었기 때문이다. 고혈압과 당뇨병, 갑상선기능저하증을 비롯하여 현대의학에서 불치병으로 선언한 질병을 앓고 있는 사람들은 죽을 때까지 약을 먹어야 한다. 약을 끊는 순간 혈압과 혈당이 올라가고 갑상선호르몬이 부족해진다. 아버지의 장사 밑천으로 간신히 버티고 있는 것이다.

어떤 약이든지 주작용(主作用)과 부작용(副作用)이 있다. 혈압을 떨어뜨리는 것은 주작용이고 혈액순환을 방해하는 것은 부작용이다. 혈액을 끝까지 보내기 위해 혈압을 올리는 것인데 강제로 떨어뜨리면 혈액순환이 안되는 것은 당연하다. 혈압약 덕분에 중풍은 피해갈 수 있겠지만 충분한 혈액공급을 받지 못한 뇌세포가 죽어가는 치매는 막을 수 없다. 중풍을 예방하는 것은 혈압약의 주작용이고 치매를 불러오는 것은 부작용이다.

식생활을 개선하고 적절한 운동을 하여 혈액순환을 방해하는 원인을 없애주면 몸은 혈압을 올릴 필요가 없다. 원인을 그대로 둔 채로 죽을 때까지 약을 먹게 하는 것은 너무나 무책임한 처방이다.

자연의 약장(藥欌)

모든 질환에 약을 사용하지 않아야 한다는 말은 절대 아니다. 생명이 위급하다면 적극적으로 약을 사용해야 한다. 하지만 대부분의 만성질환과 잘못된 생활습관에서 비롯된 질병을 치료할 때 사용하는 약은 우는 아이를 달래는 사탕에 불과하므로, 득보다 실이 크다는 것을 알아야 한다. 질병을 치료할 때는 최소한 몸이 스스로 나으려고 하는 치유반응만은 억제하지 말아야 한다.

문명의 발달과 멀리 떨어진 지역에서 살아가는 종족들은 질병에 대처하는 자연적인 방법들을 터득하고 있다. 이들에게는 병원도 약국도 없지만 문명사회에서 살아가는 우리보다 건강하며, 특히 생활습관병으로 불리는 당뇨병, 고혈압, 중풍, 변비 등의 질병은 찾아볼 수 없다.

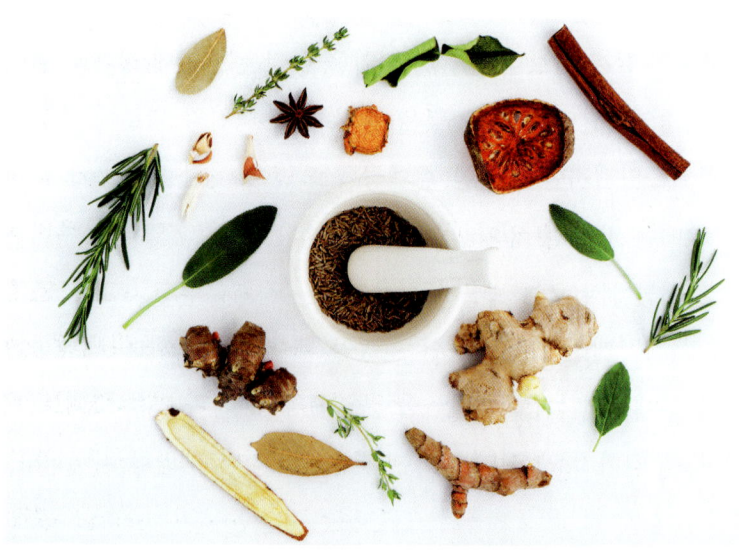

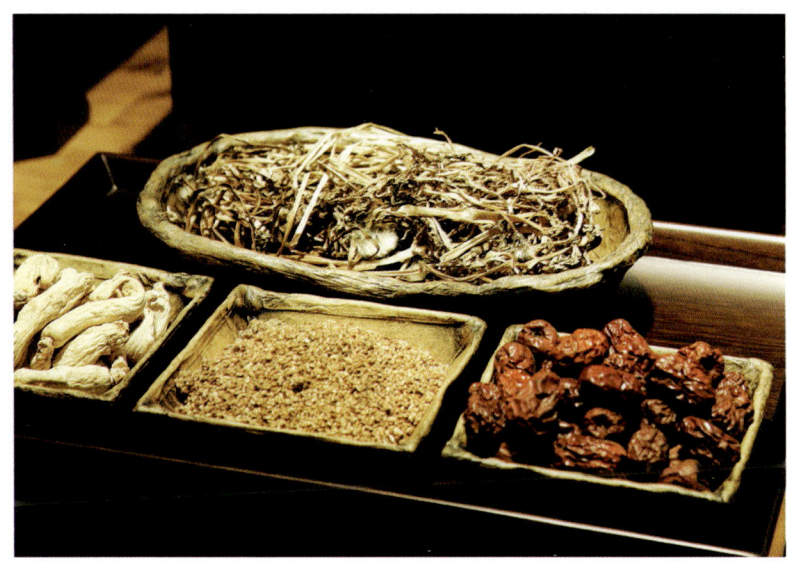

　세계적인 장수촌 파키스탄의 훈자마을 사람들은 대부분의 현대인들과 달리 약을 먹지 않지만 건강하게 살아가며 천수(天壽)를 누린다. 이들은 아플 때 해독법과 양생법을 실천하여 몸이 스스로 낫게 하고, 증상이 심한 경우에는 자연의 약장(藥欌)에서 채취한 초목(草木)을 사용하여 자연치유력을 돕는다.

　우리 주위에도 자연의 약장은 충분하다. 민들레나 솔잎처럼 독성이 없으면서 자연치유력을 도와주는 천연약은 얼마든지 있다. 자연치유력을 높이는 해독법과 양생법을 실천하면서 이러한 초목을 이용한다면 합성약을 사용할 때의 부작용 없이 완전한 치료를 달성할 수 있다. '풀[草]을 즐긴다[樂]'는 '藥(약)'의 의미처럼 먹어서 해가 되지 않는 약이야말로 진정한 의미의 약이라 할 수 있다.

자연치유의 다른 이름 '생명'

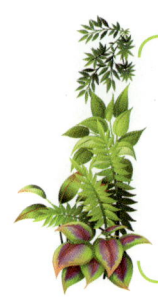

생명 있는 음식을 공급해야

　기계가 고장 났을 때는 부품을 교체하면 그만이지만, 생명은 하나의 부품을 교체한다고 해서 병든 부분이 치료되지 않는다. 생명체가 병들었을 때는 생명이 있는 것을 공급하는 것이 대원칙이다. 앞에서 줄곧 합성약이 질병을 치료할 수 없다고 한 것도 약에는 생명이 없기 때문이다.
　자연치유력은 생명을 공급할 때 강해진다.
　'생명이 있는 음식'과 '생명이 있는 물'은 병든 세포에 생명력을 불어넣는다. 생명이 있는 음식이란 인간의 입맛을 만족시키기 위해 가공한 것이 아닌 자연 그대로의 것을 이른다. 물에 현미(玄米)를 담가놓으면 싹이 올라온다. 바로 생명이 있다는 증거이다. 백미(白米)는 아무리 오래 담가놓아도 싹이 나지 않는다. 생명이 없기 때문이다. 고구마와 감자도 가공하지 않은 상태로 땅에 심으면 싹

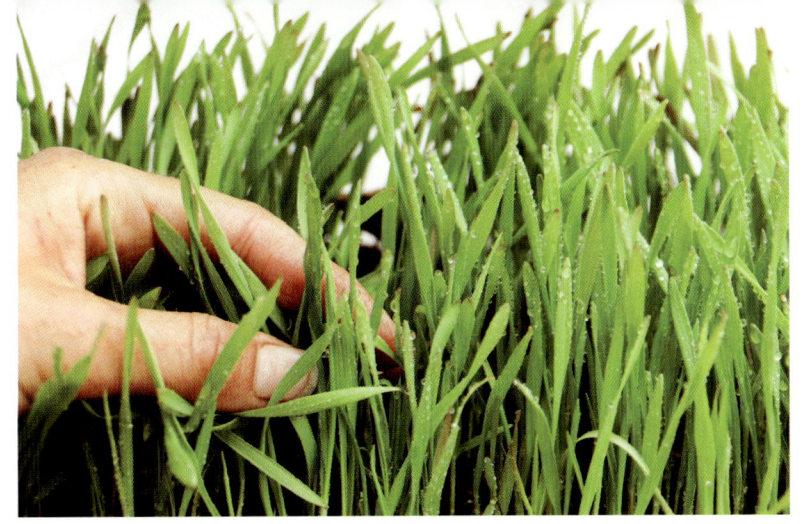

이 나지만, 인간의 손을 거쳐 가공되는 순간 생명력은 없어진다.

병든 몸에 생명력을 불어넣고 자연치유력을 강화하기 위해서는 반드시 생명이 있는 음식을 공급해주어야 한다. 생명이 없는 음식은 배고픔을 달래기 위한 '밥'에 불과하다. "음식을 당신의 의사 또는 약으로 삼으시오. 음식으로 고치지 못하는 병은 의사도 고치지 못합니다." 히

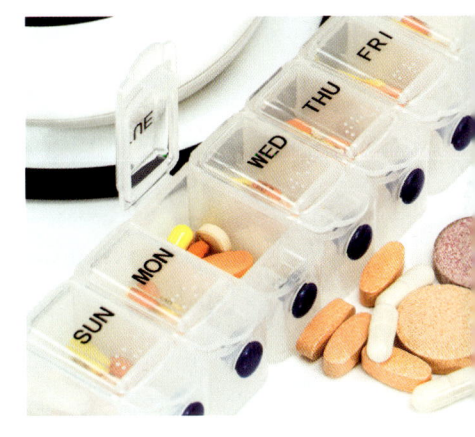

포크라테스의 말이다. 의성(醫聖) 히포크라테스가 약으로 삼으라고 한 음식은 분명 생명이 있는 음식이다. 반면 효과가 뛰어나다고 광고하는 건강식품에는 생명이 없기 때문에 그 효과라는 것은 광고에서만 유효하다.

물도 마찬가지이다. 미네랄과 산소가 녹아 있는 물은 물고기와 인간에게 생명을 준다. 비록 대장균 몇 마리가 있다고 해도, 자

연 그대로의 물에는 생명을 이어주는 생명력이 있다. 아무것도 없는 순수한 물(증류수)에서 물고기가 살지 못하는 것은 생명력이 없기 때문이다. 각종 화학제로 소독하여 깨끗해진 수돗물 역시 생명력이 없다.

'살아 있는 것만이 살아 있는 것의 먹이가 된다'는 말은 진리이다. 인간이 병에 걸리는 것은 생명이 없는 음식, 생명력을 저하시키는 음식을 먹기 때문이다. 따라서 질병을 치료할 때는 반드시 생명이 있는 음식이 공급되어야 한다. 그래야 비로소 자연치유력이 강해져서 몸이 스스로 질병을 물리칠 수 있게 된다.

생명을 주는 마음

생명이 깃든 음식은 그 음식을 받아들이는 사람의 마음에 생명이 있을 때 비로소 그 역할을 할 수 있다. 아무리 생명이 있는 음식을 먹어도 환자의 마음속에 생명이 없다면 질병에서 벗어나는 것은 한순간에 불과하다.

생명이 있는 생각, 생명이 있는 말, 생명이 있는 행동이 있어야 한다. 생각은 물질을 변화시키는 힘이 있어 아무리 좋은 음식을 먹어도 잘못된 생각을 하면 그 음식은 몸에 생명을 주지 못한다. 생명이 있는 음식을 먹으면서 남편이나 아내를 미워하는 것은, 생명이 없는 음식을 먹으면서 남편과 아내를 사랑하는 것보다 못하다.

미움과 시기, 분노, 슬픔, 걱정은 생명력을 저하시키고 자연치

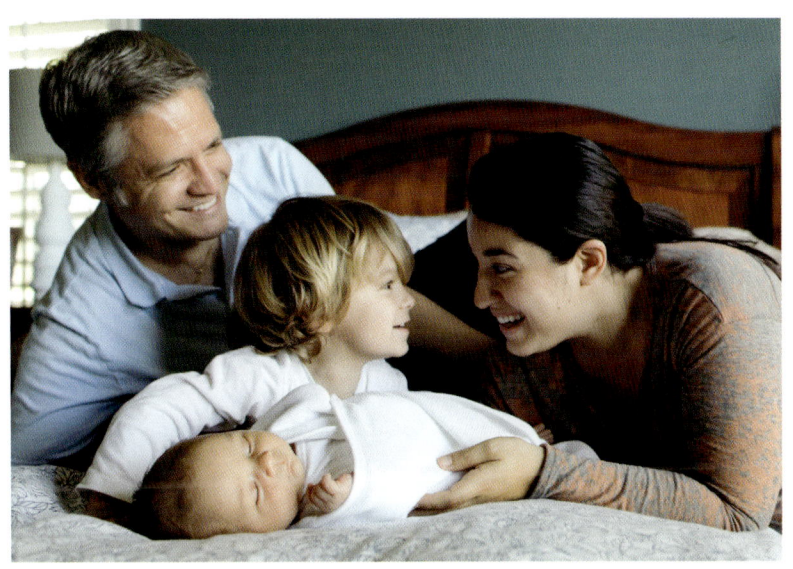

유력을 약하게 한다. 용기, 희망, 믿음, 사랑은 질병을 치료하는 효과 좋은 약이다. 그중에서도 용서와 사랑은 강력한 해독제이자 치료제가 된다. 용서와 사랑은 자신에게 생명을 주는 주작용(主作用)과 남에게도 생명을 주는 부작용(副作用)이 있다.

> 누구나 자신의 내부에 의사를 가지고 있다. 우리는 단지 그 의사가 활동을 할 수 있도록 도울 뿐이다. 우리의 내부에 있는 이 자연치유력(natural healing force)은 질병을 물리치는 가장 큰 힘이다.
> — 히포크라테스

가장 흔한 것이 귀한 것

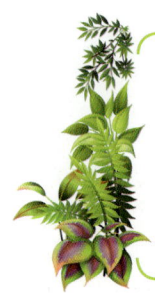 **소중하기 때문에 흔하다**

　우리 주위에서 가장 흔하게 볼 수 있는 것은 무엇일까? 나무, 물, 하늘, 눈에 보이지 않지만 공기와 햇빛도 어디에나 있다. 우리는 대체로 흔한 것은 경시하고 흔하지 않는 것을 소중하게 생각한다. 금과 다이아몬드는 흔하지 않기 때문에 귀하게 여긴다. 반면 물이나 공기는 너무나 흔하기 때문에 소중하게 생각하지 않는다.

　하지만 건강하기 위해서는 흔한 것을 귀하게 생각해야 한다. 공기가 차단되면 5분 안에 죽고, 물을 먹지 않으면 일주일을 버티기 힘들다. 햇빛이 없다면 식물이 자라지 못하므로 먹을거리가 없어질 것이고, 사람들은 우울증에 시달릴 것이다.

　이처럼 가장 흔한 것이 생명을 유지하는 데 있어서는 핵심적인 역할을 한다. 응급실에서는 생명이 위태로운 사람에게 호흡기를 통해 산소를 공급하고 링거액으로 물과 영양분을 투여한다. 산삼이나

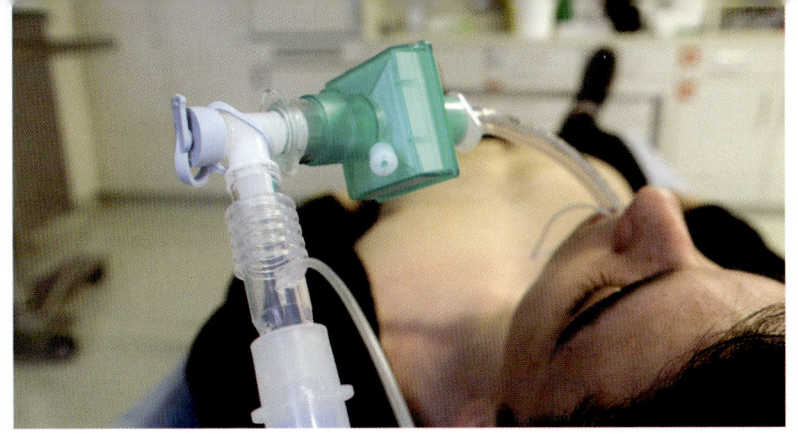

녹용 같은 값비싼 것으로 생명이 연장되는 것이 아니며, 생명기능과 신진대사에 가장 필수적인 것을 공급해주는 것이 중요하다.

질병을 치료할 때도 가장 흔하면서 필수적인 것에 주목해야 한다. 음식, 산소, 물, 햇빛 등은 흔하기 때문에 소중하게 여기지 않는다. 하지만 대부분의 질병은 음식을 잘못 섭취하는 것, 얕은 호흡으로 인해 산소가 부족해진 것, 신선한 물을 마시지 않고 가공한 물을 마시는 것, 햇빛을 보지 않는 것과 관련이 있다.

따라서 질병을 치료할 때는 이들 요소 중에서 어떤 것이 잘못되었는가를 먼저 생각해야 한다. 생명을 유지하는 기본적인 요소를 배제한 채 건강식품이나 영양제 같은 것들을 먹는다고 건강해지는 것이 아니다. 이것은 수학에서 덧셈과 뺄셈, 곱셈, 나눗셈을 모르는 채 미분과 적분을 하려는 것과 같다.

음식, 물, 산소, 햇빛의 중요성

음식은 자연이 준 그대로 섭취하는 것이 원칙이다. 약은 먹지

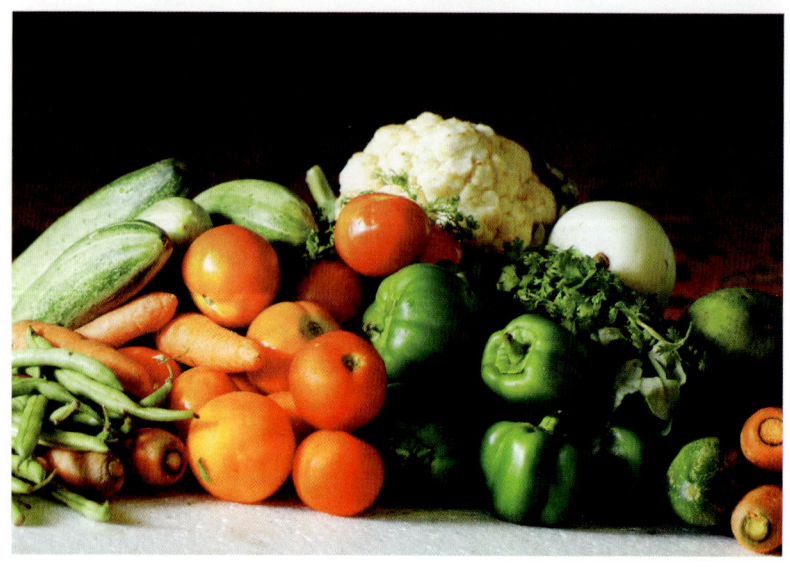

않아도 살 수 있지만 음식을 먹지 않고는 살 수 없다. 음식이 건강에 기여하는 바가 약보다 크다는 뜻이다. 실제로 어떤 음식을 어떻게 먹느냐에 따라서 건강하기도 하고 질병에 걸리기도 한다.

 자연이 준 그대로 섭취하지 않고, 맛을 내기 위해 가공하고 첨가제를 넣기 때문에 각종 질병에 걸리는 것이다. 또한 너무 많이 먹고 너무 자주 먹기 때문에 병이 생긴다. 가장 흔하게 먹는 음식이 건강을 좌우한다는 것을 다시 한번 명심하기 바란다. 물도 마찬가지이다. 커피, 탄산음료, 과즙음료 등 몸에 해로운 첨가제가 섞여 있는 음료를 마시기 때문에 병에 걸린다. 반면 자연이 준 그대로의 신선한 물을 마신다면 평생 건강할 수 있고 질병도 치료할 수 있다.

 산소의 중요성도 빼놓을 수 없다. 도시의 오염된 공기는 질병의

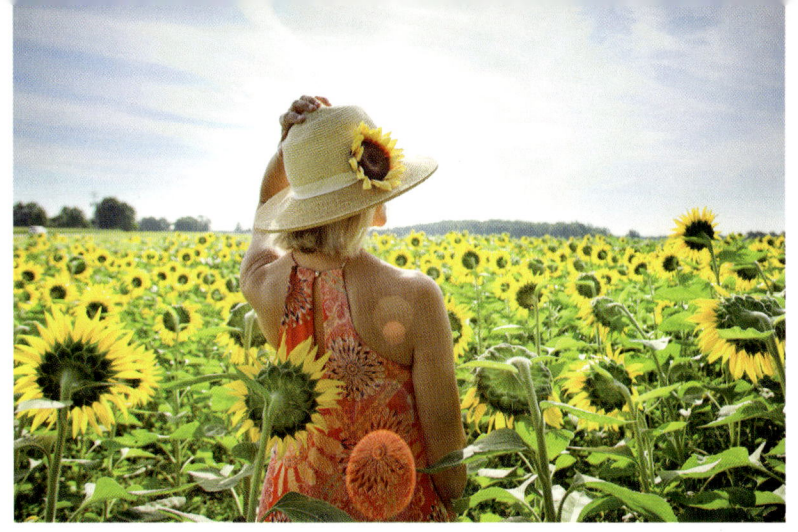

원인이 된다. 건강을 잃은 사람들이 시골이나 산속에서 생활하며 건강을 회복하는 것은 맑은 공기 덕분이다. 시골과 산속의 공기는 유해한 가스로 오염되지 않았을 뿐 아니라 많은 양의 산소가 녹아 있어 건강을 회복하는 데 결정적인 역할을 한다. 하지만 도시의 공기는 자동차에서 나오는 유독가스로 범벅이 되어 있고 산소의 양도 부족하다.

더구나 도시인들은 깊은 호흡을 하지 않는다. 하루 종일 사무실에 앉아서 생활하고 운동량도 부족하기 때문에 얕은 호흡을 할 수밖에 없다. 공기 중에 녹아 있는 산소의 양이 부족한 상태에서 얕은 호흡을 하면 체내로 흡입되는 산소량이 부족해져 정상적인 신진대사가 이루어지지 않는다. 도시인들이 만성피로에 시달리고 알레르기성 질환이 증가하는 것도 이와 연관이 있다.

흔하지만 그 중요성을 깨닫지 못하는 것이 또 하나 있는데, 바로 햇빛이다. 모든 생명체가 그러하듯이 인간의 생체리듬의 기준은 태양이다. 해가 뜨면 혈압이 상승하고 활동에 필요한 호르몬이 분비된다. 반대로 해가 지면 혈압과 체온이 떨어지고 수면을 유도하는 호르몬이 분비된다.

이러한 몸의 변화는 햇빛에 매우 민감하게 반응한다. 예를 들어 아침에 햇빛을 보지 못하는 사람은 불면증으로 고생하는 경우가 많다. 잠을 자게 하는 호르몬인 멜라토닌이 충분하게 분비되지 않기 때문이다. 멜라토닌은 밤 10시부터 새벽 2시 사이에 가장 많이 분비되어 깊은 잠에 빠지게 하는 기능을 하는데, 낮에 햇빛을 보지 않으면 멜라토닌이 잘 만들어지지 않아 밤에 불면증이 생기는 것이다.

멜라토닌뿐 아니라 신진대사를 주관하는 대부분의 호르몬은 생체리듬에 따라 분비량이 조절되는데, 해가 떠 있을 때 잠을 자거나 하루 종일 사무실에서 나오지 않고 밤늦게까지 일을 하면 호르몬의 균형이 깨져 질병이 몰려올 수밖에 없다.

이처럼 음식, 물, 산소, 햇빛은 매일 접하는 것이라 정작 그 중요성을 깨닫지 못하기 쉽다. 그러나 질병은 이와 같은 기본적이고 필수적인 요소들을 정상적으로 받아들이지 않았을 때 생기는 것이므로, 값비싼 건강식품과 약을 찾기 전에 잘못된 생활습관을 고치는 것이 우선이라는 것을 명심하자.

> 병을 고치는 힘은 훨씬 가까운 곳에 있고 당신은 이미 그것을 가지고 있다. 그 힘은 천부적인 지능으로 움직이는 당신의 '몸'이다.
>
> — 알레한드로 융거(내과 전문의)

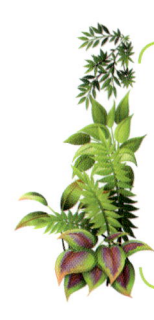

자연의 규칙성

자연의 규칙에서 멀어진 인간의 생로병사(生老病死)

지구는 1년을 주기로 공전(公轉)을 하고, 24시간을 주기로 자전(自轉)을 한다. 지구가 공전과 자전을 하는 동안 계절과 날씨는 변

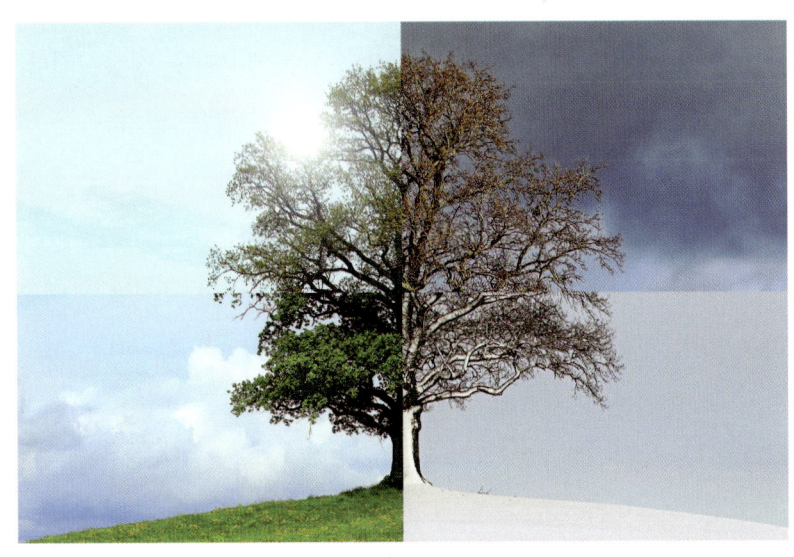

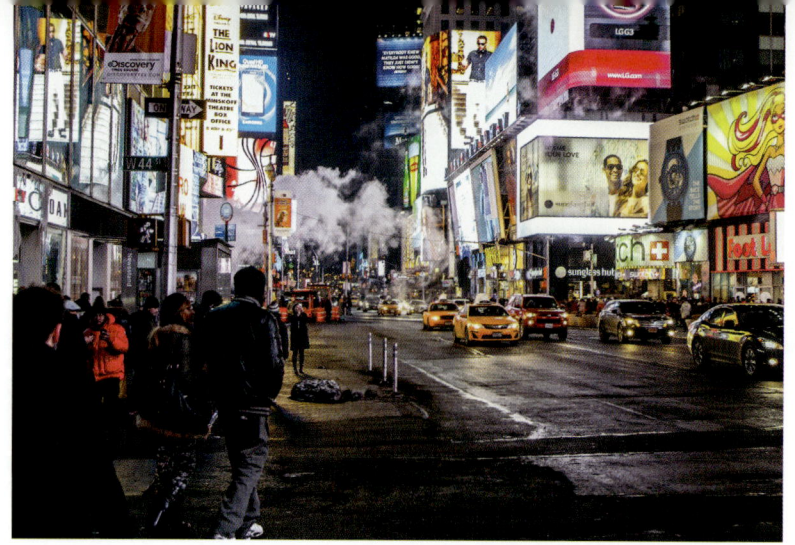

하고, 인간을 포함한 지구상에 있는 모든 생명체는 그 변화에 순응하며 살아간다.

    이러한 변화에는 규칙성이 있다. 봄이 지나면 여름이 오고 그 다음은 가을과 겨울이다. 봄에서 가을로 넘어가는 일은 결코 없다. 봄이라는 계절 속에도 일정한 규칙이 있고, 봄날 하루하루 속에도 규칙성은 존재한다.

    자연은 이러한 규칙성을 통해 생명을 탄생시키고 성장시킨다. 그래서 생명체가 이 규칙으로부터 이탈한다는 것은, 곧 죽음을 의미한다. 한파가 몰아치는 겨울에 꽃을 피우면 얼어 죽을 수밖에 없듯이 말이다.

    다행히 자연 속에서 살아가는 생명체는 이러한 규칙에서 이탈하는 일이 거의 없고, 그렇기 때문에 생로사(生老死)를 한다. 하지만 유독 인간만은 자연의 규칙에서 벗어난 생활을 한다. 해는 저 산으로 넘어갔는데 불을 켜서 낮인 듯이 활동하고, 걸어서 10분이면 갈 수 있는 거리인데도 차를 타고 간다.

자연의 규칙에 순응했을 때 생명을 유지할 수 있음을 모르는 것처럼, 인간은 눈앞의 유익과 편리를 위해 자연의 규칙에서 멀어져만 가고 있다. 그래서 유독 인간만이 생로'병'사(生老病死)를 한다.

기거유상(起居有常)

옛 문헌에 따르면, 사람의 수명은 일상생활의 합리적인 안배와 밀접한 관계가 있다. 한의학의 경전이라고 할 수 있는 《황제내경》에 '기거유상(起居有常)'이라는 말이 나온다.

> '음식에 절제가 있고 일상생활이 규칙적이며 심한 과로를 하지 않으므로 정신과 육체가 모두 건강하여 하늘이 주신 수명을 다하고 백세가 넘어야 세상을 떠난다.'

기거유상(起居有常)에서 '기'는 일상생활(하루 일과)을, '거'는 주거와 활동범위를, '유상'은 규칙성과 일관성을 의미한다. 즉, 사람이 건강하려면 하루 일과와 주거환경, 활동이 일관되고 규칙적이어야 한다는 뜻이다.

우리는 어릴 때부터 규칙적으로 생활해야 한다는 말을 자주 들었다. 그래서 생활리듬이 깨지기 쉬운 방학이 되면 일과표를 만드는 것이 과제 중 하나였다. 그런데 나이가 들어 사회생활을 하면서부터 생활은 불규칙해진다.

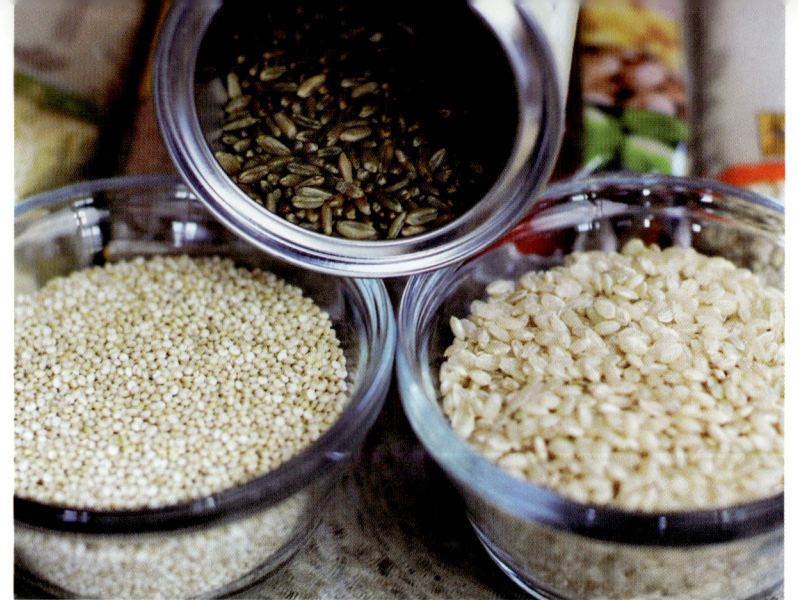

　아침에 일찍 일어날 때도 있지만 해가 중천에 뜰 때까지 잠을 자기도 한다. 아침밥을 먹을 때도 있고 먹지 않을 때도 있다. 저녁 식사를 김밥으로 때우기도 하지만 며칠 굶은 사람처럼 게걸스럽게 먹기도 한다. 운동은 할 때도 있고 하지 않을 때도 있다.
　현대인들은 그야말로 '기거무상(起居無常)'의 생활을 하고 있는 것이다. 자연의 규칙에 순응하며 기거유상(起居有常)의 생활을 할 때 정신과 육체가 모두 건강하여 하늘이 준 수명을 다할 수 있는데, 현대인들은 그렇지 못하여 각종 질병에 걸리고 스스로 수명을 단축시킨다.

자연과 시간과 인내는 3대 의사

　어떤 일이든지 처음에는 서툴지만 익숙해지면 시간이 지날수록 일의 능률이 높아진다. 방송에 나오는 생활의 '달인'들도 자신의 일을 꾸준히 오래 해왔기 때문에 신기에 가까운 일을 척척 해내는 것이다.

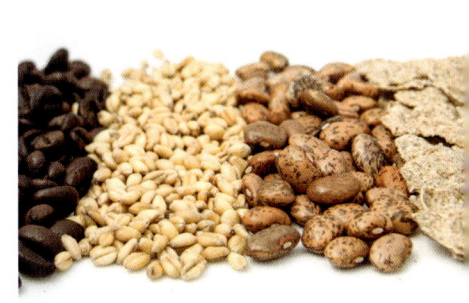

병을 치료하는 것도 이와 같다. 기거유상(起居有常)의 생활에서 벗어났을 때 병이 찾아오는 것이므로, 병을 치료할 때는 자연의 규칙에 맞추어 생활하는 것을 몸에 익혀야 한다. 이 책에서 설명할 자연치유법들은 어찌 보면 쉬운 것이지만 익숙하지 않은 사람들에게는 매우 힘들게 느껴질 것이다.

통곡식을 먹는 것이 그럴 것이고, 50회 이상 꼭꼭 씹어 먹는 것, 복식호흡을 하는 것, 규칙적으로 운동하는 것, 좋은 물을 마시는 것도 그럴 것이다. 그러나 생활의 달인이 그렇듯이 처음에는 어렵지만 규칙적으로 꾸준히 하면 누구나 할 수 있는 것들이다.

자연치유에 실패한 사람들은 몸에 익숙해지기 전에 포기했거나 규칙적으로 하지 않았다는 공통점이 있다. '자연과 시간과 인내는 3대 의사'라는 말이 있듯이 자연의 규칙에 따라 인내하면서 시간을 보낸다면 어떤 질병도 치유될 수 있다.

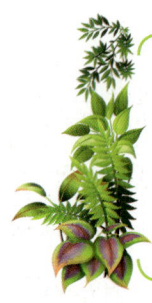

질병은 마음의 고장

질병의 80% 이상은 마음에서

서양의학 중심으로 발전해 온 현대의학은 질병 치료의 과정과 그 목적을 '몸을 구성하고 있는 물질의 변화'에 두고 있다. 위염의

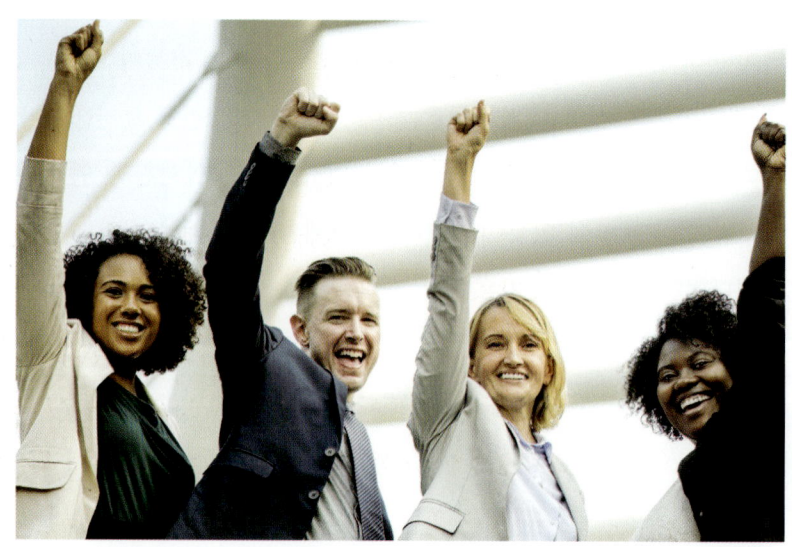

경우를 보더라도, 위산이라는 물질이 위벽이라는 물질에 염증을 일으키는 것이 위염이라고 생각한다. 히스타민이라는 물질이 나와서 혈관을 확장시키면 염증이라는 물질의 변화가 일어난다. 그래서 서양의학은 괴로운 증상을 일으키는 물질의 변화를 차단하는 약을 사용하게 되고, 약으로 인하여 물질의 변화가 중단되면 괴로운 증상이 없어져 병이 나은 것처럼 보인다.

그러나 약으로 병을 다스리는 것에는 분명한 한계가 있다. 병의 원인이 마음에 있을 때는 더욱 그렇다. 화병에 걸린 사람에게 가장 좋은 약은 사랑과 용서의 마음을 갖는 것이다. 물론 쉬운 일은 아니지만, 자신의 몸을 살리기 위해서는 마음을 바꾸는 것이 가장 현명한 치료라는 것을 인정해야 한다.

《동의보감》에서도 다음과 같이 이르며 마음을 다스려야 함을 강조하고 있다.

'신(神)은 임금이고 혈(血)은 신하이고 기(氣)는 백성이니, 몸을 다스릴 줄 알면 나라를 다스릴 수 있다. 백성을 아끼면 나라가 편안해지듯이 기를 아끼면 몸이 온전하게 된다. 백성이 흩어지면 나라가 망하듯이 기가 고갈되면 사람은 죽는다. 죽은 사람은 살릴 수가 없고 망한 나라는 보전할 수 없다. 그러므로 지인(至人)은 우환이 발생하기 전에 미리 해결하고 병들기 전에 미리 치료하며, 일이 벌어지기 전에 다스리고 이미 벌어진 뒤에는 쫓아가지 않는다. 사람이 양생하기는 어렵지만 위태로워지기는 쉽고, 기가 맑아지는 것은 어렵지만 탁하게 되는 것은 쉽다. 그러므로 위엄과 덕을 분명히 하여야 사직을 보전할 수 있듯이 욕심을

버려야 혈기(血氣)를 지킬 수 있다.'

　임금에 해당하는 '신(神)'은 마음을 뜻한다. 마음을 잘 다스리는 것과 욕심을 버리는 것이 혈기(血氣)를 지키는 것이라고 하였다. '혈(血)'과 '기(氣)'는 신진대사의 핵심 요소이기 때문에 혈기가 정상적으로 움직여야 살아갈 수 있고 자연치유력이 강화되어 질병에서 벗어날 수 있다.
　임금(마음)이 백성(몸)을 살피지 않고 자기의 욕심만 채운다면 나라는 망한다. 반면 임금이 욕심을 버리고 백성이 원하는 것에 귀를 기울인다면 임금과 백성 모두 편안하게 살 수 있다.

마음을 바꾸면 병이 낫는다

　물질의 변화에만 관심이 있는 서양의학에서도 모든 질병의 80% 이상은 마음과 관련이 있다고 고백한다. 하지만 환자의 마음을 바꾸는 것이 어렵고 시간과 노력이 많이 필요하기 때문에 물질을 변화시키는 쉬운 방법을 쓰고 있는 것이 현실이다.
　생각(마음)은 물질을 변화시킨다. '사촌이 땅을 사면 배가 아프다'는 말은 허구가 아니다. 화가 나면 혈압이 오르는 물질의 변화가 생긴다. 신경 쓰이는 일이 생기면 소화가 안되는 물질의 변화가 일어난다. 이처럼 마음과 물질은 매우 밀접하게 연관되어 있어, 마음을 바꾸지 않은 채 약으로 물질만을 변화시키는 일은 근본을 외

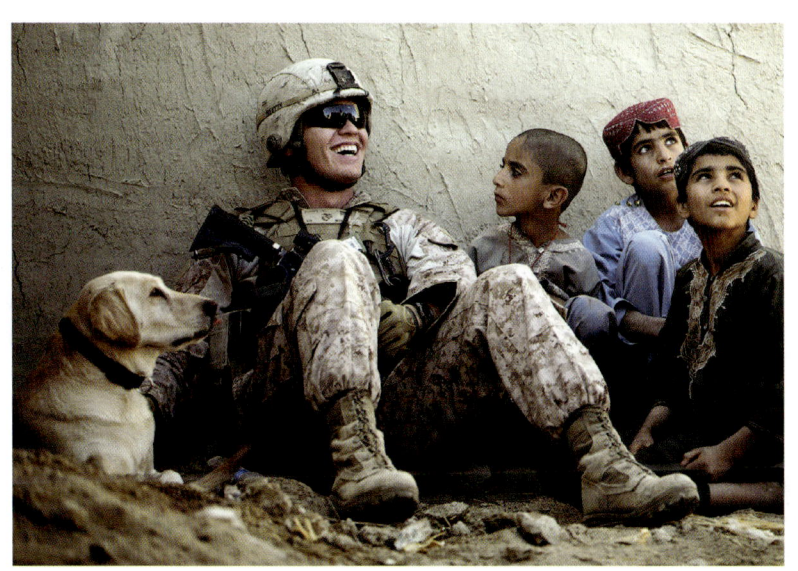

면한 치료라 할 것이다.

《동의보감》에 이런 말이 있다.

'옛날의 신성한 의사들은 사람의 마음을 치료하여 질병에 걸리지 않도록 하였다. 그런데 요즘 의사들은 사람의 질병만 치료할 줄 알고 사람의 마음을 치료할 줄 모른다. 이것은 근본을 버리고 말단을 좇는 것이며, 그 근원을 궁구하지 않고 흐름만을 좇아가면서 질병이 낫기를 바라는 것이니 어리석은 일이다. 비록 한때 요행으로 낫게 할 수는 있지만 세속의 우매한 의사들이나 하는 일이니 취할 것이 못 된다.'

마음을 치료하지 않고 물질변화의 결과인 증상에만 관심을 갖는 것은 근본을 버리고 말단을 좇는 것이다. 의사는 환자의 마음을 살펴주어야 한다. 시기, 질투, 미움, 슬픔, 걱정, 불만, 후회, 죄책감, 불신은 생명력을 저하시키고 자연치유력을 약화시킨다는 것을 알려주어야 한다. 용기, 희망, 믿음, 동정, 사랑은 건강을 회복시키는 치료제라는 것을 깨닫게 해야 한다.

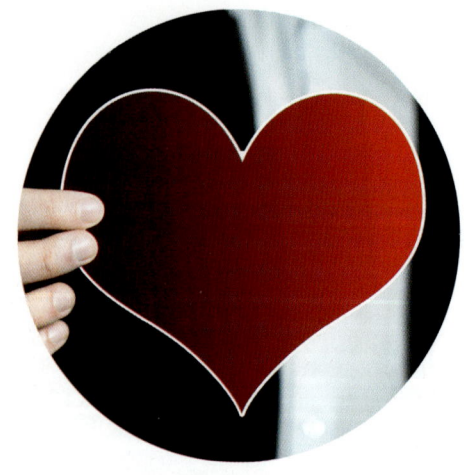

질병은 몸의 고장이 아니라 마음의 고장이다. － 에디 부인

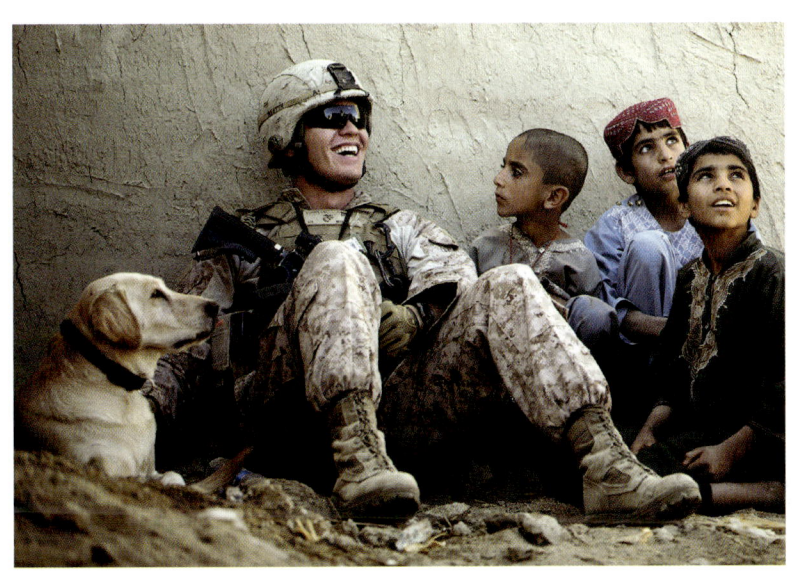

면한 치료라 할 것이다.

《동의보감》에 이런 말이 있다.

'옛날의 신성한 의사들은 사람의 마음을 치료하여 질병에 걸리지 않도록 하였다. 그런데 요즘 의사들은 사람의 질병만 치료할 줄 알고 사람의 마음을 치료할 줄 모른다. 이것은 근본을 버리고 말단을 좇는 것이며, 그 근원을 궁구하지 않고 흐름만을 좇아가면서 질병이 낫기를 바라는 것이니 어리석은 일이다. 비록 한때 요행으로 낫게 할 수는 있지만 세속의 우매한 의사들이나 하는 일이니 취할 것이 못 된다.'

마음을 치료하지 않고 물질변화의 결과인 증상에만 관심을 갖는 것은 근본을 버리고 말단을 좇는 것이다. 의사는 환자의 마음을 살펴주어야 한다. 시기, 질투, 미움, 슬픔, 걱정, 불만, 후회, 죄책감, 불신은 생명력을 저하시키고 자연치유력을 약화시킨다는 것을 알려주어야 한다. 용기, 희망, 믿음, 동정, 사랑은 건강을 회복시키는 치료제라는 것을 깨닫게 해야 한다.

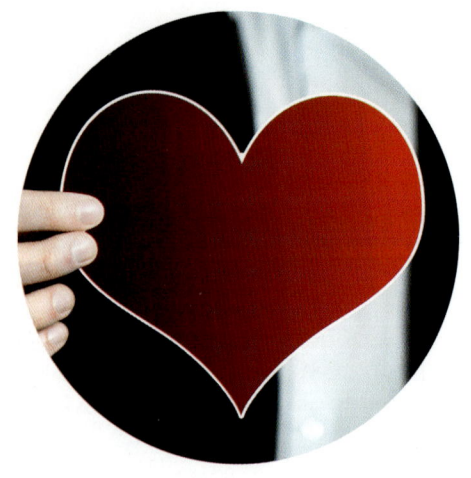

질병은 몸의 고장이 아니라 마음의 고장이다.　　　- 에디 부인

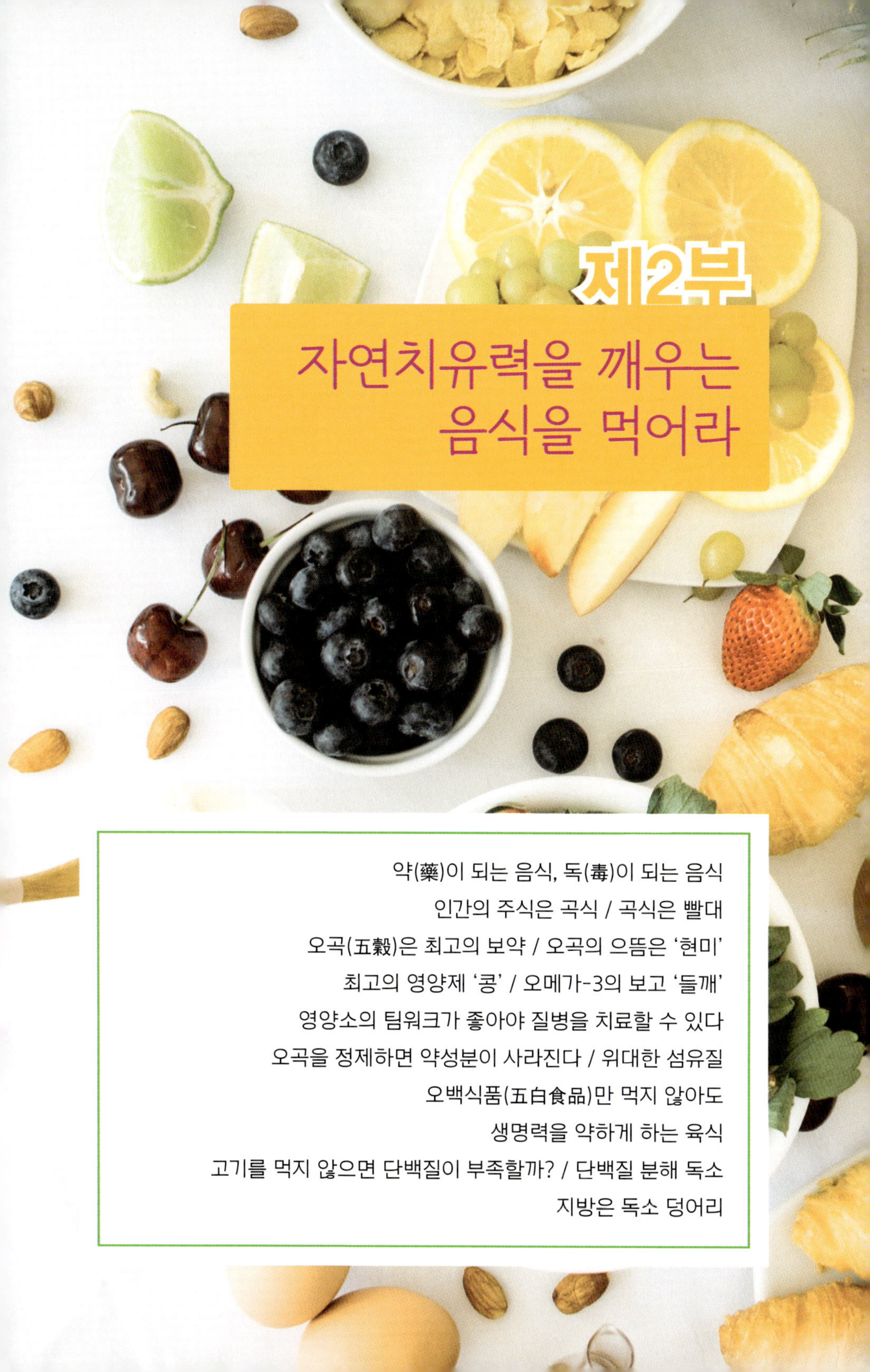

제2부
자연치유력을 깨우는 음식을 먹어라

약(藥)이 되는 음식, 독(毒)이 되는 음식
인간의 주식은 곡식 / 곡식은 빨대
오곡(五穀)은 최고의 보약 / 오곡의 으뜸은 '현미'
최고의 영양제 '콩' / 오메가-3의 보고 '들깨'
영양소의 팀워크가 좋아야 질병을 치료할 수 있다
오곡을 정제하면 약성분이 사라진다 / 위대한 섬유질
오백식품(五白食品)만 먹지 않아도
생명력을 약하게 하는 육식
고기를 먹지 않으면 단백질이 부족할까? / 단백질 분해 독소
지방은 독소 덩어리

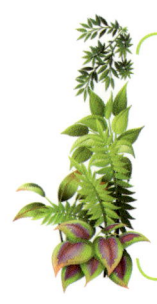

약(藥)이 되는 음식,
독(毒)이 되는 음식

식사법이 옳다면 약이 필요 없다

음식(飮食)은 햇빛, 공기와 더불어 인간이 살아가는 데에 필수적인 요소이다. 또한 의식주(衣食住) 중에서 의(衣)와 주(住)는 완벽하지 않아도 살아갈 수 있지만 먹는 것이 불충분하다면 생명을 유지할 수 없다.

이처럼 인간이 살아가는 데 있어 음식은 매우 중요한 위치를 차지하지만, 사람들은 대개 그 중요성을 망각하고 있다. 전문적인 지식이 없는 환자들은 그렇다 치더라도 질병을 치료하는 위치에 있는 의사나 약사는 약을 투여하는 것 이상으로 음식을 중시해야 한다. 그러나 대부분의 의사나 약사들은 음식에 대하여 무지할 뿐 아니라, 음식의 중요성을 강조하는 사람을 강하게 비판하기도 한다.

《나는 현대의학을 믿지 않는다》의 저자인 로버트 S. 멘델존은 음식의 중요성을 다음과 같이 강조하였다.

"신체의 대사(代謝)를 생각하면, 먹는 음식은 입으로부터 나오는 언어와 같은 정도로 중요한 것이다. 사실, 음식이 그 사람의 성격을 좌우하는 일조차 있다. 그러나 이런 주장을 하는 의사는 의학계에서 이단자라든가 이상한 사람이라고 눈총을 받게 된다. 현대의학에서, 성스러운 힘을 가진 '음식'은 혈액에 실려 전신으로 순환하는 화학물질의 하나로밖에 보지 않는다."

멘델존의 말처럼 음식은 사람의 성격을 바꿀 정도로 인체에 미치는 영향이 크며, 섭취하는 음식의 종류는 건강과 질병에 직접적으로 영향을 끼친다. 《동의보감》에서도 '몸을 건강하게 하는 근본은 음식물에 있다'고 강조했을 만큼 우리 선조들도 음식의 종류와 먹는 방법이 건강에 중요한 요소임을 인식하고 있었던 것이다.

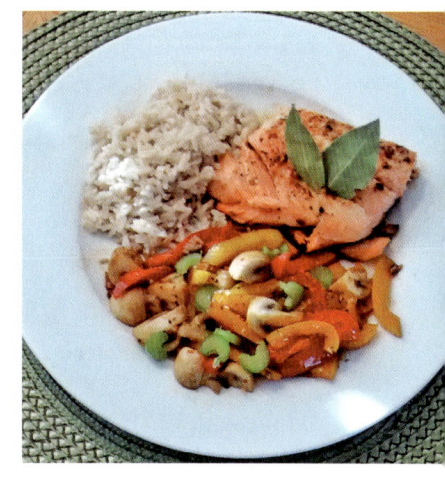

고대 '아유르베다(Ayurveda)'의 속담에 '식사법이 잘못되었다면 약이 소용없고, 식사법이 옳다면 약이 필요 없다'는 말이 있는데, 이는 음식의 종류와 그것을 먹는 방법의 중요성을 강조한 것이다. 중국 당(唐)대의 명의였던 손사막(孫思邈)도 음식의 중요성을 다음과 같이 강조하였다.

'의사는 먼저 병의 근원을 밝혀 무엇이 잘못되었는지 알고 나서 음식으로 치료해야 한다. 음식으로 치료해도 낫지 않은 뒤에야 약을 써야 한다. 이는 노인이나 소아에게만 적합한 것이 아니다. 양생(養生)을 경시하거나, 오랜 병으로 약을 싫어하거나, 가난하여 재산이 없는 사람은 모두 음식을 조절하여 치료해야 한다.'

자연치유력을 강화하는 음식을 선택해야

동서양을 막론하고 질병에 걸렸을 때 음식을 중시하는 이유가 무엇일까? 그것은 음식이 질병을 일으키는 원인이 될 수도 있고, 반대로 질병을 낫게 하는 치료제가 될 수도 있기 때문이다.

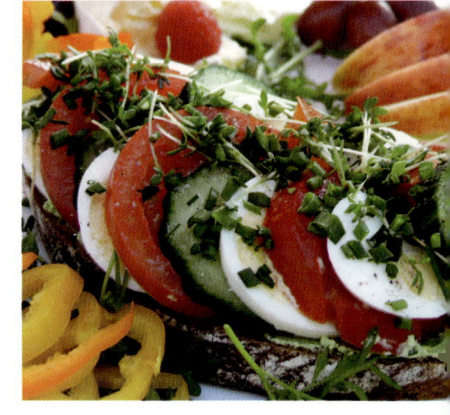

앞에서 신진대사(新陳代謝)라는 말을 언급하였다. 신진대사는 묵은 것이 물러나고 새로운 것이 대신한다는 뜻이며, 몸에서 에너지를 생산하고 체조직을 만드는 과정에서 나오는 묵은 물질(대사산물 또는 노폐물)이 섭취한 음식으로부터 얻은 새로운 물질(영양소, 물, 산소)로 교체된다는 의미이다.

신진대사에 장애가 생겼을 때 다양한 질병이 생긴다. 음식은 몸을 구성하고 에너지를 만드는 원료가 되므로, 적합한 음식이란 몸에 쉽게 동화되어야 하는 반면 신진대사 과정에서 노폐물이 적게

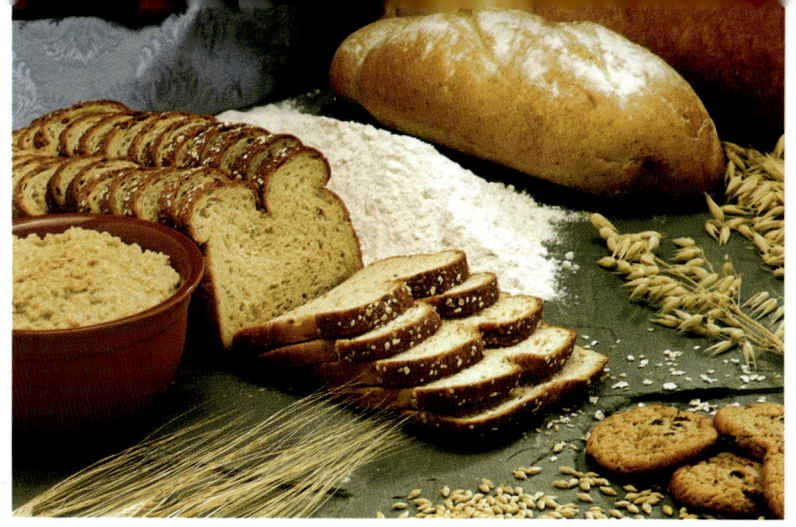

발생되는 것이어야 한다. 몸에 동화되지 못하거나 노폐물을 많이 생성하는 음식은 신진대사를 방해하는 역작용을 하게 되고, 이러한 음식을 수년간 먹으면 면역력과 자연치유력이 저하되어 질병에 걸리게 된다.

고기는 단백질과 미량의 미네랄을 공급하는 순기능을 기대할 수 있지만, 신진대사를 방해하는 물질을 다량 포함하고 있을 뿐 아니라 과량 섭취한 단백질을 대사하는 과정에서 발생하는 독소가 신진대사를 방해하는 역작용을 하기 때문에, 전체적으로 보면 독이 되는 음식으로 분류된다.

백미와 밀가루, 설탕, 소금처럼 정제를 한 음식도 독이 되기는 마찬가지이다. 이러한 음식은 섭취했을 때 반드시 함께 있어야 하는 비타민과 미네랄, 효소 등이 결핍된 상태이므로 신진대사에 악영향을 준다. 더구나 밀가루로 만들어진 인스턴트식품은 각종 첨가제와 방부제, 안정제 등 섭취해서는 안 될 물질을 다량 함유하고 있어 더욱 문제가 된다.

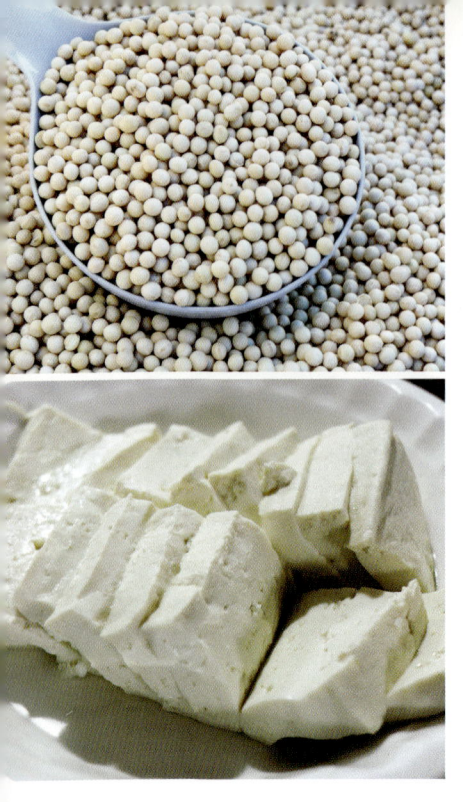

고기와 정제식품의 또 다른 공통점은 생명이 없다는 것이다. 자연치유력은 생명이 있는 음식과 생각, 행동, 지식에 의해 강화되는데, 고기와 정제식품에는 생명력이 없기 때문에 자연치유력은 약화될 수밖에 없다. 따라서 질병으로 고통받는 사람들은 생명력이 없고 신진대사를 방해하는 고기와 정제식품을 멀리해야 한다.

이와 반대로 정제하지 않은 현미와 통밀, 천일염은 신진대사를 방해하지 않으면서 면역력과 자연치유력을 강화하는 작용을 한다. 단백질이 걱정이라면 고기 대신 콩으로 섭취하면 되는데, 콩은 양질의 단백질을 풍부하게 함유하고 있으며 비타민과 미네랄도 포함하고 있어 신진대사와 자연치유력을 강화하는 역할을 한다. 따라서 이러한 음식은 약이라고 할 수 있다.

음식에는 해독과 양생에 필요한 영양소가 포함되어야 한다. 또한 환경호르몬과 같은 외부독소가 없어야 하고 신진대사 과정에서 생기는 내부독소가 적게 만들어져야 좋은 음식이다. 이러한 음식은 자연치유력을 강화하며 질병을 치료하는 진정한 치료제의 역할을 한다.

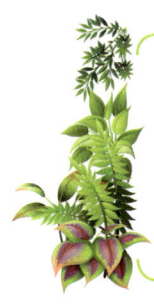

인간의 주식은 곡식

생명을 간직하고 있는 곡식

연료를 주입해야 움직이는 자동차는 그 용도나 종류에 따라 연료도 각기 다른 것을 써야 한다. 같은 석유연료지만 휘발유나 경유, LPG 등 연료에 맞는 엔진이 다르게 장착되어 있다. 만약 휘발유를 사용하는 자동차에 경유를 넣으면 어떻게 될까? LPG를 사용하는 차에 LNG를 넣으면 어떨까?

기계에도 적합한 연료가 있어 그에 맞지 않는 것을 사용하면 사고나 고장의 원인이 된다. 하물며 생명이 있는 인간이 부적합한 음식을 섭취한다면 그 결과는 불을 보듯 뻔하다. 실제로 고혈압, 당뇨병, 암을 비롯한 대부분의 질병은 주식(主食)이 아닌 음식을 주식처럼 먹는 것과 관련이 있다.

그렇다면 사람에게 적합한 주식(主食)은 무엇일까? 먼저 《동의보감》을 살펴보자.

'매일 먹는 음식의 정수(精粹)가 기(氣)를 보한다. 이렇게 기(氣)는 곡식(穀食)에서 나오기 때문에 기(气: 기운, 힘, 에너지)와 미(米)가 합쳐져 글자가 만들어진 것이다. -중략- 기(氣)가 적어지면 몸이 약해지고 몸이 약해지면 병이 생기며, 병이 생기면 생명이 위태로워진다.'

'곡식이 들어와서 기(氣)가 가득하면 뼈를 적셔서 관절을 움직이게 하고 윤기를 퍼트려 뇌수를 보(補)하며 피부를 윤택하게 한다.'

'기(氣)가 실하면 형(形)도 실하고 기가 허하면 형도 허한 것이 정상이다. 이것과 반대이면 병(病)이다. 곡기(穀氣)가 왕성하면 기도 왕성하고 곡기가 허하면 기도 허한 것이 정상이다. 이것과 반대이면 병이다.'

'사람의 근본은 따로 있는 것이 아니라 음식이 생명의 근본이다. 비위(脾胃)는 수곡(水穀)을 받아들이는 것을 주관하므로 사람의 근본이 된다. 오미가 담박(淡薄)하면 사람의 신(神)이 상쾌해지고 기(氣)가 맑아진다.'

'소단(消癉: 당뇨병), 쓰러지는 병, 반신불수(중풍), 다리에 힘이 빠지는 병, 기가 가득 차서 숨이 위로 치받는 병은 살찌고 귀한 사람이 달고 기름진 음식을 먹어서 생긴 병이다.'

《동의보감》에서는 줄곧 사람의 주식을 곡식이라고 주장한다. 더불어 담박(淡薄)한 음식을 먹어야 건강하며, 달고 기름진 것을 많이 먹으면 병이 생긴다고 언급하는데, 여기서 담박(淡薄)한 음식은 곡식을 뜻한다. 즉, 식탁의 중앙은 곡식이 차지해야 하며, 고기처럼 기름진 음식이 그 자리를 대신하면 당뇨병이나 중풍 같은 병에 걸린다는 것을 말하고 있다.

오랜 세월 동안 한국인은 쌀이나 보리를 주식으로 하여 살아왔고, 유럽과 북미인은 감자와 밀, 남미인과 아프리카인은 옥수수류, 또 다른 지역에서는 좁쌀 등의 곡식류를 주식으로 하여 살아왔다. 이처럼 동서양을 막론하고 곡식이 주가 되는 음식이 인간에게 가장 적합함을 알 수 있다. 곡식에는 신진대사에 필요한 모든 영양소가 빠짐없이 골고루 들어 있으며, 무엇보다도 생명을 간직하고 있기 때문이다.

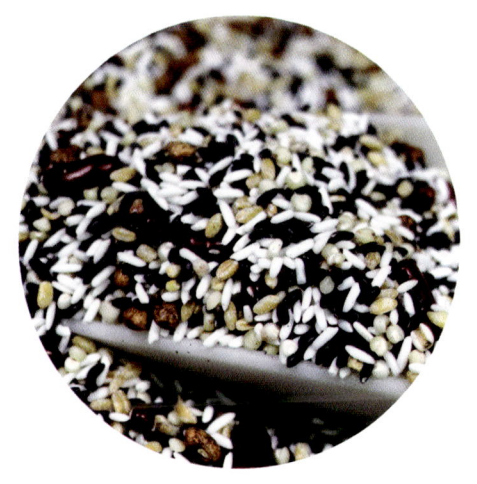

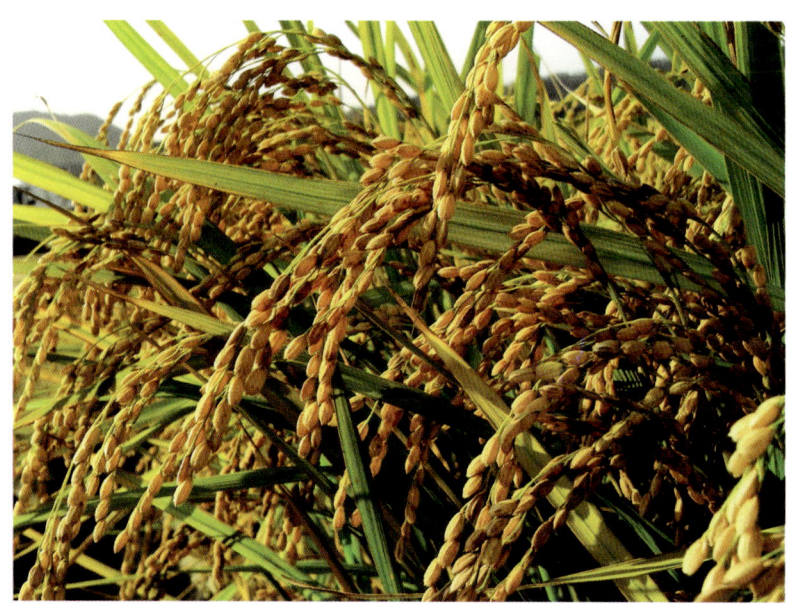

곡식은 완전식품이다

생명이 있는 음식만이 생명을 낳을 수 있고, 질병에 걸린 몸이 스스로 치유하는 데 도움이 된다. 앞에서 자연치유의 핵심은 해독(解毒)과 양생(養生)이라고 하였는데, 우리가 먹는 음식과 생각, 행동, 습관, 지식 등은 모두 몸을 해독하고 양생하는 데 일조하는 것이어야 한다. 곡식을 주식으로 삼아야 하는 이유도 곡식이 해독과 양생의 역할을 하기 때문이다.

간단한 예로 곡식에 들어 있는 식이섬유와 피트산(phytic acid)은 각종 중금속과 노폐물, 지방을 제거하는 해독작용이 있다. 하지만 곡식을 도정(搗精)하면 식이섬유와 피트산도 제거되기 때문에 음식물과 함께 섭취되는 중금속을 해독할 수 없고, 장의 연동운동

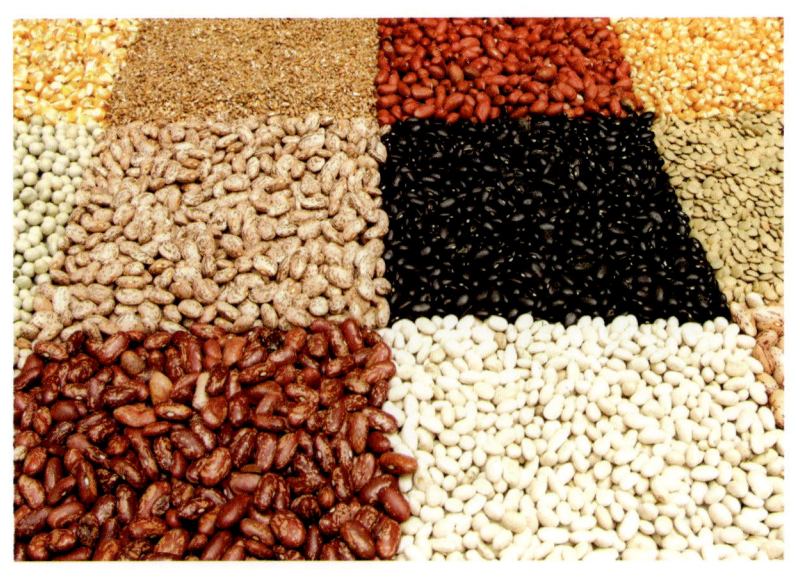

도 활발하지 못하여 변통(便通)이 어렵게 된다.

　뿐만 아니라 곡식은 종류에 따라 차이가 있지만, 인체에 필요한 모든 영양소를 갖추고 있고 그 비율도 신진대사에 알맞게 맞추어져 있다. 탄수화물, 단백질, 지방이 적절하게 들어 있고, 이들 영양소를 대사하는 데 필요한 비타민과 미네랄, 효소들이 충분하게 포함되어 있다. 이것은 곡식이 양생에 적합한 음식임을 뜻한다. 이 밖에도 곡식에는 세포의 손상을 복구하고 노화를 억제하는 등 치료제 역할을 하는 피토케미컬(phytochemicals)이 있어 인간의 주식으로 손색이 없다.

　흔히 우유나 계란을 일컬어 완전식품이라고 하는데, 그것은 특정 영양소에 대한 평가에 불과하다. 전체적인 영양소의 균형과 비율로 볼 때는 곡식이야말로 완전식품이라는 이름에 걸맞다 할 수 있다.

산골에 사는 가난한 사람들은 담박(淡薄)한 맛에 익숙하므로 움직임이 굼뜨지 않고 몸도 편안하다. -중략- 음식을 절제하라고 한 것은 《주역》의 상사(象辭)이다. -중략- 입은 병을 불러오고 또한 그대의 덕을 해친다. 술병의 주둥이처럼 입을 막아놓고 가려먹으면 음식을 먹어도 싫증이 나지 않을 것이다.　《동의보감》

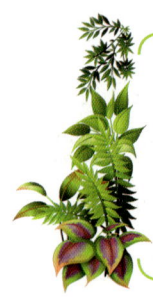

곡식은 빨대

곡식을 통해 흙의 영양소를 섭취

'신토불이(身土不二)'라는 말에서 알 수 있듯이, 신체와 흙은 둘이 아닌 하나이므로 자신이 살고 있는 곳에서 생산된 음식을 먹는 것이 건강에 이롭다. 신토불이는 질병을 치유하는 데 있어 중요한 두 가지 개념을 내포하고 있다.

첫째, 우리가 살고 있는 곳에서 나는 곡식과 과일, 견과, 채소가 우리 몸에 적합하다는 개념이다. 우리가 살고 있는 땅에서 나는 음식은 조상 대대로 먹었던 것이므로 우리 몸의 유전자는 그러한 음식을 받아들이는 데에 거부감이 없다. 즉, 양생(養生)의 입장에서 본다면 우리가 살고 있는 땅에서 생산된 음식이 우리 몸에 적합한 영양소를 가지고 있다.

해외여행을 해본 사람이라면 누구나 경험했을 것이다. 그 지역 사람들은 맛있게 먹는 음식인데 우리나라 사람의 입맛에는 맞지

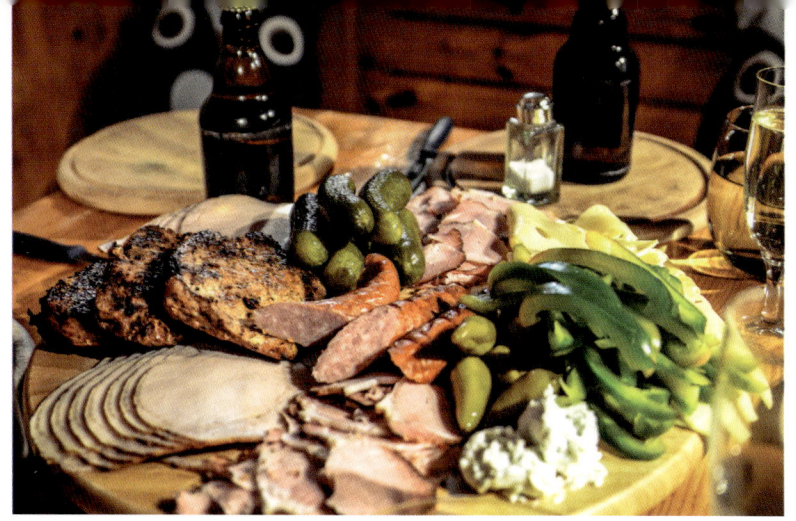

않고, 심지어 소화불량과 설사를 유발하기도 한다. 이는 그 음식 자체가 해로운 것이 아니라 우리 몸에 있는 유전자와 그 음식이 쉽게 동화되지 못하기 때문이다. 건강한 사람도 이러한데 하물며 질병을 치유하고자 하는 사람은 어떻겠는가?

둘째, 흙과 몸을 구성하는 요소가 동일하다는 개념이다. 현대과학은 사람을 비롯한 생물이 흙으로 되어 있다는 사실을 분명히 증거하고 있다. 실제로 생물의 구성원소를 분석해보면 흙의 성분과 거의 같음을 알 수 있다.

사람은 물론이고 식물과 동물은 그 수명이 다하면 흙이 된다. 또한 그 흙에서 다시 식물이 자라서 열매를 맺고 그 열매는 동물과 사람의 음식이 된다. 사람과 동물의 입장에서 본다면 식물은 흙에 있는 영양소를 빨아들이는 빨대의 역할을 하는 것이다. 흙에 있는 영양소를 직접 섭취할 수 없기 때문에 식물이라는 빨대를 이용해 흙 속에 있는 영양소를 취하는 것이다.

물론 급할 때는 빨대를 사용하지 않는 경우도 있다. 간혹 초식

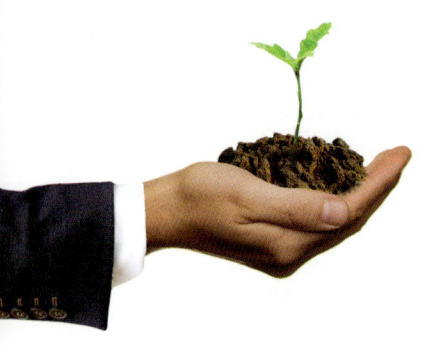

동물뿐 아니라 육식동물도 흙을 먹는 것이 관찰되는데, 몸이 아플 때 흙 속에 있는 미네랄을 얻기 위해서, 또는 어쩔 수 없이 흡수되는 독소를 해독시키기 위해서라고 한다. 즉, 흙에는 몸에 필요한 물질(미네랄)을 공급하는 양생(養生)의 기능과 독소를 제거하는 해독(解毒)의 기능이 있다.

결론적으로 흙은 사람과 그 구성 면에서 유사하므로 사람에게 필요한 물질은 대부분 흙에서 얻을 수 있다. 하지만 사람은 흙을 먹을 수 없기에 식물이라는 빨대를 이용하여 간접적으로 흙의 양분을 섭취하는 것이다.

이처럼 양생과 해독의 역할을 하는 흙의 중요성을 이해한다면 흙의 양분을 간직한 식물과 그 열매인 곡식이 인간의 주식(主食)일 수밖에 없다는 것도 납득할 수 있을 것이다.

생명 있는 땅에서 생명 있는 농산물이

문제는 흙의 산성화이다. 불과 수십 년 전만 하더라도 우리 농촌에서 메뚜기와 미꾸라지, 우렁이, 땅강아지, 지렁이, 거머리 등을 쉽게 볼 수 있었다. 하지만 주어진 여건에서 좀 더 많은 양을 수확하려고 비료나 제초제, 살충제 등을 사용하게 되면서, 소중한 것

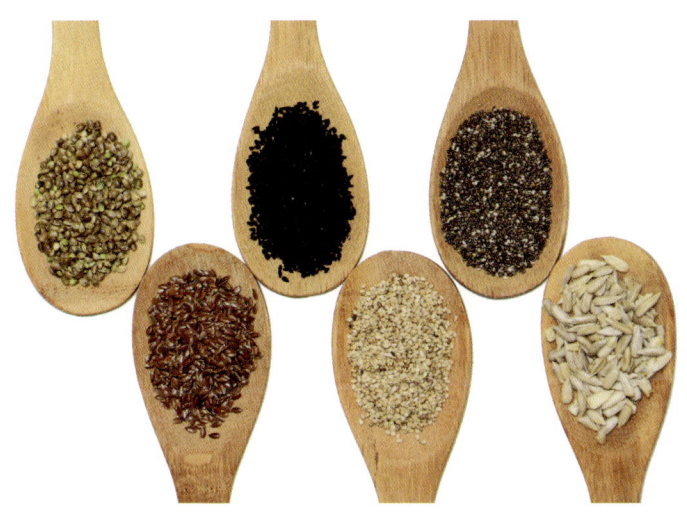

들을 잃어버리고 말았다. 증산의 목적은 달성했으나 땅은 지력(地力)을 잃어 산성화되었고 공생관계에 있는 메뚜기와 미꾸라지, 우렁이, 지렁이, 거머리 등을 볼 수 없게 된 것이다.

비료의 3대 성분인 질소, 인산, 칼륨의 과다한 사용은 흙을 병들게 하는 주요한 원인이 되었는데, 이는 마치 3대 영양소인 탄수화물, 단백질, 지방만을 과다하게 섭취하여 인간이 병드는 것과 같다. 흙이나 몸이나 마찬가지로 중요한 영양소만 공급한다고 해서 건강해지는 것은 아니다. 적은 양이지만 반드시 있어야 하는 미량영양소가 부족해지면 땅과 사람은 모두 산성화되어 땅에는 지렁이와 땅강아지가 살 수 없게 되고, 사람의 몸속에는 유산균과 같은 유익균이 살 수 없게 된다.

이처럼 신토불이의 개념은 건강을 유지하고 질병을 치유하는 데 있어 매우 중요하다. 우리가 살고 있는 땅에서 생산되는 유기농

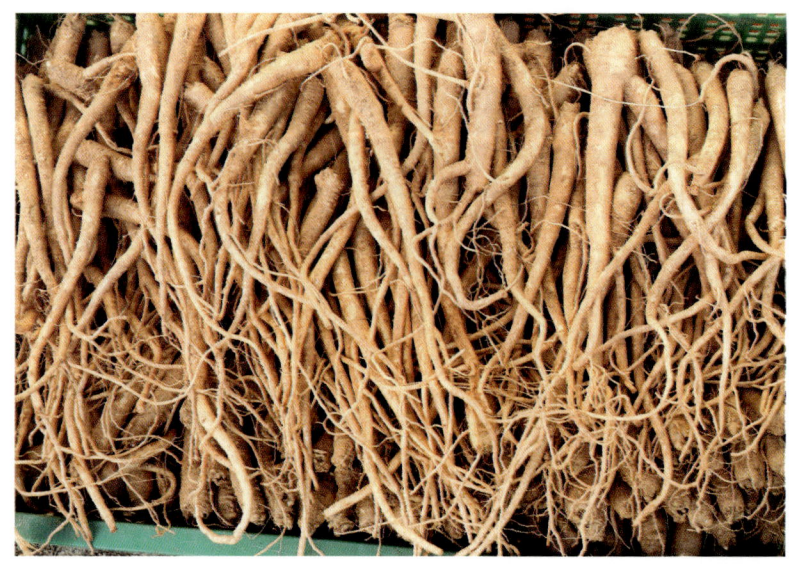

산물은 우리 몸에 가장 적합한 영양소를 가지고 있다. 또한 생명력이 있는 땅에서 생산된 농산물은 그것을 먹는 사람에게도 생명력을 주며, 이 생명력은 병들었을 때 자연치유력을 강화하는 역할을 한다. 따라서 질병을 치료할 때는 가급적 우리 땅에서 재배한 유기농 빨대를 섭취하는 것이 필요하다.

> 풍토에 맞는 음식을 사용해야 한다. 한 지방에 적합한 어떤 음식이 다른 곳에서는 전혀 그렇지 못할 것이다. 따라서 음식은 계절과 풍토와 직업에 적합한 것이어야 한다.
> — 엘렌 G. 화잇

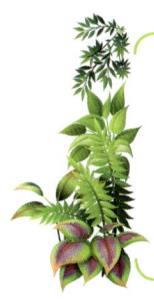

오곡(五穀)은 최고의 보약

신진대사에 가장 적합한 '오곡'

《동의보감》에 '水穀爲養命之本(수곡위양명지본)'이라는 제목의 다음과 같은 글이 있다.

'세상에서 사람의 성명(性命)을 기르는 것은 오직 오곡(五穀)뿐이다. 오곡은 땅의 알맞은 기운을 받고 자라기 때문에 맛은 담담(淡淡)하면서 달고 성질은 화평하다. 몸을 잘 보하며 배설도 잘 시켜서 오래 먹어도 싫증이 나지 않으니 사람에게 크게 기여하는 것이다. 약은 그렇지 않아 비록 인삼이나 황기라도 그 성질은 치우쳐 있으니 하물며 공격하는 약(치료제)은 어떠하겠는가? 민간에서는 고기를 보(補)하는 성질이 있는 것이라고 하지만, 고기는 보하는 성질은 없고 양(陽)을 보하는 성질만 있다. 지금 허손된 사람이 양(陽)에 문제가 없고 음(陰)에 문제가 있는데 고기로 음을 보하려고 한다면 아무런 도움이 되지 않는다.'

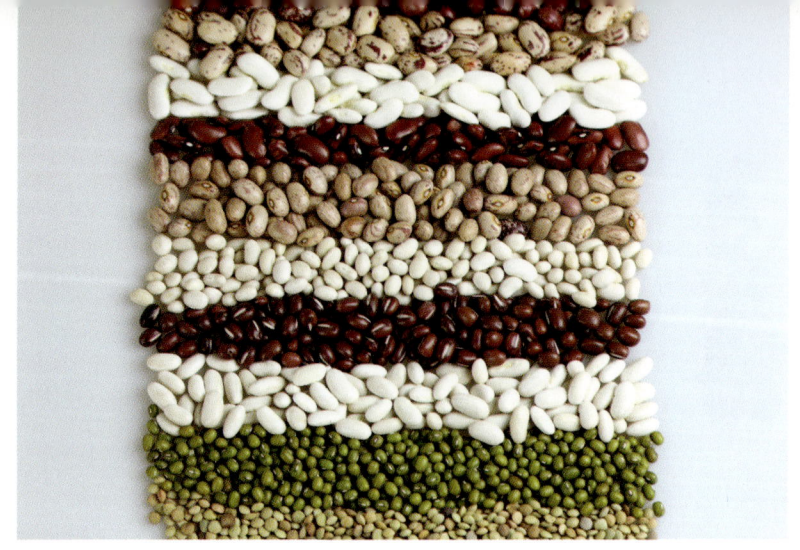

　한의학에서는 생명의 기본을 논할 때 정(精), 기(氣), 신(神), 혈(血)이라는 말을 사용한다. '정(精)'은 생명을 유지하기 위한 기본적인 물질을 뜻하며 탄수화물, 단백질, 지방, 비타민, 미네랄 등이 해당된다. '기(氣)' 또한 물질이라는 점에서는 정(精)과 같지만 인체의 모든 대사에 직접 관여한다는 차이가 있다. 쉽게 말하면 정(精)을 원료로 하되, 몸에서 사용할 수 있는 적합한 물질로 변화된 것이 기(氣)라고 할 수 있다. '신(神)'은 기(氣)의 활동으로 나타나는 정신의 개념으로 이해할 수 있고, '혈(血)'은 말 그대로 혈액을 뜻한다.

　이처럼 정기신혈은 인체를 건강하게 유지하는 물질과 정신의 개념이며, 현대의학의 신진대사와 상통하는 면이 있어 정기신혈을 이해하는 것은 건강과 질병 치유에 많은 도움이 된다.

　《동의보감》에서는 정기신혈에 대하여 다음과 같이 설명하고 있다.

'정(精)은 몸의 근본이 된다. 오곡(五穀)의 진액이 합쳐서 영양분이 되는데 속으로 뼛속에 스며들면 골수(骨髓)와 뇌수(腦髓)를 영양하고 아래로 내려가 음부로 흐르게 된다.'

'매일 먹는 음식의 영양분은 기(氣)를 보한다. 이 기가 곡식(穀食)에서 생기기 때문에 천기 기(气) 자에 쌀 미(米) 자가 들어 있다.'

'중초(中焦: 소화기)가 음식물의 기(氣)를 받아서 그것을 붉게 변화시킨 것이 혈(血)이다.'

'사람은 하늘의 오기(五氣)를 먹고 땅의 오미(五味)를 먹는다. 오기는 코로 들어가서 심폐(心肺)에 간직되는데 위로 오색(五色)이 선명하고 음성이 명랑하다. 오미는 입으로 들어가서 장위(腸胃)에 저장되며 오미에 포함된 것으로 하여 오기를 영양해주면 기가 조화되고 진액(津液)이 생겨나며 신(神)도 생겨나게 된다.'

이와 같이 오곡은 정기신혈을 만드는 원천이 된다. 오곡에는 자연이 준 에너지가 숨어 있고, 그 에너지를 활용하는 데 필요한 비타민, 미네랄, 효소도 함께 들어 있다. 우리의 몸은 오곡을 이용해 정(精)을 쌓고, 신진대사를 통해 정을 기(氣)와 혈(血), 신(神)으로 변화시킨다. 오곡만큼 완전한 신진대사를 이끄는 음식은 없기 때문에 정기신혈의 원천을 오곡으로 보는 것이다. '몸을 잘 보하며 배설도 잘 시킨다'는 설명은 오곡이 신진대사에 매우 적합함을 드러내는 것이다.

오곡에는 완전한 생명이 있다

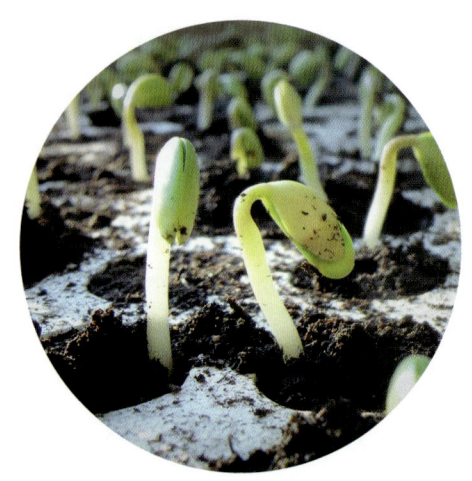

자연치유의 핵심은 '생명이 있는 음식만이 생명을 살릴 수 있다'는 것인데, 오곡에는 완전한 생명이 있다. 또한 저장성이 뛰어나 수백 년이 지나도 싹을 틔울 수 있다. 이는 오곡에 생명이 있을 뿐 아니라 그 힘이 강하다는 증거이다. 따라서 건강을 유지하고 질병을 치료하기 위해서는 반드시 오곡을 주식으로 해야 한다.

그러나 안타깝게도 식문화가 서구화되면서 한국인의 입맛도 많이 바뀌었고, 주로 먹는 음식도 정제한 밀가루와 육고기 위주가 되었다. 청소년들의 실태는 더욱 심각하여 건강에 좋은 전통음식은 그들의 식탁에서 외면받고 있는 실정이다. 이렇다 보니 원인을 알 수 없는 질병에 시달리고, 성격도 변하여 동방예의지국이라는 명성이 무색해졌다.

'자연은 완전하며 거짓말을 하지 않는다'는 말이 있다. 인간도 자연의 일부이기 때문에 본래는 완전한 존재이며, 질병에 걸리더라도 스스로 치유할 수 있는 능력이 몸속에 내재되어 있다. 하지만 이러한 능력은 어디까지나 자연에 순응하면서 살아갈 때에 발휘되는 것이다. 자연이 준 완전한 음식을 인간의 입맛에 맞추어 변형시키고 화학물질을 첨가한다면 자연이 준 치유의 능력은 결코 힘을 발휘할 수 없다.

건강하기 위해서는 음식을 올바르게 선택하여 섭취하는 것이 기본이 되어야 한다. 특히 질병으로 고통받고 있는 이들은 더욱 명심해야 한다. 음식으로 치료되지 않는 병은 약으로도 다스릴 수 없다. 약은 잠시 증상을 가볍게 할 뿐이며 생명이 스스로 회복하고자 하는 자연치유력을 방해한다.

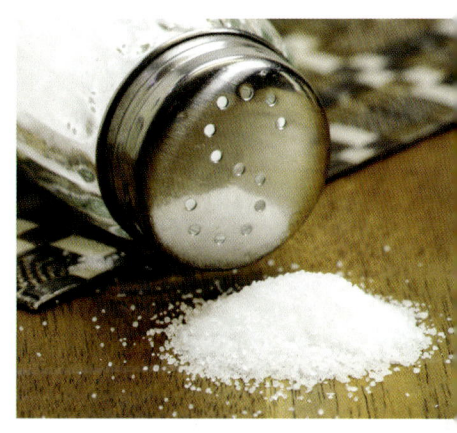

> 신물이 나오면 끈끈하거나 매끄럽거나 기름기 있는 것은 먹지 않아야 하니 기(氣)가 울체되어 통하지 못하게 만들기 때문이다. 그래서 채소(菜蔬: 현미와 야채)를 먹어야 하니 기(氣)가 잘 통하기 때문이다.
> 《동의보감》

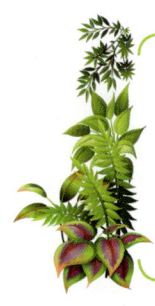

오곡의 으뜸은 '현미'

현미보다 좋은 약은 없다

고혈압, 당뇨병, 고지혈증, 암 등의 생활습관병이 약으로 치료되지 않자, 요즘에는 통곡식을 먹어야 한다는 말이 나오고 있다. 통곡식은 영어로 'whole grains'라고 하며 일본에서는 '현곡(玄穀)'이라고 하는데, 한방에서는 '玄'을 신장과 연관짓는다.

한방에서는 신장을 인체의 생장과 발육, 대사 등 인체 전반에 관여하는 중요한 장기(臟器)로 보기 때문에 현곡(玄穀)을 먹으면 신장기능이 좋아지고 몸 전체가 건강해진다.

특히 현미(玄米: 멥쌀)는 몸의 기운을 돋우는 보익약(補益藥)으로 분류될 만큼 뚜렷한 약성이 있다. 현미와 백미의 영양 차이를 한자로 재미있게 풀어보면 다음과 같다. 찌꺼기를 뜻하는 '박(粕)' 자는 쌀 '미(米)' 변에 흰 '백(白)'을 붙여 표기했으니 이는 백미가 곧 찌꺼기라는 의미이고, 쌀겨를 뜻하는 '강(糠)'은 쌀 '미(米)' 변에 튼튼할

'강(康)'을 붙여서 쓰니 이는 쌀겨가 있는 쌀, 즉 현미는 몸을 튼튼하게 한다는 의미를 지닌다.

평생을 먹어도 물리지 않고 인체에 무해할 뿐 아니라 '오곡의 우두머리'로 인정받으며 주식으로 활용되어 온 쌀(현미)의 성질을 한의학에서는 다음과 같이 평가하고 있다.

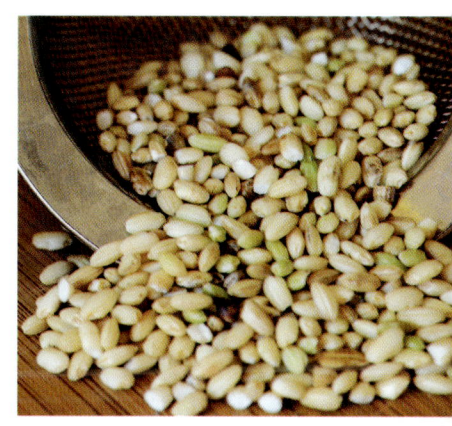

'맛이 달고 성질은 덥거나 차갑지 않고 평(平)하며 독(毒)이 없다. 비장, 위, 폐장의 경락에 작용하는 약재로 인체를 구성하는 가장 기본적인 요소인 정(精)과 기(氣)를 만드는 재료가 되고, 비장의 기운을 더하여 튼튼하게 하며 위장의 기운을 고르게 하여 기능이 정상적으로 활동하도록 돕고, 피부와 살에 영양분을 공급하여 살이 찌게 하며 속을 따뜻하게 하고 근육과 골격을 튼튼하게 하며 몸이 허약한 것을 치료하고, 진액과 기운을 보충하며 갈증을 멈추게 하고 답답한 것을 없애며 눈을 밝게 한다.

소화기관인 비위가 허약하여 소화가 잘되지 않고 피로를 자주 느끼는 증상, 입맛이 없으면서 음식을 먹고 나면 가슴이 답답하고 불편한 증상, 피로하고 기운이 없는 증상, 열이 나면서 입이 마르는 증상, 유즙(乳汁) 분비가 잘되지 않는 증상, 구토, 이질, 설사, 부종 등의 증상을 치료하며, 종기의 독을 다스려 종기를 빠지게 한다.'

현미에서 생명을 제거한 백미

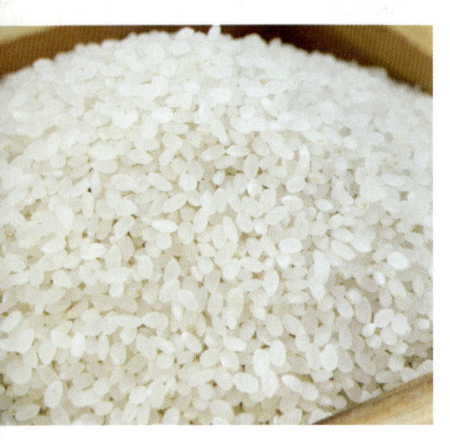

현미의 영양분을 전체적으로 보면 수분 15.5%, 단백질 7.4%, 지질(脂質) 3.0%, 당질 71.8%, 섬유질 1.0%, 회분 1.3%의 비율로 이루어져 있고, 씨눈과 강층(糠層)에는 신진대사에 필수 요소인 각종 비타민과 미네랄, 식물영양소가 풍부하게 들어 있다.

구체적으로 현미의 씨눈과 강층에는 중금속을 해독하는 피트산이 백미의 6배나 들어 있으며, 섬유질과 비타민 $B_1 \cdot B_2 \cdot B_3 \cdot B_6 \cdot B_{15} \cdot B_{17}$, 비타민 E, 비타민 C, 판토텐산, 콜린, 칼슘, 칼륨, 나트륨, 리놀산 등의 비타민과 미네랄이 균형을 유지하고 있다. 또한 암을 억제하는 항암인자와 농약이나 방사능 같은 발암인자를 억제하는 킬레이트 물질까지 들어 있어, 현미는 그야말로 종합영양제라고 할 수 있다.

근래에 와서 현미의 약성분이 계속 밝혀지고 있는데 그중에 감마오리자놀(γ-oryzanol)이라는 성분이 있다. 감마오리자놀은 쌀눈에 미량 들어 있는 성장 촉진 물질로, 강력한 산화방지 효과가 있어 방사선 노출이나 화학치료 요법으로 인한 손상을 예방하는 데 도움이 될 수 있고, 여러 동물연구에서는 항암효과도 나타났다.

또한 뇌혈류를 증가시켜 산소 공급량을 늘리고 뇌세포의 대사

기능을 활발하게 하여 자율신경실조증과 중풍·치매 예방, 기억력 증진, 불면 등에 효과를 인정받고 있다. 또 혈관을 강화하고 혈압저하 작용이 있어 순환기 질환에도 좋고 간기능 활성과 알코올대사 촉진 기능이 있어 숙취제거 음료에 이용되기도 한다. 이 밖에도 비만해소 작용과 신장기능 촉진 작용이 보고되고 있다.

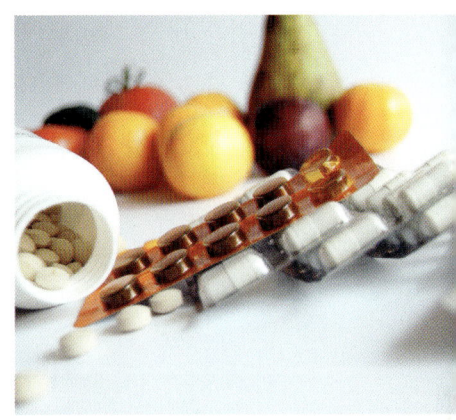

 이처럼 현미는 완전한 신진대사에 필요한 영양소를 가지고 있을 뿐 아니라 각종 질병을 예방하고 치료하는 성분까지 포함하고 있다. 현미에 이렇게 다양한 영양소가 결집되어 있는 이유가 무엇일까?

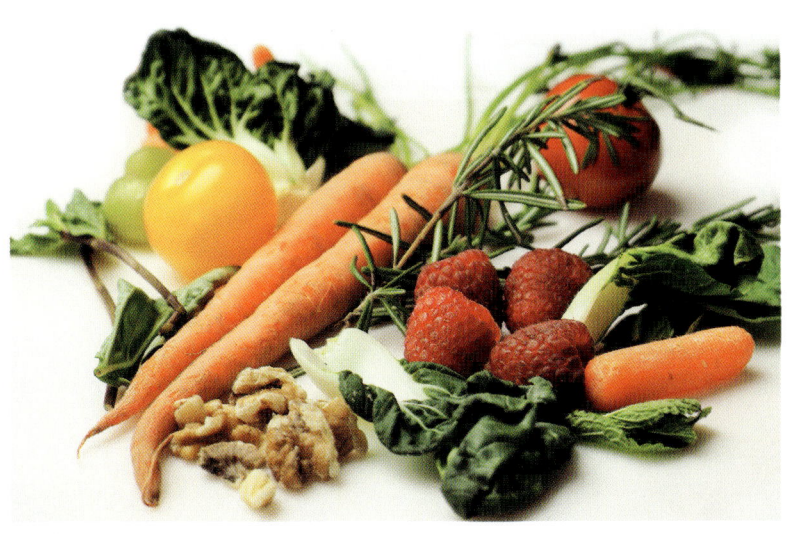

그것은 바로 생명을 위해서이다. 씨눈과 강층에 있는 영양소는 볍씨가 싹을 틔우고 자라는 데 필요하고, 또한 그것을 먹는 사람의 생명에도 요긴하다. 거듭 강조하지만 생명이 있는 음식만이 자연 치유력을 강화시키는 힘이 있기 때문에 도정하지 않은 자연 그대로의 오곡은 질병 치료의 근간이며, 특히 현미는 오곡 중에서도 가장 기본이고 으뜸이 되는 음식이다.

실상이 이러한데 사람들은 현미가 맛이 없다며 생명력이 없는 백미를 즐겨 먹는다. 질병으로 고통을 받으면서도 입맛을 바꾸지 못하는 것이다. 백미는 혀를 만족시키고 배를 불릴 뿐 사람에게 생명을 주지 못한다. 혀만 길들이면 되는데 그렇게 하지 못하는 것이 안타까울 따름이다.

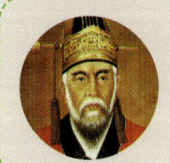

기(氣)와 정(精)은 모두 쌀에서 변화되어 생겨나는 것이기 때문에 글자에 모두 '미(米)' 자가 들어 있다.

《동의보감》

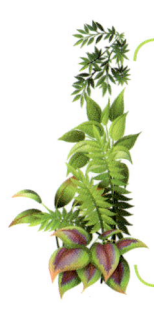

최고의 영양제 '콩'

고기는 질병을 일으키는 일등 공신

'영양식품'이라고 하면 무엇이 떠오르는가? 개고기, 소고기, 계란 등 여러 대답이 나올 것이다. 우리나라 사람들은 음식의 영양가를 단백질 함량으로 평가하는 경향이 있다. 그럴 수밖에 없는 것이 불과 수십 년 전만 해도 먹을 것이 없어서 고통받는 사람들이 있었고, 당시에는 명절처럼 특별한 날에만 고기를 맛볼 수 있었다.

그러한 경험이 있는 세대는 현재 장년층과 노년층이지만, 입맛은 자녀들에게 이어졌고 먹을거리가 풍성해진 요즘에도 단백질이 풍부한 음식이 영양가가 높다고 생각한다. 그러나 단백질이 많이 함유되었다고 모두 좋은 것은 아니다.

피와 살과 뼈를 만드는 데 적합해야 할 뿐 아니라, 정상적인 신진대사 과정에서 발생하는 각종 노폐물을 처리하는 기능도 있어야 좋은 음식이라고 할 수 있다. 그런데 대부분의 사람들은 피와 살

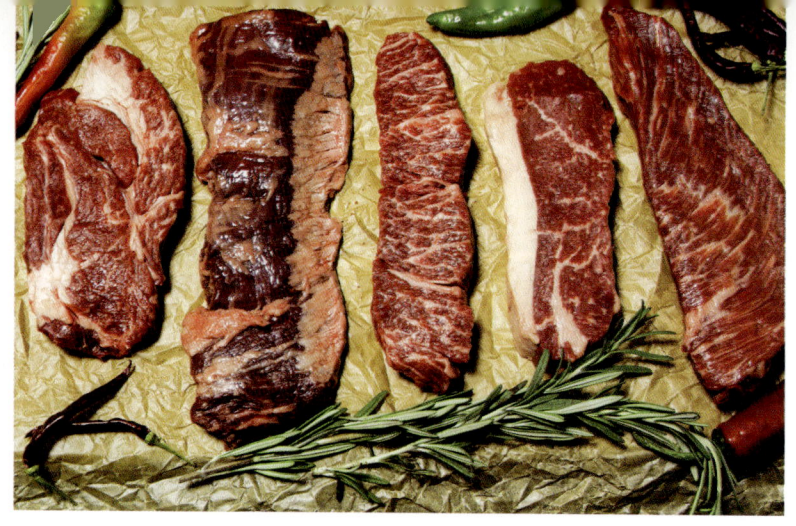

을 만드는 것이 단백질이기 때문에 단백질이 많은 음식을 최고로 여기며, 병에 걸렸을 때에도 단백질이 풍부한 음식을 챙겨 먹으려 한다.

이러한 생각에 사로잡혀 고기를 찾는데, 혀끝을 감싸는 맛 때문에 먹는 것인지, 영양가를 따져서 먹는 것인지 곰곰이 생각해보기 바란다. 정말로 단백질을 얻기 위해서 고기를 먹는다고 생각한다면 이후의 글을 잘 읽어보기 바란다.

음식은 물론 맛도 있어야 하지만, 그것을 먹었을 때 몸이 건강해져야 한다는 것이 더 중요하다. 극단적인 예로 술을 좋아하는 사람은 술이 맛있어서 먹겠지만 그것이 부메랑이 되어 건강에 악영향을 끼친다. 마찬가지로 단백질 음식을 선택할 때도 건강에 얼마나 유익한가를 먼저 생각해야 한다.

개고기, 소고기, 돼지고기, 장어, 미꾸라지 등의 보양식은 분명 다량의 단백질로 이루어져 있다. 하지만 거기에는 단백질만 들어 있는 것이 아니라 혈관을 병들게 하는 콜레스테롤과 동물의 혈액 속에 녹아 있는 다양한 독소도 포함되어 있다는 것을 알아야 한다. 더구나 요즘에는 사육과 양식으로 항생제 범벅이 된 고기가 대부분이며, 이는 항생제에 내성을 가진 초강력 세균을 탄생시키는 원인이 되었다.

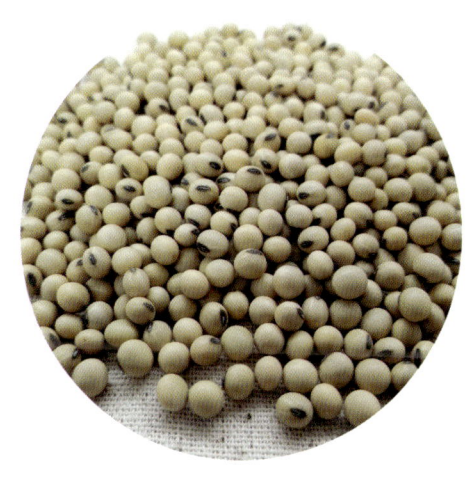

문제는 각종 독소와 콜레스테롤, 항생제를 해독할 수 있는 물질이 고기에는 포함되어 있지 않다는 것이다. 거듭 강조하지만 음식은 몸에 유익한 성분으로 이루어져 있어야 할 뿐 아니라 신진대사 과정에서 생기는 노폐물, 음식과 함께 들어오는 독소를 해독하는 작용도 있어야 한다. 즉, 해독(解毒)과 양생(養生)의 기능이 있어야 건강에 좋은 음식이라고 할 수 있다. 이러한 점에서 볼 때 고기는 양생에도 적합하지 않고, 해독(解毒)은 고사하고 몸에 해독(害毒)을 끼치고 있으니 영양식품이 아니라 질병을 일으키는 일등 공신이라고 할 수 있다.

단백질 보충은 콩으로

그렇다면 어떤 음식으로 단백질을 보충해야 할까? 그 해답은 바로 콩에 있다. 예로부터 콩은 '밭에서 나는 고기'라 불렸는데, 실제로 단백질 함량이 쇠고기보다 높을 뿐 아니라 질적으로도 우수하다. 또한 육류에 부족한 칼슘, 인, 칼륨 등 무기질과 최근 기능성 성분으로 각광받고 있는 식이섬유가 다량 함유되어 있으며, 몸에 유익하고 질병을 예방·치료하는 약성분이 포함되어 있다. 콩의 대표적인 성분을 살펴보자.

먼저, 콩은 단백질을 40% 정도 함유하고 있는데 우유, 고기, 달걀의 단백질 함량과 비슷하지만 콜레스테롤이나 포화지방산을 함유하지 않기 때문에 질적으로 우수하다고 하겠다. 게다가 콩 단백질은 고혈압, 당뇨병, 골다공증, 암 등의 질환을 예방하고 치료하는 효과가 있어 고기와는 현격한 차이가 있다.

또한 콩은 다른 곡류에 비하여 효과적인 식이섬유의 급원이라 할 수 있다. 콩 속의 식이섬유는 콜레스테롤을 제거하는 작용이 있고, 장운동을 활발하게 하여 음식물이 장을 통과하는 시간을 줄여준다.

콩에 들어 있는 올리고당은 식이섬유소와 함께 장내에서 비타민 합성을 촉진하며, 유해균 및 외부 침입균의 증식을 억제하고 암모니아(ammonia)와 아민(amine)의 생성을 억제하여 질병을 예방하는 효과가 있다. 또한 면역기능을 강화하고 장관의 연동운동을 촉진함으로써 항염증 작용을 나타낸다.

콩의 기능성 성분 중 하나인 이소플라본(isoflavone)은 갱년기 여성의 주요 질병인 유방암, 자궁암, 골다공증 및 남성의 전립선암에 효능이 있으며, 사포닌은 콜레스테롤 저하, 면역반응의 자극,

항암작용 등의 기능이 있다.

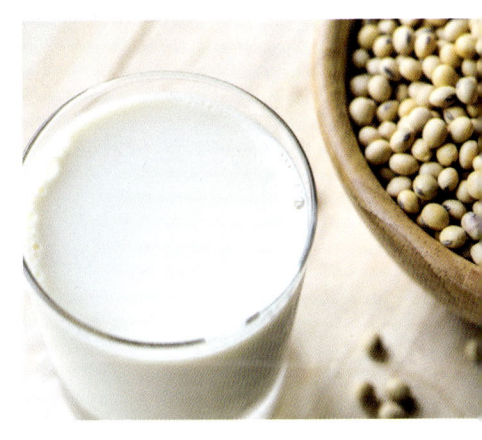

마지막으로 최근 천연 항산화제로 부각되고 있는 피트산은 철, 구리 등 금속이온과 산화반응을 하여 혈중 콜레스테롤과 중성지방을 저하시키고 신장결석을 방지하며 암을 예방하는 등의 효능이 있다. 이 밖에도 콩에는 비타민과 미네랄, 효소 등이 포함되어 있는데, 이들의 종류와 효능을 모두 열거하기에는 지면이 부족하다.

이상을 종합해보면, 콩에 들어 있는 양질의 단백질과 영양소는 피와 살과 호르몬, 효소를 만드는 양생의 기능이 있을 뿐 아니라 콜레스테롤과 중성지방을 제거하는 해독의 기능도 있다. 이는 고기의 단백질과는 비교가 안 되는 것이므로 최고의 영양식품은 고기가 아니라 콩이라고 해야 할 것이다.

자연치유의 관점에서 보더라도 콩에는 양생과 해독작용이 있어 자연치유력을 강화시키는 효과가 있다. 따라서 건강관리 차원을 넘어 질병을 치료하는 목적으로 콩을 섭취하는 것은 매우 현명한 선택이 될 것이다.

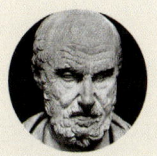

음식물을 당신의 의사 또는 약으로 삼으시오. 음식물로 고치지 못하는 병은 의사도 고치지 못합니다.
― 히포크라테스

오메가-3의 보고 '들깨'

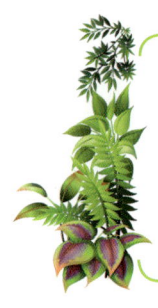

세포막이 건강해야 하는 이유

사람의 몸은 대략 60조 개의 세포로 이루어져 있다. 각 세포는 세포막에 의해 그 형태를 유지하고 있는데, 세포막은 형태를 유지하는 기능 외에도 세포 내부와 외부의 정보를 전달하고 물질을 이동시키는 중요한 기능을 담당한다.

그런데 세포막에 이상이 생기면 이와 같은 기능이 제대로 이루어지지 못하여 건선, 여드름, 아토피, 관절염, 우울증 같은 질병이 생기기도 하고 만성피로나 신경질, 기억력 저하 등 질병으로 보기는 어렵지만 삶의 질을 크게 저하시키는 증상이 나타나기도 한다. 그래서 건강을 유지하거나 질병을 치료하기 위해서는 세포막을 튼튼하게 하는 것이 매우 중요하다.

세포막을 구성하는 주요 성분은 '인지질'이라고 하는 지방 성분인데, 이것이 어떤 지방으로 이루어져 있는가에 따라 세포막의 기능이 결정된다. 그런데 요즘 사람들이 섭취하는 지방은 대체로 동물성 지방이다. 동물성 지방을 포화지방이라고도 하는데 쇠기름, 돼지기름, 버터 등이 여기에 속한다. 포화지방은 상온에서 고체나 반고체 상태로 존재하는데,

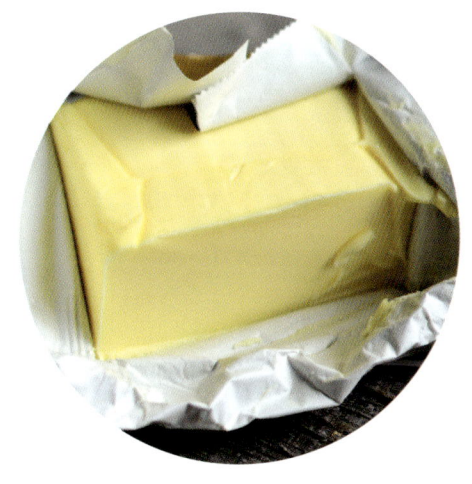

고기를 넣고 끓인 국이 식었을 때 기름띠가 형성되는 것을 보면 쉽게 알 수 있다.

    문제는 포화지방을 많이 섭취했을 때 세포막에서도 이러한 기름띠가 형성된다는 것이다. 즉, 세포막이 딱딱하게 굳어져 세포 내부와 외부의 정보교환은 물론 물질이동이 어렵게 되고, 이러한 상태가 지속되면 여러 가지 질병이 발생한다. 또한 이러한 상태에서는 아무리 몸에 좋은 영양소를 섭취하더라도 효과를 볼 수 없다. 예를 들어 끼니마다 돼지고기를 먹으면서 홍삼이나 비타민제를 먹는 것은 돈만 낭비하는 꼴이다.

    식물성 지방은 동물성 지방과 달리 불포화지방이며 몸속에서 굳지 않아 세포막의 기능을 방해하지 않는다. 식물성 지방은 견과류와 씨앗에 많이 포함되어 있는데, 특히 들깨를 주목해야 하는 이유는 들깨에 많이 들어 있는 오메가-3 지방산이 세포막의 기능을 활성화시킬 뿐 아니라 염증을 억제하고 혈관을 깨끗하게 하는 등

양생(養生)과 해독(解毒)의 기능을 모두 갖추고 있기 때문이다.

《동의보감》도 인정한 들깨의 효능

한방에서는 들깨를 '임자(荏子)'라고 하여 약재로 사용했으며, 세계영양학회에서 10대 영양식품 중 하나로 꼽을 정도로 몸을 이롭게 하는 작용이 많다. 《동의보감》에 나와 있는 들깨와 들깻잎의 특성은 다음과 같다.

'들깨의 맛은 맵고 성질은 따뜻하며 독은 없다. 기(氣)를 내려주고 기침과 갈증을 멎게 하며 폐(肺)를 윤택하게 하고 중초(中焦)를 보(補)하며 정수(精髓)를 채워준다.'

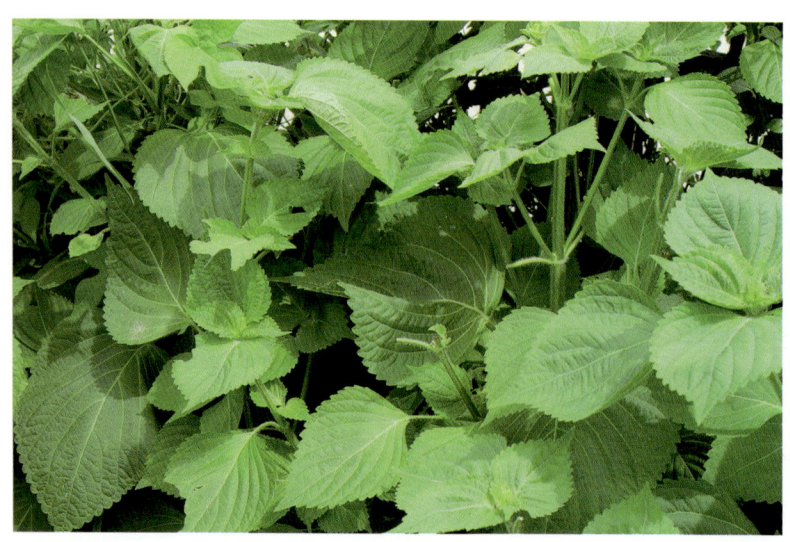

'들깻잎은 중초(中焦)를 조화롭게 하고 냄새를 없앤다. 상기(上氣)와 해수(咳嗽)를 치료한다. 여러 가지 벌레에 물렸을 때나 남자의 음낭(陰囊)이 부었을 때 짓찧어 붙인다.'

《동의보감》을 보면 참깨의 성질은 매우 차고 검은깨의 성질은 평(平)한 반면, 들깨는 따뜻한 성질을 지니고 있다고 했다. 그래서 추운 북쪽지방에서 들깨를 많이 먹는다. 체질과 질병의 종류에 따라 다르지만 대체로 병에 걸리면 몸이 차가워지는데 들깨처럼 몸을 따뜻하게 하는 음식을 먹으면 몸이 따뜻해지면서 신진대사가 활발해져 병을 치료하는 데에 도움이 된다.

《동의보감》에 나와 있는 들깨의 효능은 기(氣)를 내려주는 것, 폐(肺)를 윤택하게 하여 기침을 멎게 하는 것, 갈증을 멎게 하는 것, 중초(中焦: 소화기)를 보(補)하는 것, 정수(精髓)를 채워주는 것이다. 이러한 효능들은 최근 들깨에 관한 연구 논문을 통해 모두 증명되고 있다.

먼저, 기(氣)를 내려주는 효능은 들깨에 다량 함유되어 있는 비타민 E(토코페롤)의 작용으로 볼 수 있는데, 비타민 E는 여성호르몬을 만드는 데 일정한 역할을 하여 갱년기 여성에게 나타나는 상열(上熱: 얼굴로 열이 달아오르는 증상)을 개선해준다. 이는 상기(上氣)를 치료하는 들깻잎의 효능과도 일치한다.

폐를 윤택하게 하여 기침을 멎게 하는 효능은 들깨에 다량 함유되어 있는 오메가-3 지방산과 연관이 있다. 오메가-3 지방산의 일종인 EPA를 많이 섭취한 사람들에게서 천식이 잘 발생하지 않는다

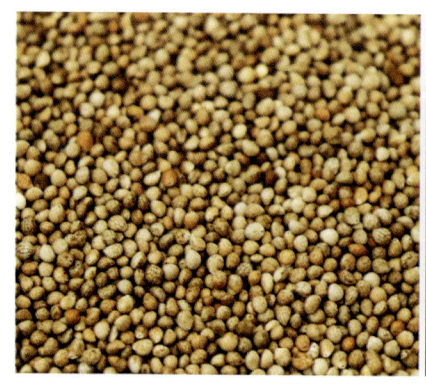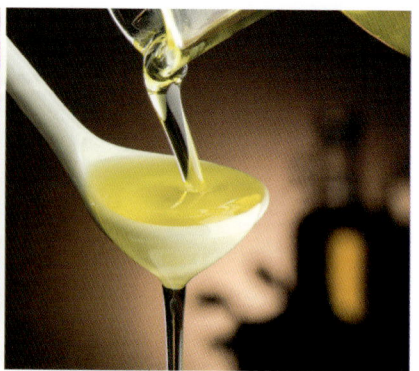

는 연구 결과와 오메가-3 지방산이 염증억제 작용을 하는 프로스타글란딘의 원료가 된다는 점이 이를 뒷받침한다.

갈증을 멎게 하는 효능 또한 들깨에 다량 함유된 오메가-3 지방산과 비타민, 미네랄에서 비롯된다. 오메가-3 지방산이 지질과 탄수화물의 신진대사에 변화를 주고 포도당을 허용치로 변환시켜 당뇨병을 개선시킨다는 연구 결과가 있다. 갈증은 당뇨병의 주요 증상이며, 들깨가 당뇨병을 개선시킴으로써 갈증을 멎게 하는 것으로 보인다.

또 중초(中焦)를 보(補)하는 효능이 있는데, 여기서 중초는 소화기를 의미한다. 들깨에 들어 있는 오메가-3 지방산은 프로스타글란딘의 원료가 되며, 프로스타글란딘은 위장기능과 위액분비를 조절하는 기능이 있어 들깨가 소화기를 보(補)한다는 것을 알 수 있다. 또한 오메가-3 지방산은 궤양성대장염이나 염증성대장증후군을 개선하는 데도 일정한 영향을 준다는 연구 결과가 있어 중초를 보하는 들깨의 효능을 뒷받침한다.

마지막으로 정수(精髓)를 채워주는 효능이 있다. 한의서에 '정수(精髓)가 충분하면 정신(精神)이 건강해진다'는 말이 있다. 따라서 정수를 채워주는 들깨의 효능은 정신을 맑게 하고 두뇌를 좋게 한다는 뜻이다. 실제로 옛날 과거를 준비하는 선비들이 들깨탕을 자주 먹었다고 하는데, 들깨가 머리를 좋게 한다는 것을 경험적으로 알았기 때문이다.

머리를 좋게 하는 성분은 바로 오메가-3 지방산으로, 이것은 뇌세포의 정상적인 발달을 돕고 뇌의 신경기능을 촉진하는 효과가 있어 두뇌의 움직임을 활발하게 하여 머리를 좋게 한다. 따라서 옛날 선비들에게 그랬던 것처럼 들깨는 요즘 수험생에게도 필수적이다.

그 밖에도 들깨는 치매를 예방하는 효능이 있어 노인에게 좋고 우울증, 정신분열증, 과잉행동장애처럼 뇌기능에 문제가 있는 질병이라면 적극적으로 섭취하는 것이 좋다. 또한 들깨는 암을 예방하고 심장을 건강하게 하며 동맥경화를 완화하여 혈압을 낮추고 관절염을 개선하며 생리통을 완화하는 효과도 있다.

의사나 약사는 병이 치유될 수 있도록 돕는 협력자에 불과하다.

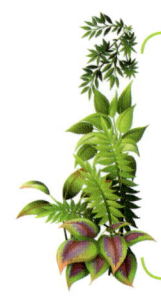

영양소의 팀워크가 좋아야 질병을 치료할 수 있다

건강식품이 건강에 이롭지 않은 이유

11명이 싸우는 축구경기에서는 팀워크가 매우 중요하다. 세계 최고의 공격수가 팀에 있어도 중앙 미드필더와 수비수 간에 마음이 맞지 않으면 공격수는 제 역할을 할 수 없기 때문이다.

운동선수 개개인의 능력도 매우 중요하지만 서로에게 도움을 주는 유기적인 플레이가 있어야 결과가 좋은 것은 당연하다. 훌륭한 공격수가 많다고 하여 11명 모두를 공격수로 채운다면 어떨까? 십중팔구 골을 넣을 기회조차 만들지 못하고 지게 될 것이다.

팀워크가 좋아야 하는 것은 음식도 마찬가지이다. 몸에서 이루어지는 신진대사(新陳代謝)는 다양한 영양소를 요구한다. 흔히 5대 영양소라고 일컫는 탄수화물, 단백질, 지방, 비타민, 미네랄은 유기적으로 어우러져 경기를 하는 축구선수들처럼 상호작용에 의해 완전한 신진대사를 이루어낸다.

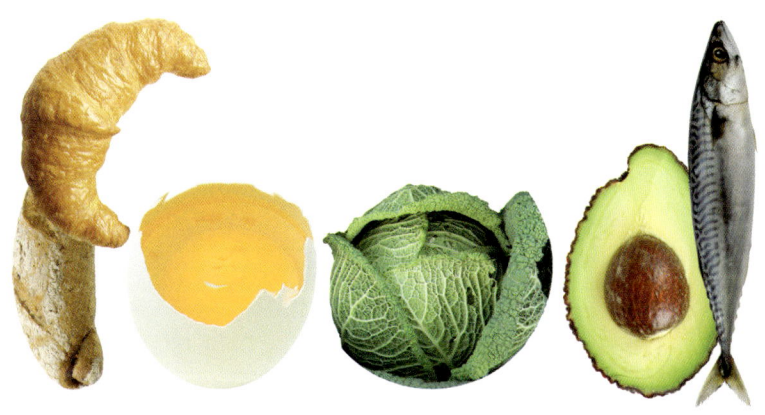

　예를 들어 탄수화물, 단백질, 지방은 비타민 B군의 정상적인 섭취 없이는 제대로 이용될 수 없으며, 비타민 B는 아미노산 중 하나인 트립토판의 대사에 관여한다. 또한 비타민 B가 부족하면 인슐린의 분비를 방해하는 물질이 생성되어 당뇨병이 생긴다. 무기질 중 칼슘은 비타민 D의 도움 없이는 정상적으로 흡수·이용될 수 없고 지방이 완전히 연소되려면 적당량의 탄수화물이 공급되어야 한다. 이처럼 영양소 간의 상호작용을 통해 신진대사가 완성되기 때문에 특정 영양소만 다량 섭취하는 것은 바람직하지 않다.

　생리활성이 강한 물질만을 추출하여 만든 건강기능식품을 마치 건강에 필수적인 것처럼 광고하는 것을 흔히 볼 수 있다. 글루코사민, 감마리놀렌산, 비타민, 미네랄, 스쿠알렌, 프로폴리스, 오메가-3 등 종류

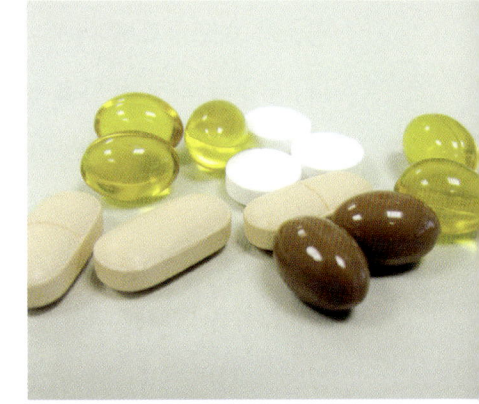

도 매우 다양하다. 그러나 이것들이 뛰어난 효능을 가지고 있음에도 불구하고 실제로 미미한 효과를 발휘하는 데에 그치는 이유는 영양소 간의 팀워크를 기대할 수 없기 때문이다.

영양소 간의 상호작용이 중요

　몸을 이롭게 하는 것은 영양소 그 자체가 아닌 영양소 간의 상호작용이라는 것을 명심해야 한다. 모래와 시멘트, 목재는 분명 건축의 중요한 요소이지만 작은 못이 없다면 건축물은 완성되지 않는다. 목수가 하는 일이 많지만 목수만 있어서는 건물이 완성되지 않는다. 철근을 다루는 사람, 전기를 다루는 사람, 시멘트를 섞는 사람이 유기적으로 일을 해야 비로소 건축물이 완성된다.
　마찬가지로 질병을 치료할 때도 특정 영양소만 섭취하면 된다는 생각은 잘못된 것이다. 영양소 간의 팀워크로 질병을 치료하는 것이지, 영양소가 치료하는 것이 결코 아니다. 몸의 입장에서도 영양소가 따로따로 들어오는 것은 물질의 의미 없는 유입에 불과하다. 더구나 특정 물질을 분리하는 것은 생명력을 제거한다는 의미가 되므로 절대로 몸을 이롭게 하거나 질병을 치료하는 역할을 할 수가 없다.
　질병을 치료할 때는 자연이 준 것을 있는 그대로 이용해야 한다. 곡식은 인체에 필요한 모든 영양소를 함유하고 있을 뿐 아니라 영양소 간의 상호작용도 완벽하다. 정제된 비타민, 미네랄은 곡식

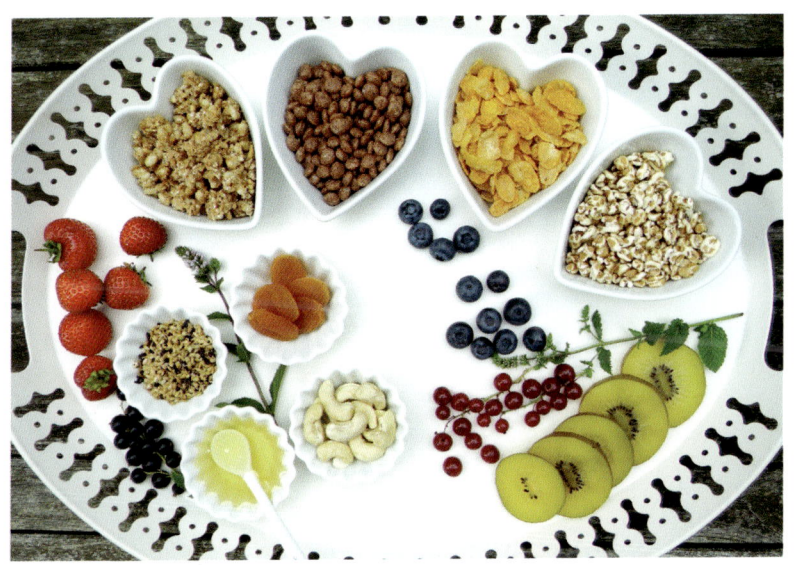

에 들어 있는 자연 그대로의 것보다 못하며, 몸이 건강해지면 글루코사민은 몸 안에서 만들어지기 때문에 일부러 섭취할 필요가 없다. 감마리놀렌산과 오메가-3 또한 자연 그대로의 것을 섭취하는 것이 효과적이고 경제적이다.

〈자연치유에 관심을 가져야 하는 이유〉
- 현대의학으로 치료되지 않는 병이 너무나 많기 때문에
- 한의학의 치료법으로 끝장이 나지 않기 때문에
- 몸 안에 훌륭하고 완벽한 자연치유력이라는 의사가 있기 때문에

오곡을 정제하면 약성분이 사라진다

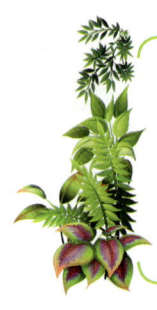 **건강은 웰빙(well-being)의 바탕**

배고픔을 달래기 위해 음식을 먹는 시대는 이미 지나갔다. 웰빙(well-being)이라는 말이 친숙해졌을 정도로 진정한 삶의 의미를 찾고자 하는 움직임이 일어나고 있다.

육체적·정신적 건강의 조화를 통해 행복하고 아름다운 삶을 추구하는 삶의 유형이나 문화를 통틀어 웰빙이라고 한다. 어떤 삶이 행복하고 아름다운 것인가는 개인의 가치관에 따라 달라지므로 여기에서 왈가왈부할 수 없지만, 육체적·정신적 건강이 바탕이 되어야 한다는 것은 만고(萬古)의 진리이다. 그래서 도시에서 상업에 종사하는 사람이든 시골에서 농업에 종사하는 사람이든, 어떤 삶을 추구하든 일단은 건강해야 웰빙에 가까워지는 것이다.

지금까지 오곡(五穀)이 인간의 주식(主食)이며 질병을 치료하는 데 많은 효과가 있음을 강조하였다. 실로 오곡에는 사람에게 필요한 모든 영양소가 들어 있고, 세포의 손상을 치유하는 물질도 포함되어 있어 음식이면서 치료제의 역할을 한다.

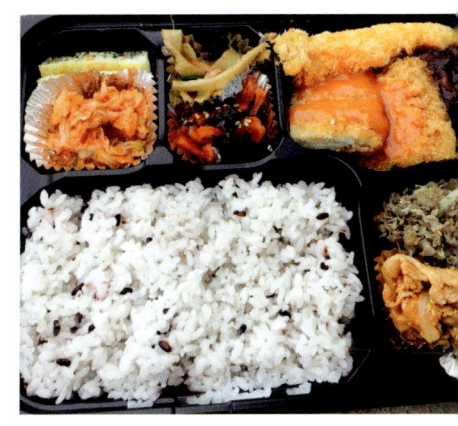

하지만 사회가 발전하면서 음식의 수요가 늘어나게 되었고, 그 결과 음식은 물건처럼 취급되는 식품(食品)이 되고 말았다. 음식이 식품으로 취급되는 순간 음식은 더 이상 건강을 지켜주는 존재가 아니라, 간편하게 먹을 수 있는 물건, 오래 보관되어야 하는 물건, 맛이 있어야 하는 물건이 된다.

정제하면 생명이 끊어진다

음식이 식품이 되기 위해서 곡식은 도정(搗精)을 거쳐야 하고, 방부제와 식품첨가제가 더해져야 한다. 식품첨가제는 식품이라는 물건의 맛을 변질시키지 않으면서 오랫동안 보관하기 위해 필요한 것으로, 어떤 것은 두통, 메스꺼움, 호흡곤란, 현기증을 일으킬 정도로 몸에 유해한 것이 사실이다.

식품첨가제를 사용하는 것도 문제이지만, 더욱 우려스러운 것은 도정을 통해 귀중한 영양소가 제거되는 것이다. 앞서 언급한 대로 곡식은 양생(養生)과 해독(解毒)의 역할을 한다. 몸에 필요한 영

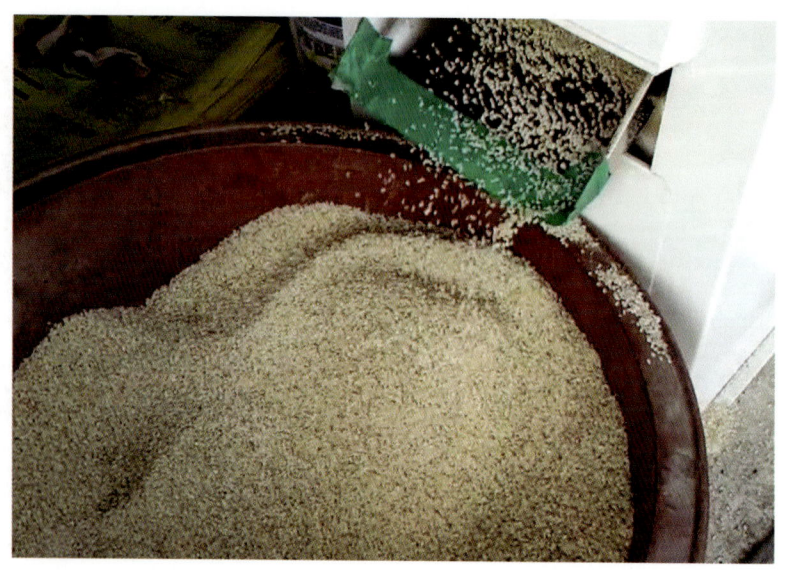

양소를 공급하여 피와 살을 만드는 양생의 역할과 혹시라도 함께 섭취될 수 있는 독소와 신진대사 과정에서 생성되는 노폐물을 배출하는 해독의 역할을 하는 것이다.

그런데 도정(搗精)을 거친 곡식은 양생이 제대로 이루어지지 못하며, 해독은 거의 기대할 수 없다. 만약 도정을 거치지 않는다면 식품첨가제를 사용하더라도 해독할 수 있는 여지가 있어 다행이겠지만, 대부분의 해독물질은 곡식의 외피(外皮)에 있기 때문에 도정하는 순간 해독기능은 사라지게 된다. 또한 질병에 걸렸을 때 치료제 역할을 하는 피토케미컬(phytochemicals)도 외피에 있기 때문에 도정을 하면 오곡의 약효(藥效)도 기대할 수 없다.

모차르트의 교향곡을 연주하는 교향악단을 상상해보자. 바이올린, 첼로를 비롯하여 여러 악기들이 어우러졌을 때 아름다운 음악이 탄생한다. 바이올린을 켜는 사람이 유명하다고 하여 바이올린만으로 교향곡을 완성할 수 없고, 첼로를 켜는 이가 서툴다고 하여 악단에서 제외시킨다면 음악은 완성될 수 없다. 음식도 마찬가지이다. 생명을 유지하는 데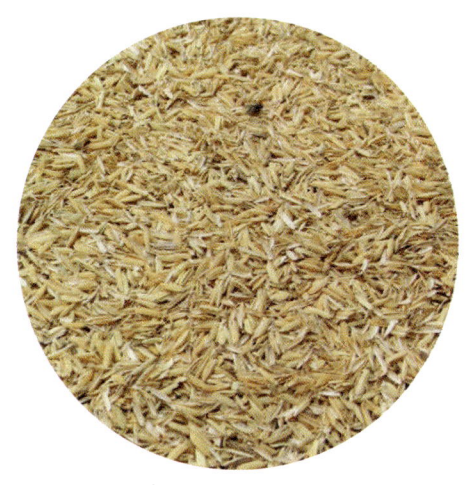
필수적인 음식에서 껄끄럽다는 이유로 외피를 제거하면 그것이 인간에게 완전한 생명을 주리라 기대할 수 없다.

불치병과 난치병은 물론 1년에 몇 번씩 경험하는 감기조차도 음식과 관련되어 있다. 따라서 음식을 선택할 때는 맛도 고려해야 하지만 내 몸의 살과 피를 만드는 데 적합한 것인지가 보다 중요하다. 도공(陶工)이 하찮은 자기(磁器) 하나를 만들더라도 생각 없이 아무 흙이나 사용하지 않는 것처럼, 질병을 치료함에 있어 살과 뼈와 혈액과 호르몬을 만드는 데에 적합한 음식을 선택하는 것은 필수적이다.
- 조나단

위대한 섬유질

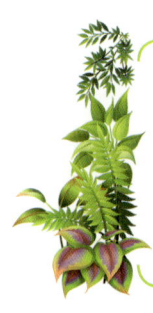 몸 안에 독소가 너무 많아서

자연치유력을 강화하기 위해 가장 먼저 생각해야 할 것은 바로 해독(解毒)이다. 현대인들이 섭취하는 음식 중에는 대체로 농약과 중금속, 식품첨가물이 포함되어 있다는 점을 감안하면 해독의 중요성은 더욱 커진다.

음식 속에 포함된 독소가 혈액에 흡수되면 몸을 상하게 하고 면역력을 저하시켜 병약한 체질을 만든다. 그래서 동서고금을 막론하고 자연치유를 강조했던 사람들은 해독을 매우 중요하게 생각했다. 몸 안의 독소를 제거하지 않은 상태에서 영양소를 공급하는 것은 의미가 없기 때문이다.

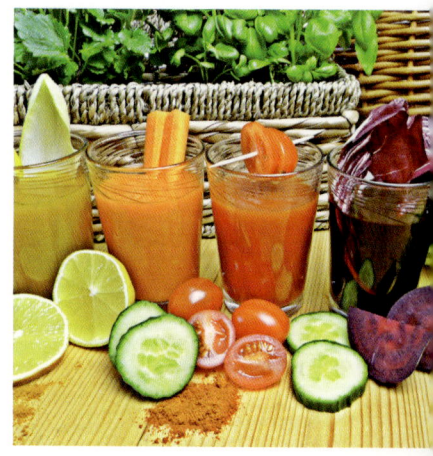

한약이나 건강식품을 먹고서 기대하는 효과를 얻지 못하는 것도 몸 안의 독소가 제거되지 않은 상태이기 때문이다.

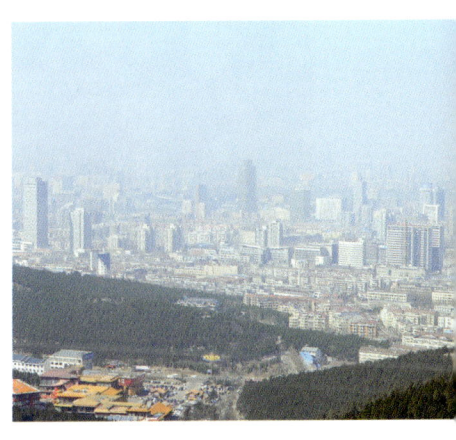

공해가 없는 곳에서 자연 그대로의 음식을 섭취하며 자연과 동화되어 살았던 사람들은 중병에 걸리지 않고 천수(天壽)를 누렸다. 병에 걸리더라도 자연의 약장(藥欌)에서 채취한 약재를 사용하여 쉽게 치료했다. 《동의보감》에 나와 있는 처방들의 해설을 보면 아무리 심한 질병이라도 모두 치료될 것처럼 설명되어 있는데, 이것은 당시 사람들의 몸에 독소가 많지 않았기 때문에 그만큼 치료 효과가 빨리 나타난 것으로 볼 수 있다.

하지만 공해와 각종 독소에 노출되어 있는 현대인에게서는 이러한 효과를 기대하기 어렵다. 한약의 효과가 없어서가 아니라 현대인의 몸속에 독소가 너무 많기 때문이다.

섬유질의 해독작용

영양학이 발달하기 전에는 섬유질의 가치를 높게 평가하지 않았다. 그래서 곡식을 감싸고 있는 섬유질을 내버려야 하는 것으로 생각하여 도정(搗精)을 해서 먹게 되었는데, 그 결과는 너무나 참혹

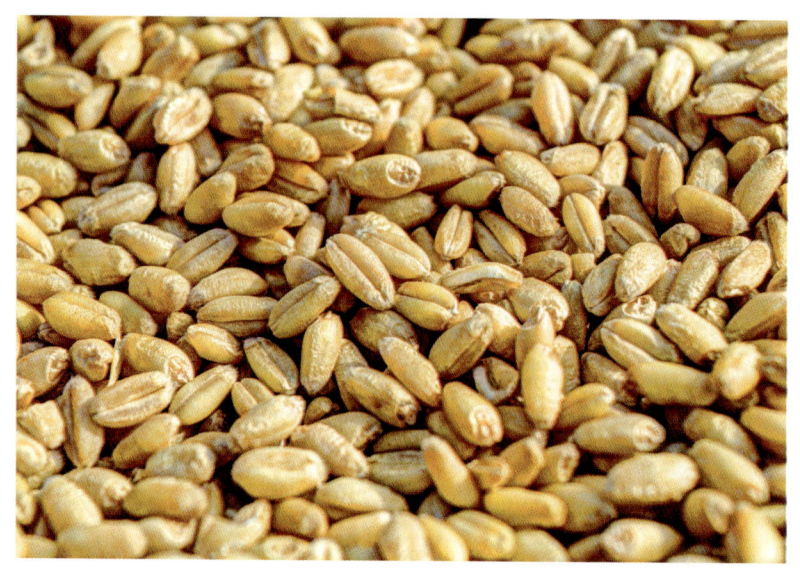

했다. 섬유질과 함께 떨어져 나간 영양소의 부족으로 인해 불치병에 걸리는 사람이 생겼고 심지어는 사망에 이르기도 했다. 나중에 밝혀진 사실이지만, 이러한 결과는 영양소 부족만이 아니라 섬유질이 부족한 데에도 기인한다. 섬유질이 부족해져 각종 독성 물질의 유입이 늘어나게 되고 몸에서 만들어진 독소의 배출도 어려워진 것이다.

섬유질은 두 가지 방법으로 독소를 제거한다.

첫째, 섬유질은 음식에 포함되어 있는 환경호르몬과 중금속 같은 독소들이 장에서 흡수되는 것을 막아준다. 현대인들의 몸속에 독소가 많은 이유는 섬유질을 벗겨낸 음식, 특히 백미와 밀가루 음식을 주로 먹기 때문이다.

현미나 통밀을 먹어야 하는 이유가 바로 여기에 있다. 도정하지 않은 현미나 통밀에 중금속 함량이 높은 것은 사실이지만 섬유질은 중금속이 몸속으로 흡수되는 것을 막기 때문에 결과적으로 현미를 먹으면 백미를 먹을 때보다 체내 중금속 함량이 낮아진다는 연구 결과가 있다.

둘째, 섬유질은 간에서 배출되는 독소를 제거하는 역할을 한다. 여러 경로를 통해 몸속으로 들어온 독소는 간에서 해독 과정을 거치게 되며, 해독 과정을 거친 독소는 마지막으로 담즙에 녹아 장으로 배출된다. 섬유질은 이러한 독소를 흡착하여 대변으로 배출시키는 역할을 하는데, 만약 섬유질 섭취가 부족하다면 독소는 장에 남아서 염증을 일으키고 장내 미생물의 균형을 깨뜨려 여러 질병이 발생하게 된다.

또한 일부 독소는 다시 혈액으로 흡수되어 몸을 혼란에 빠뜨리고 만성질환과 난치성 질환의 원인이 된다. 마치 쓰레기를 집 밖에 내놓았으나 청소부가 치워주지 않아서 다시 집 안으로 들여놓는 것과 같다. 이와 같은 상황이 반복되면 집 안은 더러워지고 생활이 곤란해지는 것처럼, 섬유질 부족으로 인해 다시 흡수된 독소는 몸을 망치는 주원인이 된다.

이처럼 섬유질은 외부에서 들어오는 독소와 몸 안에서 발생하는 독소를 제거하는 데 중요한 역할을 한다. 따라서 반드시 현미나 통밀처럼 도정하지 않은 곡식을 주식(主食)으로 해야 몸속에 독소가 쌓이지 않게 되고, 약이나 건강식품을 먹을 때도 효과를 기대할 수 있는 것이다.

섬유질 섭취는 채소보다 곡식으로

섬유질이 몸에 유익하다고 하여 채소와 해초를 즐겨 먹는 사람들이 늘어나고 있다. 다행한 일이기는 하지만 채소와 해초로만 섬유질을 섭취하는 것은 문제가 있다.

먼저, 몸에서 필요로 하는 섬유질을 채소와 해초만으로 충당하기에는 부족하다. 채소와 해초를 많이 먹는다고 해도 통곡식을 통해 섭취하는 양에 비하면 부족하다는 뜻이다. 섬유질의 양이 부족하면 앞에서 설명한 해독의 효과는 기대할 수 없으므로 섬유질은 반드시 주식(主食)으로 먹는 곡식에서 얻는 것이 좋다.

둘째, 채소와 해초에는 섬유질 외에도 인체에 필요한 비타민과 미네랄이 포함되어 있어 질병을 치료하는 데에 도움이 된다. 하지만 채소와 해초가 주식(主食)의 자리를 차지해서는 안 된다. 채소와 해초에는 비타민, 미네랄, 피토케미컬 등이 들어 있지만 에너지원이 되는 탄수화물과 지방의 함량이 낮기 때문이다. 질병을 치료할 목적으로 녹즙만 먹어서는 안 된다는 뜻이다. 《동의보감》에서도 채소만 먹는 것은 주의해야 한다고 했다.

'채소의 성질은 아주 차다. 채소나 오이는 기(氣)를 다스리기도 하지만 귀나 눈을 어둡게 하기도 한다. 이러한 것들을 1년 내내 많이 먹으면 안 된다. 노인은 더욱 금해야 한다.'

채소의 성질이 차다는 것은 채소에 에너지를 만들어내는 탄수

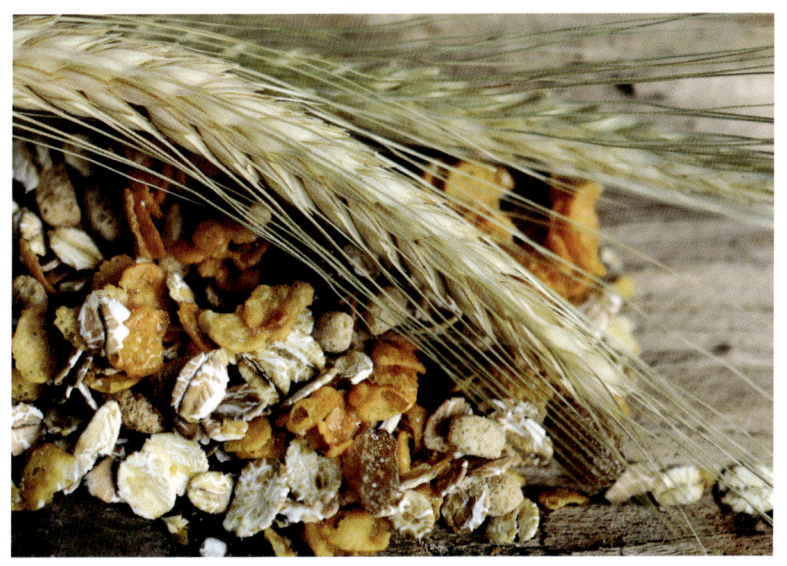

화물과 지방이 없다는 뜻이다. 그래서 기(氣)를 다스려 질병을 치료하는 데는 도움이 되지만, 주식(主食)인 곡식 대신에 채소만 먹는다면 귀나 눈을 어둡게 할 수 있다는 것이다. 특히 노인은 신진대사 기능이 떨어지기 때문에 채소를 주로 먹는 것은 더욱 금해야 한다고 했다. 에너지를 만드는 양생의 기능과 독소를 제거하는 해독의 기능을 모두 갖추고 있는 곡식을 먹어야 하는 이유가 여기에 있다.

> 현재 미국은 세계 유수의 의학국이 되었다. 그러나 동시에 세계 제일의 '환자국'이 되고 말았다. 의학의 진보라는 주장은 완전히 난센스다. 지금 우리는 현대의학을 버려야 하는 단계에 와 있는 것이다.
> – 프라스 박사(미국 의학박사)

오백식품(五白食品)만 먹지 않아도

부메랑이 된 가공식품

옛날에는 식품을 가공하는 기술이 발달하지 않아 자연이 준 그대로 먹었기 때문에 오늘날과 같은 문명병이 없었는데, 오늘날 사람들이 자연 그대로의 음식은 맛이 없다며 가공하여 먹기 시작하면서 질병이 창궐하게 되었다.

자연은 쌀 한 톨에도 온갖 영양분을 골고루 균형 있게 포함시켜 우리 인간이 주식(主食)으로 하면 건강해질 수 있도록 만들어놓았다. 그런데 인간이 섣불리 가공해서 먹기 때문에 여러 가지 문제를 야기하고 있는 것이다.

그중에서도 오백식품(五白食品)으로 불리는 다섯 가지 식품은 백해무익(百害無益)이라는 말이 딱 들어맞을 정도로 그 해악이 대단하다. 흰쌀, 흰 밀가루, 흰 설탕, 흰 소금, 흰 조미료가 그것인데, 하나씩 살펴보자.

생명을 깎아낸 흰쌀과 흰 밀가루

먼저, 흰쌀이다. 거듭 강조하지만 인간의 주식은 곡식이고 그 중심에 쌀이 있다. 쌀의 중요한 영양소는 거의 다 쌀의 씨눈과 속껍질에 집결되어 있어, 흰쌀인 백미에는 이것들이 전혀 없다. 맛이 없다면서 쌀의 가장 중요한 부분인 씨눈과 속껍질을 깎아버렸기 때문이다. 백미는 한마디로 설탕 덩어리라고 해도 과언이 아니다. 그래서 백미를 계속 먹으면 빨리 늙고 안색이 나빠지며 감기, 두통, 빈혈, 변비, 비만, 불면 등 각종 좋지 않은 증상들이 생긴다.

다음은 흰 밀가루이다. 밀가루는 흰쌀처럼 씨눈과 속껍질을 제거하여 가루를 낸 것으로, 쉽게 말하면 밀의 죽은 송장을 말려서 가루로 만든 것이다. 그뿐 아니라 재배 과정에서는 수확량을 늘리기 위해 온갖 화학비료와 농약을 사용하고, 저장 과정에서는 엄청난 양의 방부제를 투입하며, 제분 과정에서는 표백제 등의 유해물

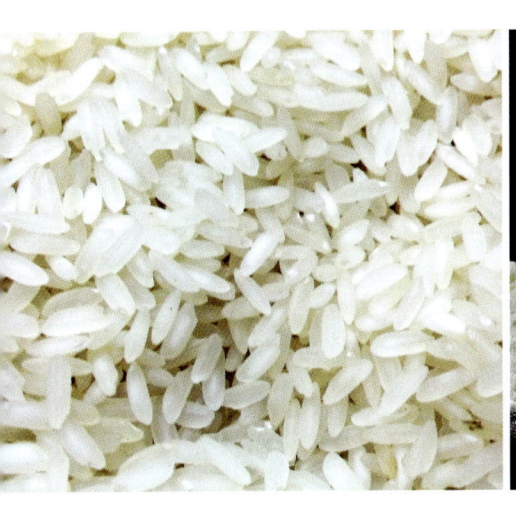
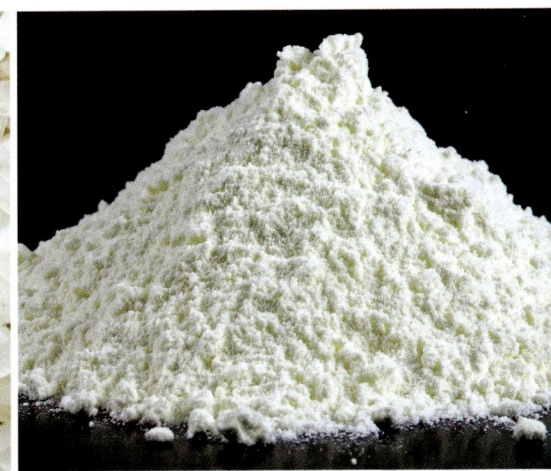

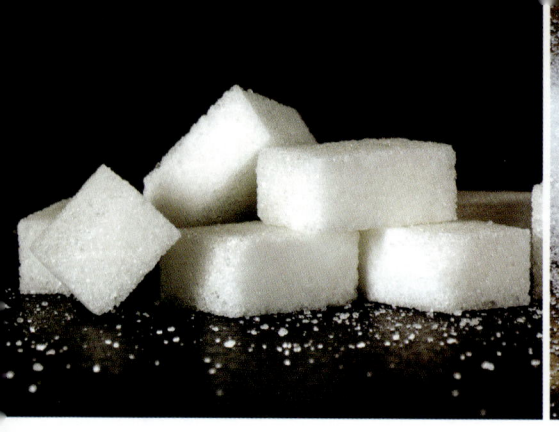
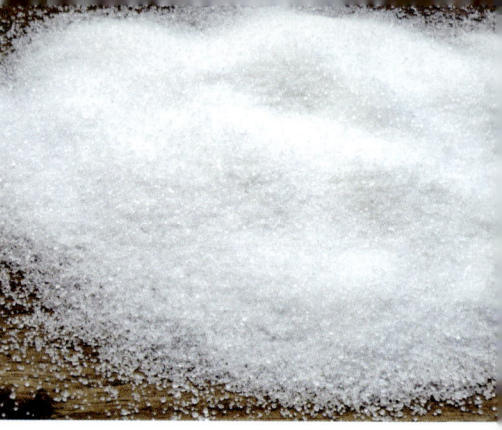

질을 첨가하여 만드는 밀가루는 그야말로 공해식품의 대표라고 할 수 있다.

이 밀가루를 가지고 빵, 과자, 국수 등을 만드는데, 만드는 과정에서 또 무엇이 들어가는지는 이제 일반인들도 알고 있다. 이렇게 몸에 좋지 않은 것을 잔뜩 첨가하는 이유는 단지 입맛에 맞춰야 하기 때문이다. 하지만 당장 입맛에는 맞을지 모르나 이것이 지속적으로 우리 몸속으로 들어오면 난치병과 불치병의 원인이 된다. 입맛 때문에 자신의 손으로 자신의 무덤을 파는 격이다.

칼슘 도둑들, 흰 설탕과 흰 소금

흰 설탕의 폐해도 이루 말할 수 없을 정도이다. 만일 이 세상에 흰 설탕이 없다면 인간의 병이 반 이상 줄어들 것이다. 아이들 질병의 주원인도 흰 설탕인 경우가 대부분이다. 흰 설탕은 사탕수수나 사탕무를 정제·가공한 탄수화물로 다른 영양소(단백질, 지방, 섬유질, 미네랄, 비타민)는 전혀 들어 있지 않고 수분 0.5%를 제외한

99.5%가 당질(糖質)이다. 그런데 당질이 몸에서 에너지로 쓰이기 위해서는 비타민과 미네랄 등의 영양소가 있어야만 한다. 따라서 설탕이 몸에 들어오면 몸 안에 있는 영양소(특히 칼슘)가 소모된다. 흰 설탕을 칼슘 도둑이라고 하는 이유가 여기에 있다.

칼슘은 뼈, 치아, 손톱, 발톱 등을 만드는 것 외에도, 혈액을 깨끗하게 하고 정신을 안정시키며 산성 체질을 알칼리성으로 만들어 주는 등 매우 중요한 기능을 한다. 그래서 설탕이 들어 있는 식품을 많이 먹으면 칼슘 부족으로 인해 충치와 골다공증이 생기고, 정신이 불안해지는 등 다양한 질병이 나타난다. 문제는 현대인들이 섭취하는 대부분의 음식에 설탕이 빠지지 않는다는 것이다. 빵에 약 15%, 콜라에 13%, 케첩에 27%, 아이스크림에는 23~33%의 설탕이 들어 있으며, 무가당주스에는 비록 설탕은 아니지만 액상 포도당과 과당이 들어 있어 설탕과 같은 작용을 한다.

흰 설탕과 더불어 흰 소금도 칼슘을 빼앗는 도둑이다. 현대인들은 이 두 종류의 칼슘 도둑 때문에 정신이 불안해져서 흉악한 범죄를 저지르는 것이다. 또 요즘 사람들은 살짝만 넘어져도 뼈가 쉽게 부러지는데, 흰 소금과 흰 설탕을 지극히 좋아하기 때문이다.

소금을 사용하려면 반드시 자연 그대로의 천일염을 사용해야 한다. 천일염에는 나트륨 외에도 몸에 필요한 미량 미네랄이 풍부하여 정제한 흰 소금을 섭취했을 때 나타나는 부작용이 적다. 물론 천일염이라고 해도 지나치게 섭취하는 것은 피해야 한다. 죽염이 좋다고 하여 과량 섭취하는 사람들이 있는데, 아무리 좋은 것이라도 과한 것은 부족한 것보다 못할 수 있음을 명심해야 한다. 《동의보감》에서도 소금을 많이 섭취하는 것이 몸에 이롭지 않다는 것을 분명히 하고 있다.

'서북지방 사람들은 소금을 적게 먹어 오래 살고 병이 적다. 동남지방 사람들은 소금을 많이 먹어 일찍 죽고 병이 많다. 양념 중에서 소금이 없으면 안 되지만 적게 먹거나 먹지 않는 것이 좋다. 기침을 하거나 수종(水腫)이 있는 사람은 완전히 금해야 한다. 소금을 쓸 때는 붉게 볶거나 수비(水飛)해서 쓰되 많이 쓰면 안 된다.'

《동의보감》이 편찬된 시대에는 정제한 흰 소금이 없었고 자연 그대로의 천일염만 있었다. 그런데도 천일염을 많이 먹는 것은 좋지 않고 많이 먹으면 수명(壽命)이 단축된다는 것을 명시하고 있다. 소금을 약으로 쓸 때도 있지만 마찬가지로 많이 쓰지 말라는 당부가 있다. 결론적으로 소금은 꼭 필요하지만 과량 섭취하는 것은 좋지 않고, 더구나 정제한 소금은 독(毒)에 버금가는 해를 끼치므로 주의해야 한다.

혀를 마비시키는 흰 조미료

마지막으로 흰 조미료가 있다. 요즘 사람들이 먹는 음식물로부터 흰 조미료를 제거한다면 맛이 없다고 야단일 것이다. 조미료 때문에 미각이 완전히 마비된 사람들에게 건강에 좋은 자연식을 준

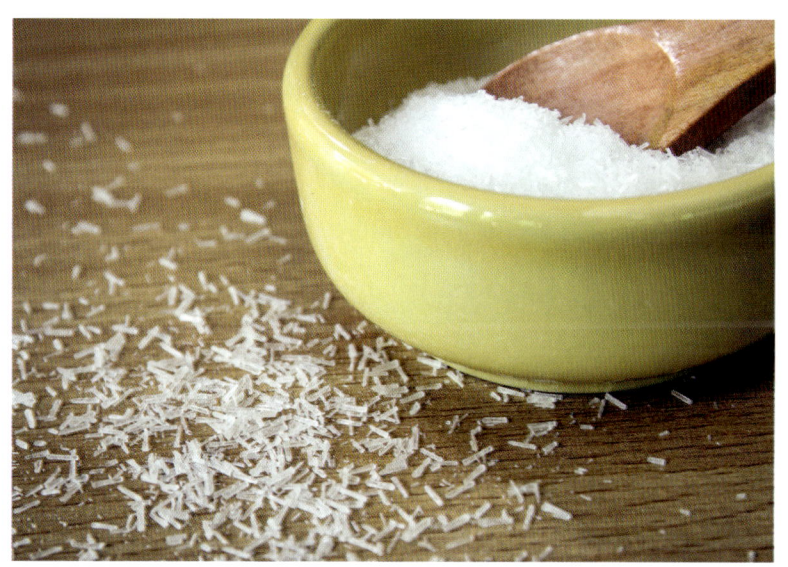

들 맛이 없다는 불평이나 들을 뿐이다. 실로 흰 조미료는 현대인들이 자연식을 거부하게 하는 가장 큰 원인이다.

뿐만 아니라 흰 조미료의 독이 우리 몸속에 오래 쌓이게 되면 암을 비롯한 각종 문명병을 유발한다. 만일 흰 조미료가 발명되지 않았더라면 인간은 자연식에서 맛을 느껴 잘 먹었을 것이고 대부분의 성인병과 만성질환을 예방할 수 있었을 것이다.

> 과학자는 자연을 정복하려는 생각을 가져서는 안 된다. 겸허한 마음으로 자연에게 배우는 자세를 갖지 않으면 과학 연구는 불가능하다. 환자의 자연치유력을 잘 이용하면 나을 수 있는 병을 미숙한 의사는 쓸데없는 짓을 해서 더 악화시킨다.   – 미즈시마 교수(일본 의학박사)

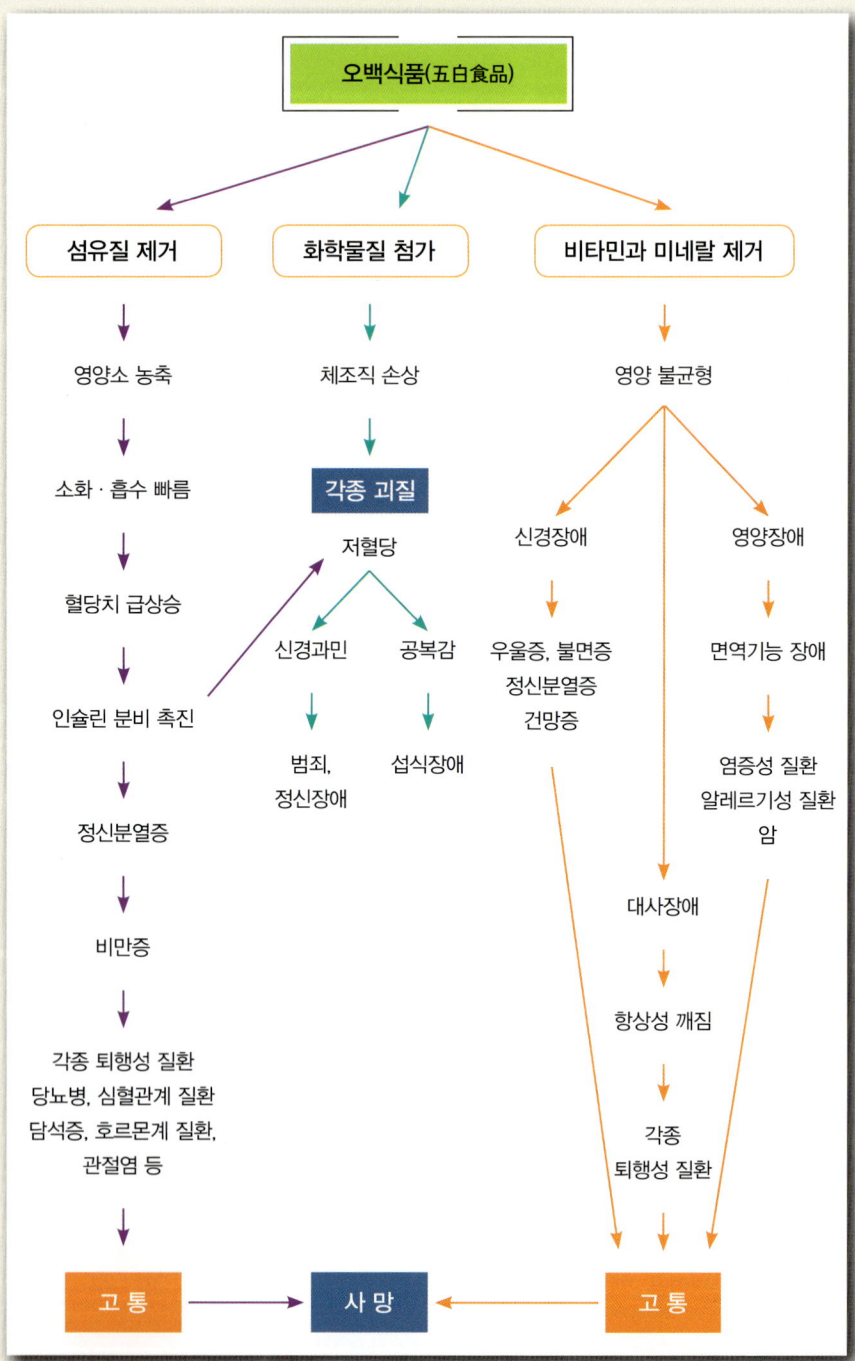

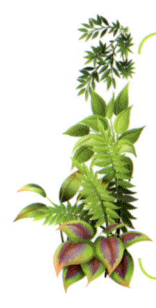

생명력을 약하게 하는 육식

고기를 많이 먹는 장수촌은 없다

 모든 생명체는 스스로 생명을 유지해 나가는 힘, 즉 생명력을 가지고 있다. 자연치유력은 생명력의 강약에 따라 달라지므로 생명력을 강하게 하는 것은 곧 자연치유력을 강화시키는 것이라고 할 수 있다.
 그런데 고기를 먹어야 힘이 나고 몸이 좋아진다는 사람들이 많다. 복날에는 개고기나 닭고기를 먹고, 잔치 음식도 고기로 만든 것이 주가 된다. 그렇다면 일반적으로 생각하는 것처럼 고기를 먹으면 힘이 나고 생명력이 강해질까?
 답은 '전혀 그렇지 않다'이다. 우리 식생활이 서구화되면서 질병의 유형이 많이 바뀌었다. 혈관에 콜레스테롤이 과다해져 발생하는 동맥경화와 심장질환, 뇌졸중의 발병률이 증가하였고, 각종 암과 난치성 질환도 꾸준히 늘고 있다. 식생활이 서구화되었다는

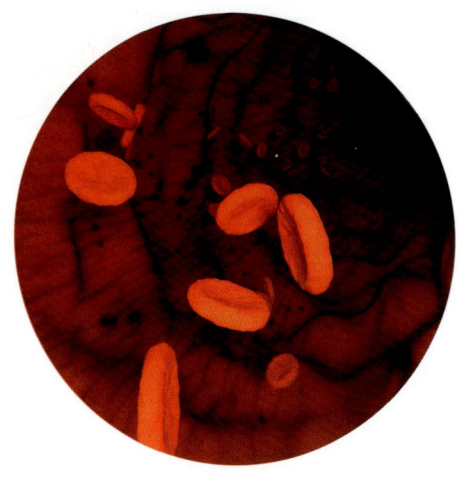

것은 식탁에서 고기가 차지하는 비율이 높아졌다는 의미인데, 고기에 힘을 내는 기능과 생명력을 강화시키는 기능이 있다면 왜 이와 같은 질병이 증가하는 것일까?

그 이유는 우리의 생각과 달리 고기가 생명력을 약화시키기 때문이다. 동의하지 않는 사람도 있겠지만, 오늘날 동물성 음식을 기반으로 하는 장수촌이 존재하지 않는 이유를 곱씹어보자. 세계적인 장수촌 사람들은 다양한 곡류와 콩류, 채소와 과일을 주식으로 한다. 또한 자연과 더불어 사는 사람들은 시대를 막론하고 고기를 좋은 음식으로 보지 않는다.

과거에도 고기는 질병의 원인

다음은 《동의보감》에 있는 글이다.

'비늘 없는 고기와 여러 가지 짐승의 고기는 먹지 말아야 한다. 저절로 죽은 짐승의 고기를 먹으면 명(命)을 재촉하는 경우가 많다.'

《동의보감》이 출간된 시대에는 지금처럼 고기를 많이 섭취하지 않았을 텐데도 고기가 몸에 좋지 않을 뿐더러 수명을 단축시킨다고 하였다. 당시의 고기는 지금처럼 사육한 것이 아니었고 항생제에 오염된 것도 아니었는데도 먹지 말아야 한다고 강조한 것이다.

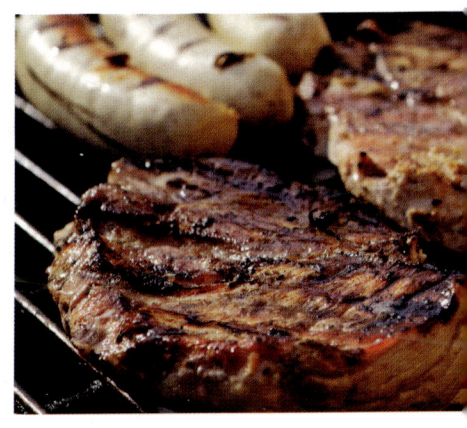

사육한 것이 아니더라도 본래 고기의 성질이 몸을 이롭게 하기보다 해롭게 한다는 것을 경험적으로 알았기 때문이다. 《동의보감》에 나오는 글을 더 인용해보겠다.

> '음식은 입에 맞는 것으로 따뜻하게 해서 먹을 것이며 밥(곡식)을 많이 먹고 고기는 적게 먹을 것이다.'
>
> '소단(消癉: 당뇨병), 쓰러지는 병, 반신불수, 다리에 힘이 빠지는 병, 기(氣)가 가득 차서 숨이 위로 치받는 병은 살찌고 귀한 사람이 달고 기름진 음식(고기)을 먹어서 생긴 병이다.'

옛날에도 부자들은 달고 기름진 음식을 많이 먹었나 보다. 그래서 현대인에게 주로 발생하는 당뇨병과 중풍에 걸려 고생한 모양이다.

위의 글에서 흥미로운 것은 비늘이 없는 고기를 금한 것인데, 같은 이야기가 성경(레위기)에도 나온다. 실제로 비늘이 없는 물고

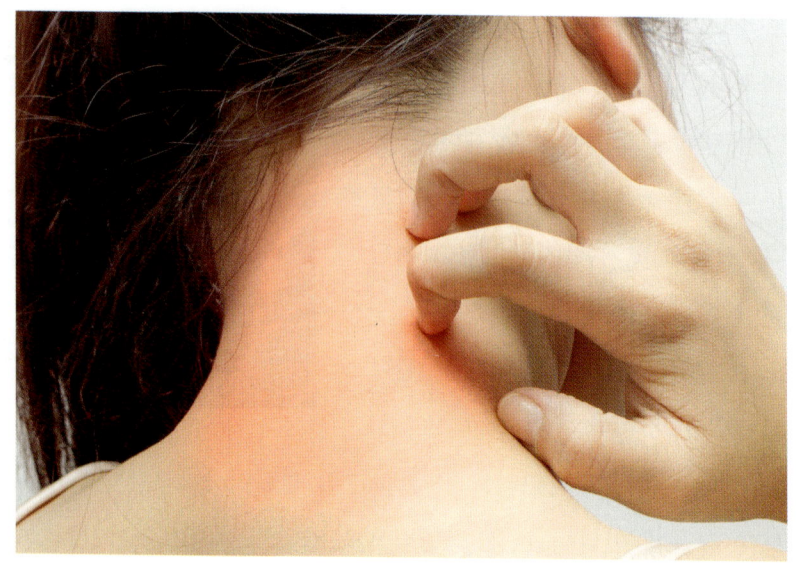

기는 콜레스테롤을 많이 포함하고 있어 건강에 해롭다. 그래서 옛날에는 임신 중에 토끼고기를 먹으면 언청이가 된다며 피했고, 비늘 없는 물고기는 태아에게 이상이 생긴다고 하며 금했다. 《본초강목》에도 '하수오환(何首烏丸)'이라는 처방을 복용할 때 마늘, 무와 더불어 비늘 없는 생선을 금해야 한다는 언급이 있다.

고전(古典)의 언급 외에도 사육된 소나 돼지, 닭고기의 해악(害惡)에 대한 글은 얼마든지 찾을 수 있다. 무엇보다도 아토피나 알레르기처럼 고질적인 질병을 앓고 있는 환자에게 고기를 끊게 하면 약보다 빠른 효과가 나타난다. 당뇨병이나 고혈압, 암을 치료할 때도 고기를 중단하게 하면 효과가 매우 빠르다.

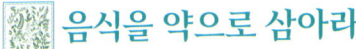 **음식을 약으로 삼아라**

　자연치유의 핵심은 양생(養生)과 해독(解毒)임을 거듭 강조해도 지나치지 않다. 양생, 즉 몸을 이롭게 하는 것을 먹고 마시고 생각하고 행동해야 자연치유력이 강해진다. 또한 몸 안에 있는 독소는 가급적 빨리 배출해야 하며, 더불어 독을 품고 있는 음식은 삼가야 자연치유력이 강해진다. 양생과 해독의 관점에서 볼 때 고기는 음식으로 적합하지 않을 뿐 아니라, 자연치유력을 약화시켜 질병이 치유되는 데에 걸림돌이 된다.

　각종 만성질환과 난치성 질환으로 고통받는 사람에게 약보다 음식으로 먼저 조리하게 했던 선현들의 지혜를 생각해야 하며, 음식으로 치료되지 않는 병은 약으로도 치료할 수 없다는 격언을 명심해야 한다.

사람들은 그들 혈액 속에 독소를 생기게 하고 저들에게 질병의 고통을 안겨준 것이 저희가 먹은 육식에 기인한 것임을 믿으려 하지 않는다.
〈2SM, 418〉

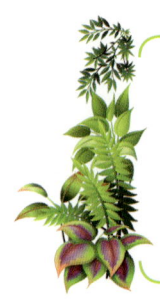

고기를 먹지 않으면 단백질이 부족할까?

중요하다고 많이 필요한 것은 아니다

과로하거나 질병에 걸려 몸에 힘이 없을 때 사람들은 흔히 단백질이 부족한 것으로 여긴다. 어지럽고 기운도 없고 식욕이 나지 않을 때 단백질이 많이 포함된 식사를 하면 기운이 날 것이라고 생각하는 것이다.

한자로 단백(蛋白)은 '새알의 흰 부분'이라는 뜻이다. 즉, 알의 흰자위에 많이 들어 있는 물질이란 의미이다. 또 단백질을 의미하는 영어 'protein'은 '중요한 것', '최초의 물질'이란 의미를 갖고 있는데, 이는 처음 발견했을 때 어디에나 단백질이 존재했기 때문이다.

실제로 단백질은 체조직을 구성하는 중요한 성분일 뿐 아니라 세포 내의 각종 화학반응의 촉매 역할을 담당하는 물질, 즉 효소로서, 그리고 항체(抗體)를 형성하여 면역(免疫)을 담당하는 물질로서

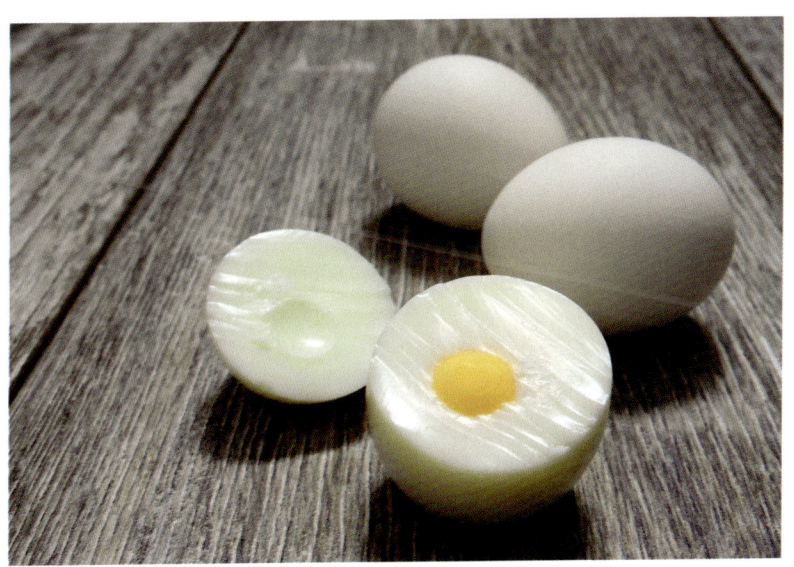

사람에게 없어서는 안 되는 대단히 중요한 유기물이다. 그래서 단백질을 중요시하는 일반인의 생각은 매우 합리적으로 보인다. 일반인뿐 아니라 의사들도 수술한 이후에는 단백질이 풍부한 고기를 먹으라며 부추기는데, 과연 고기를 먹지 않으면 단백질이 부족한 것일까?

그 해답을 얻기 위해서는 먼저 단백질에 대한 올바른 이해가 필요하다.

첫째, 음식물을 통해 섭취된 단백질은 우리 몸의 근육이나 효소, 항체 등을 만드는 재료로 쓰인다. 그런데 그 쓰임이 다 되었을 때는 모두 배설되는 것이 아니라 또 다른 형태의 조직을 만드는 데에 쓰인다. 따라서 단백질은 섭취를 극도로 제한하지 않는 이상 부족해지지 않는다.

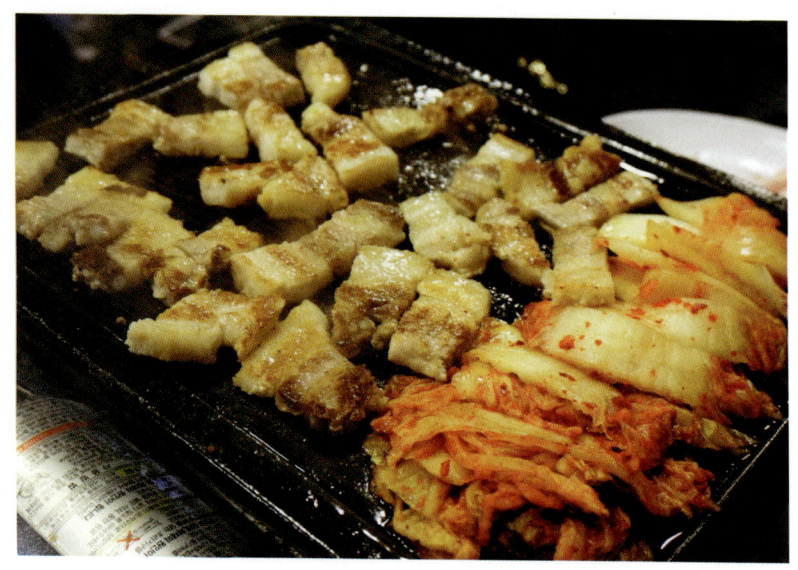

둘째, 섭취한 단백질이 과다한 경우 단백질은 지방(脂肪)처럼 저장이 되지 않는다. 남는 것은 24시간 이내에 배설되는데, 간이나 신장의 기능이 떨어져서 단백질 성분이 몸 밖으로 나가지 않으면 생명이 위험할 수도 있다.

단백질이 몸을 구성하는 매우 중요한 요소인 것은 틀림이 없다. 하지만 중요하다고 해서 많이 필요한 것은 아니다. 단백질을 포함한 모든 영양소는 양의 많고 적음보다 상호작용을 위한 서로 간의 균형이 더욱 중요하다. 영양소 간의 균형이 깨지면 특정 영양소가 아무리 많다고 해도 그 영양소는 제 역할을 할 수 없기 때문이다.

우리나라 사람들은 고기를 과도하게 섭취하는 경향이 있다. 앞에서 설명한 대로 단백질은 몸에서 재사용되며, 많은 양이 한꺼번에 들어오면 저장되지 않고 배설된다. 문제는 단백질이 몸에서 빠져나가기 위해서는 많은 에너지가 사용되어야 하고, 그 과정에서 소중한 영양소가 소모된다는 것이다. 따라서 고기를 통해 단백질을 다량 섭취하는 것은 건강을 위하는 것이 아니다.

동물성 단백질을 먹지 마라

동물성 단백질을 섭취하지 말아야 하는 이유에 대하여 황성수 박사(신경외과 전문의)의 글을 인용해보겠다. 그는 동물성 식품을 먹지 말아야 하는 이유를 다음과 같이 설명하고 있다.

첫째, 단백질은 사람들이 생각하는 것보다 적게 필요합니다. 적게 필요한데도 많이 먹어야 할 이유는 없죠. 단백질은 몸에서 매우 다양한 역할을 하는데, 세포를 구성하는 성분으로서의 역할이 필수적입니다.
사람이 성장하기 위해서는 세포의 수가 늘어나야 하며 세포를 만들기 위해서는 그 재료가 되는 단백질이 필요한 양만큼 공급되어야 하죠. 사람은 다른 동물에 비해서 성장 속도 즉, 세포의 수가 증가하는 속도가 훨씬 느립니다. 즉, 세포를 만드는 재료가 되는 단백질이 많이 필요하지 않다는 뜻이죠.
사람의 일생 중에 가장 성장 속도가 빠른 시기는 태어나서 돌이 될 때까지입니다. 신생아는 보통 3.2~3.3kg이고 첫돌이 되면 9~10kg이 되는데, 이것은 처음 몸무게의 3배입니다. 이 기간에 아이가 먹는 모유에는 칼로리 비율로 7%의 단백질이 들어 있습니다. 따라서 더 이상 성장하지 않는 성인의 단백질 섭취 비율은 7%보다 적어도 충분합니다. 다행히 대부분의 곡식에는 8~18.8%의 단백질이 들어 있으므로 곡식만 먹어도 단백질 부족은 생기지 않습니다.

둘째, 성인에게는 적은 단백질과 많은 탄수화물이 필요합니다. 성인은 성장이 멈춘 상태이기 때문에 단백질이 많이 필요하지 않고, 반면에 뇌와 근육 활동에 필요한 칼로리를 내는 탄수화물이 많이 필요한 것입니다. 탄수화물은 동물성 식품에는 전혀 들어 있지 않고, 곡식에는 종류에 따라 77~93% 정도 들어 있습니다.

셋째, 단백질은 필요하지만 그것이 동물성 단백질이어야 할 이유는 없습니다. 흔히 동물성 단백질은 식물성 단백질에 비해서 더 우수한 성분이기 때문에 동물성 식품을 먹어야 한다고 말합니다. 심지어 계란, 우유 등을 '완전식품'이라고 부르고 있습니다. 더 우수하다는 말은 단백질을 이루고 있는 기본 단위인 아미노산 중에 필수 아미노산의 양이 식물성 단백질에 비해서 더 많기 때문에 나온 것입니다. 양이 많은 것은 틀림없는 사실이지만, 많은 양이 모두 사람에게 필요하다고 말할 수는 없습니다. 식물성 식품은 동물성 식품에 비해서 필수 아미노산이 적게 들어 있지만 사람의 필요에 부족하지는 않습니다.

넷째, 동물성 식품에는 먹어서는 안 될 성분이 들어 있습니다. 모든 동물성 식품에는 콜레스테롤이 들어 있는데, 콜레스테롤은 사람의 몸에 꼭 필요한 성분이지만 사람의 몸에서 자동적으로 필요한 양만큼 정확하게

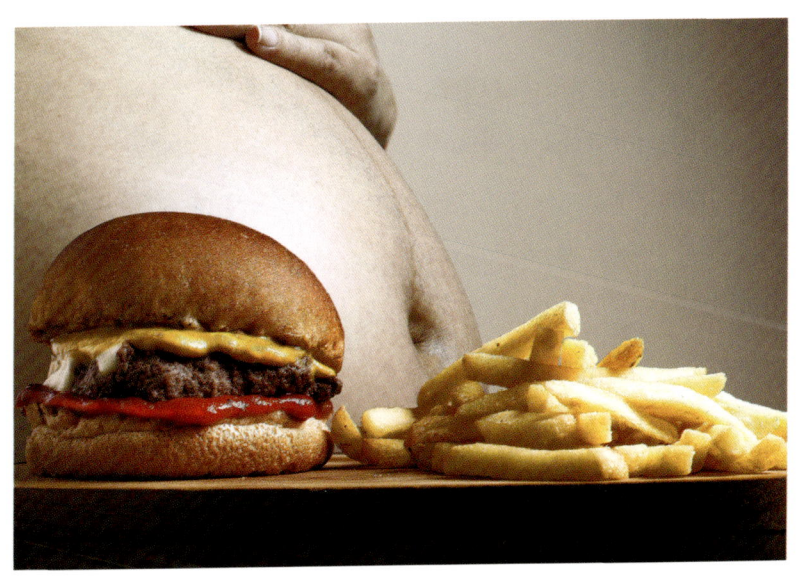

만들어지고 있습니다. 그러므로 콜레스테롤을 먹어서 남게 되면 혈관에 기름찌꺼기를 형성하여 동맥경화증을 일으키고 나아가 고혈압, 허혈성 심장병(협심증, 심근경색증), 뇌혈관질환(중풍), 혈관성치매 등을 일으킵니다. 그래서 높은 콜레스테롤을 '은밀한 살인자'라고 부릅니다.

고기에는 해독과 양생의 기능이 없다

단백질이 필요한 영양소인 것은 분명하지만, 과유불급(過猶不及)이라는 말처럼 과도하게 섭취하는 것은 부족한 것보다 못할 수 있다. 또한 자연치유력을 강화하려면 해독과 양생의 측면을 모두 고려해야 하는데, 그런 점에서 볼 때 고기는 단백질의 좋은 공급원이 될 수 없다.

반면 콩을 위시하여 현미와 보리, 수수, 기장, 옥수수 같은 곡류에는 양질의 단백질과 탄수화물, 지방, 비타민, 미네랄, 섬유질, 피토케미컬(phytochemicals) 등 체조직을 구성하고 에너지를 생성하며 손상된 세포를 재생시키는 영양소가 충분하게 들어 있다. 더불어 이들 영양소는 신진대사에 적합한 비율로 이루어져 있고, 잡곡밥처럼 오곡을 섞어서 먹을 때는 보다 완벽하게 영양소를 섭취할 수 있다.

결론은, 고기를 먹지 않는다고 하여 단백질이 부족해지는 것은 결코 아니다. 반대로 고기를 통해 단백질을 섭취하면 불필요한 독소가 함께 몸 안으로 들어올 뿐 아니라, 과도한 단백질을 배설하는 과정에서 에너지와 소중한 영양소가 소모되기 때문에 건강에 악영향을 준다.

> 몸에게 기회를 주십시오. 그러면 몸이 할 수 있는 일을 훌륭하게 해낼 것입니다. 《HL No.956》

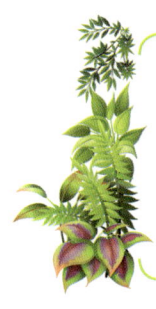

단백질 분해 독소

완전히 소화되지 않은 고기는 독(毒)이다

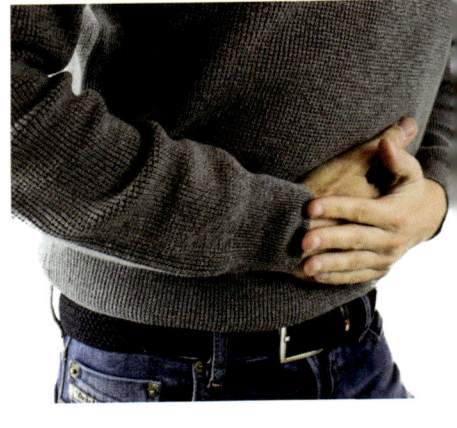

우리가 맛있게 섭취한 음식물이 완전히 소화되었을 때에 그 속에 포함된 영양소는 혈액에 흡수되고 에너지로 또는 조직을 수리하고 재생시키는 재료로 쓰인다. 반면에 완전히 소화되지 않은 음식물은 결코 몸에서 사용할 수 있는 영양소가 될 수 없다.

불완전하게 소화된 음식은 소화관 내에 그대로 남아서 부패하고 독소를 생성하여 장내 세균의 균형을 깨뜨려 면역력을 저하시키고 자연치유력을 약화시키는 주요 원인이 된다. 더 심각한 문제는 불완전하게 소화된 음식물이 비정상적인 통로를 통해 혈액으로

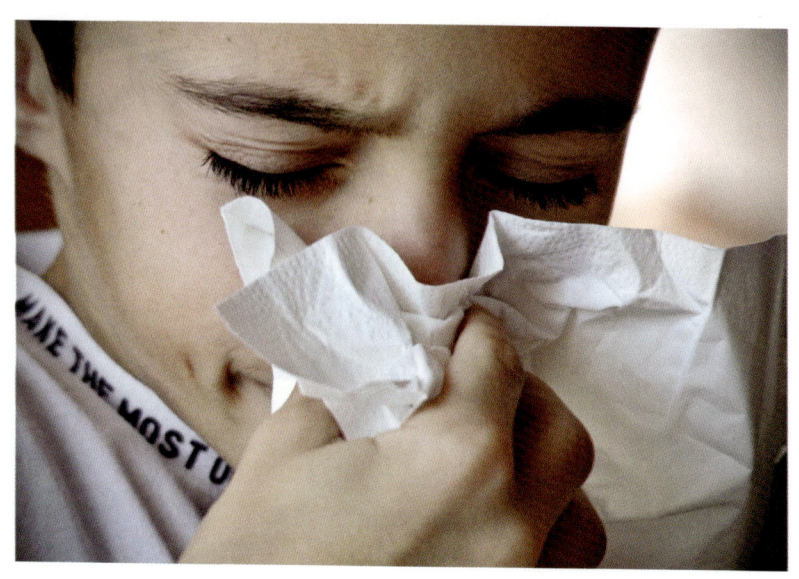

흡수되어 몸의 조직들을 손상시키고 신진대사에 필수적인 귀중한 영양소를 소모시킨다는 점이다.

이와 같은 문제는 고기를 먹었을 때 흔히 나타난다. 단백질로 이루어진 고기를 소화시키기 위해 위(胃)에서는 위산(염산)을 분비하여 위의 산도(酸度)를 낮춘다. 위의 산도가 낮아져야 단백질을 분해하는 소화효소(펩신)가 활성화되기 때문이다. 그러나 현대인들은 스트레스와 불규칙한 생활, 불완전한 식생활로 인해 위산의 분비가 부족해져 있고, 그 결과 단백질을 분해하는 소화효소가 제대로 일을 할 수 없는 경우가 많다.

위에서 완전히 분해되지 않은 단백질은 소장에서도 완전히 소화되지 못하고, 결국 완전히 소화되지 않은 단백질의 일부는 장에서 부패하여 장내에 있는 유익한 세균을 죽이는 역할을 한다. 또

일부는 느슨해진 소장의 점막을 통해 혈액으로 흡수되는데, 이렇게 완전히 소화되지 않은 단백질(폴리펩타이드)은 피와 살을 만드는 재료로 사용될 수 없고 몸에서는 이물질로 인식한다. 이렇게 이물질로 인식하면 곧바로 알레르기 반응이 일어나게 되며 알레르기성 비염, 결막염, 천식, 아토피를 비롯하여 원인을 알 수 없는 난치병이 생긴다.

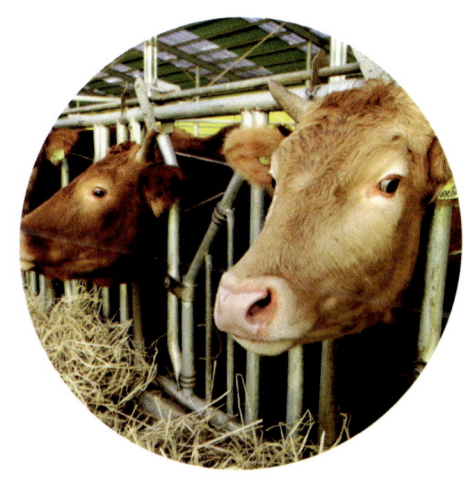

나이가 들거나 몸이 약한 사람은 특히 위산 분비량이 적을 수밖에 없는데, 이때 몸을 보강하겠다는 생각으로 고기를 과다하게 섭취하면 기대했던 것과 전혀 다른 결과를 얻게 된다. 정도의 차이일 뿐 건강한 성인도 마찬가지여서 단백질을 보충하겠다며 고기를 즐겨 먹는 것은 몸에 독소를 가득하게 할 뿐이며 면역력과 자연치유력을 약화시켜 몸을 더욱 병들게 한다.

고기는 몸을 산성(酸性)으로 만든다

육류에 들어 있는 단백질은 대사되는 과정에서 여러 종류의 독소를 만들어낸다. 이러한 독소는 간장과 신장에서 해독하여 배설해야 하는데, 그 과정에서 많은 에너지와 영양소가 소모된다. 뿐만 아니라 인과 황 같은 산성 미네랄이 많이 포함되어 있는 동물성 단백질은 대사 과정 중에 혈액을 산성화시킨다. 즉, 고기는 대표적인 산성 식품인 것이다.

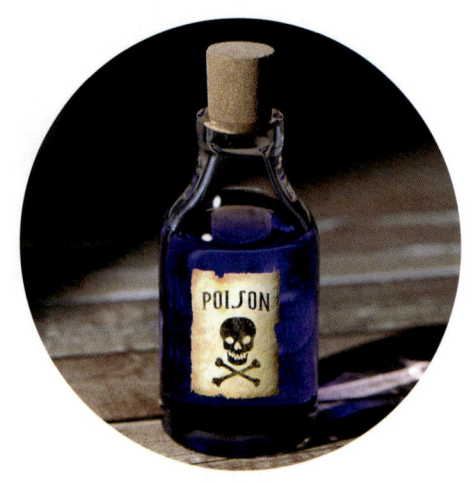

산성화는 여러 가지 장해를 불러오기 때문에 몸에서는 산도(酸度)를 맞추기 위해 칼슘이나 마그네슘 같은 알칼리성 미네랄을 동원한다. 그런데 칼슘이나 마그네슘은 뼈의 건강뿐 아니라 근육과 신경의 건강에도 관여하기 때문에 이들이 부족해지면 쉽게 뼈가 부러지는 것은 물론이고 근육, 심장, 혈관질환이 발생하며 신경쇠약, 신경과민증, 불면증 등이 생기기도 한다.

이 밖에도 몸이 산성(酸性)으로 기울게 되면 만성피로, 위장병, 변비, 설사, 폐질환, 알레르기, 안질, 편두통, 관절염, 저혈압, 부종(浮腫) 등이 발생한다. 산성(酸性) 환경에서는 세포와 조직이 제 기능을 할 수 없기 때문에 이러한 증상이 생기는 것인데, 고기와 인스턴트식품이 산성 환경을 만드는 주범이다. 즉, 고기로 인한 몸의 산성화 그 자체가 몸의 입장에서는 독(毒)인 것이다.

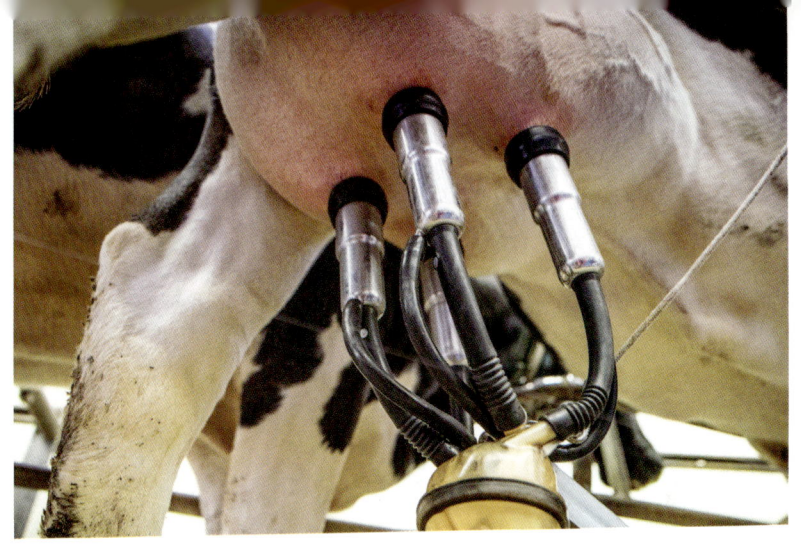

성장호르몬과 항생제는 어떻게 하나?

젖소의 수명은 보통 20~25년인데, 요즘에는 5년 이하로 줄었다고 한다. 이는 젖소들이 자연적으로 분비할 수 있는 능력 이상으로 젖을 만들어내고 있기 때문이다. 말하자면 과로하여 일찍 죽는 것이다.

1930년에는 하루에 젖소 한 마리에서 우유를 짜내는 양이 5kg이었으나 1988년에는 무려 18kg으로 증가하였고 최근에는 40kg에 육박하는 경우도 있다고 한다. 착유량이 이렇게 급격하게 증가한 이유는 성장호르몬 때문이다.

문제는 여기서 끝나지 않는다. 성장호르몬으로 젖소의 성장이 촉진되고 우유의 생산량이 늘어나는 것과 비례하여 젖소가 먹는 사료의 양도 늘어나기 때문에 농장에서는 영양가가 농축되어 있는 사료를 먹일 수밖에 없다. 그런데 농축 사료는 젖소의 소화에 많은 부담을 주게 되고 결국에는 젖소를 병약한 체질로 만들어 각종 병에 쉽게 걸리게 한다.

이러한 이유 때문에 항생제를 비롯한 각종 약품의 사용은 불가피한 현실이 되었는데, 우리가 무심코 섭취하는 고기와 우유에 성장호르몬과 항생제가 잔류되어 있다는 것이 문제이다. 고기와 우유를 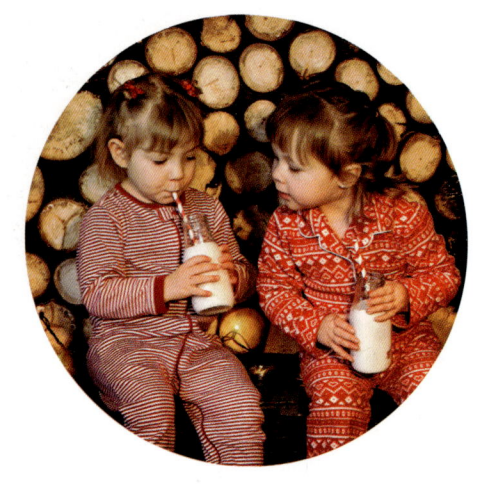 많이 먹는 요즘 아이들이 쑥쑥 자라는 모습을 긍정적으로 평가하는 사람도 있는데, 아이들이 섭취하고 있을 성장호르몬과 항생제를 생각한다면 반드시 좋은 것만은 아니다.

빨리 자란다는 것은 빨리 늙어간다는 것으로도 생각할 수 있다. 또한 빨리 자라면 튼튼하다고 생각하기 쉽지만 반드시 그렇지는 않다. 화학비료가 듬뿍 뿌려진 땅에서 자란 식물도 빨리 자라기는 하지만 바람에 약하고 쉽게 부러지는 특성이 있다. 마찬가지로 고기를 섭취하면 성장호르몬의 영향으로 빨리 자라기는 하지만 체력과 면역력이 약해진 상태로 자라기 때문에 병약할 수밖에 없다. 특히 항생제가 포함된 고기를 자주 먹으면 항생제에 대한 내성이 생기고 결국에는 면역력도 떨어지게 된다.

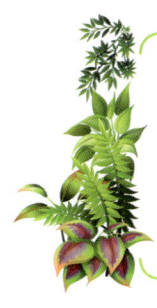

지방은 독소 덩어리

건강을 위협하는 환경호르몬

쓰레기 소각장을 건설하는 문제를 둘러싸고 주민들과 자치단체가 마찰을 빚는 모습은 흔히 볼 수 있다. 주민들이 주거지역에 쓰레기 소각장 설치를 반대하는 가장 큰 이유는 쓰레기를 소각할 때 환경호르몬이 배출되어 지역 주민의 건강을 크게 위협한다고 생각하기 때문이다.

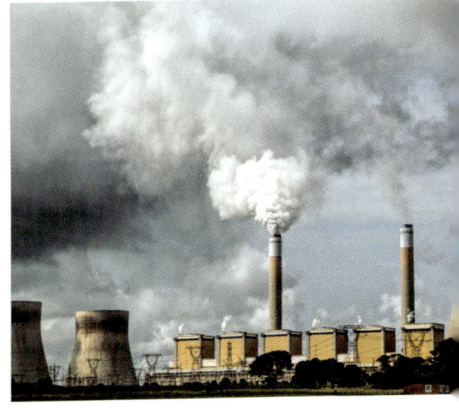

인간의 산업 활동 중에 생성·방출되어 우리 몸에 장애를 일으키는 화학물질을 흔히 '환경호르몬'이라고 부른다. 환경호르몬으로 추정되는 물질에는 다이옥신류, 각종 산업용 물질, 살충제, 농약, 유기 중금속류, 의약품으로 사용하는 합성 에스트로겐류 등이 있

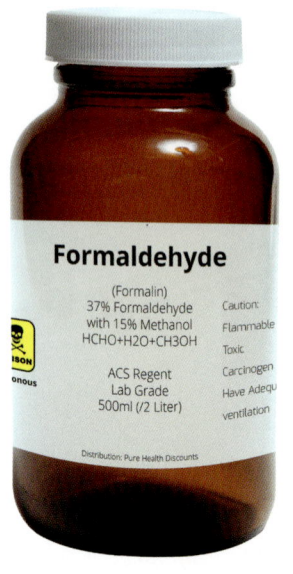

다. 이 중에는 우리 몸에 미치는 구체적인 악영향이 아직까지 분명하게 밝혀지지 않은 것도 있다. 하지만 이들이 체내에 들어오면 축적되기 쉽고 또 당대뿐 아니라 다음 세대로 이어지면서 인류의 건강을 위협하기 때문에 심각한 사회문제로 대두되고 있는 것이다.

환경호르몬이란 용어는 일본에서 처음 사용했는데, 미국이나 유럽에서는 '내분비 교란물질', '내분비 장해성 화학물질' 또는 '호르몬 유사 화학물질'이라고도 부른다. 이렇게 불리는 까닭은 이 물질이 우리 체내에 들어오면 정상적으로 이루어지고 있는 호르몬 작용에 악영향을 미치기 때문이다. 예를 들어 환경호르몬은 체내에서 만들어진 호르몬과 유사한 작용을 하기도 하고 때로는 호르몬 작용을 방해하기도 하여 생체의 정상적인 기능을 무너뜨린다.

환경호르몬 중에서 일반적으로 많이 알려진 다이옥신은 강력한 발암물질이며 생식계통에 심각한 장애를 일으키고, 또한 면역력을 저하시켜 전염성 질환에 쉽게 걸리게 할 뿐 아니라 호르몬의 조절기능을 무너뜨린다. 베트남전쟁에서 고엽제로 쓰인 제초제에 불순물로 함유되어 있던 다이옥신에 노출된 군인들과 그 2세들에게 여러 가지 질병이 나타나는 것을 보면 그 심각성을 알 수 있다.

중금속도 정상적인 생체의 기능을 방해하기는 마찬가지이다.

비소는 포도당의 신진대사에 필요한 산소를 이용하지 못하게 하여 질식(窒息)을 일으키는 치명적인 독성이 있다. 수은의 독성은 정신질환, 자가면역질환, 빈혈 등 수많은 질병의 원인이 된다.

마블링은 독소를 저장하는 창고

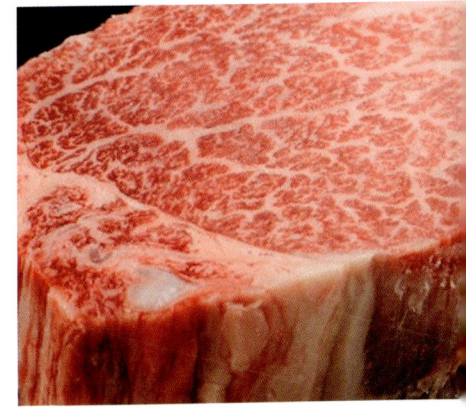

'마블링(marbling)'이라는 말을 들어보았을 것이다. 본래 대리석의 무늬를 뜻하는 말인데, 쇠고기를 자른 단면에서 살코기 속에 박혀 있는 지방층이 마치 대리석 무늬와 같다고 하여 쇠고기의 등급을 정할 때도 쓰이고 있다.

쇠고기의 근육 사이에 지방의 비율이 높으면 마블링 또한 늘어나게 되어 최상급으로 등급이 매겨진다. 지방의 비율이 높을수록 고기가 부드럽기 때문이다. 소를 좁은 공간에서 사육하는 것도 지방의 비율을 높여 마블링을 좋게 하기 위함이다.

문제는 여기에서 비롯된다. 환경호르몬과 일부 중금속, 기타 독소들은 동물의 지방에 축적되는 특성이 있다. 동물에게 있어 지방은 각종 독소를 저장하는 창고의 기능을 하고 있는 것이다. 그래서 동물의 지방을 먹는 것은 독을 먹는 것이나 다름없다. 인간이 만들

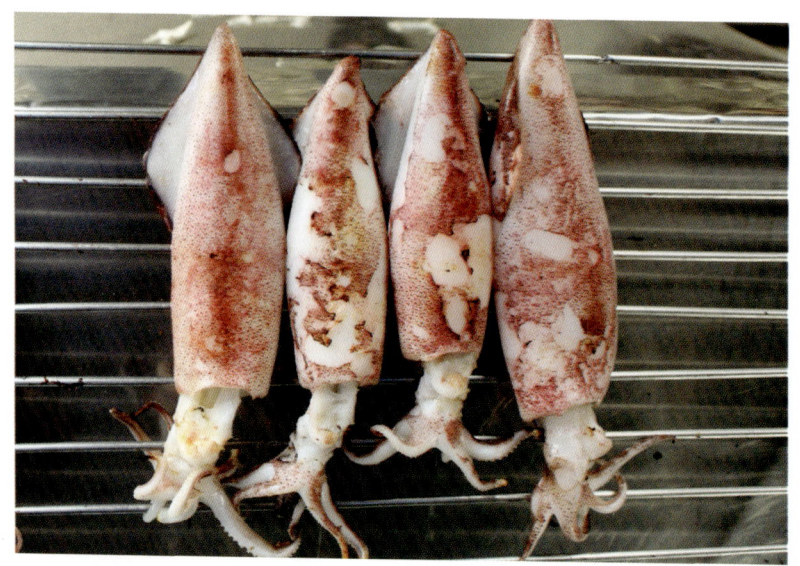

어낸 독소들이 동물의 지방에 잠시 머물렀다가 동물의 고기를 먹은 인간에게 다시 돌아와 여러 가지 질병을 일으키는 것이다.

《동의보감》에서도 다음과 같은 말로 경고하고 있다.

'비늘 없는 고기와 여러 가지 짐승의 고기는 먹지 말아야 한다. 저절로 죽은 짐승의 고기를 먹으면 명(命)을 재촉하는 경우가 많다.'

오징어, 문어, 장어처럼 비늘 없는 물고기는 지방이 많다는 공통점이 있다. 그래서 비늘 없는 물고기를 먹지 말라고 했던 것이다. 짐승의 고기를 먹지 말라고 한 것도 고기 자체가 몸에 이롭지 않은 점도 있겠지만 고기와 함께 섭취되는 지방의 해로움 때문이다.

대대로 골칫거리였던 지방

《동의보감》이 편찬되었던 시대에는 환경호르몬이 거의 없었던 점을 감안한다면 환경호르몬과 중금속, 기타 독소가 아닌 지방 자체가 건강을 해칠 수 있음을 알 수 있다.

지방 섭취가 늘어나면 동맥벽이 굳어지는 동맥경화증이 발생한다. 동맥경화증은 고혈압, 협심증, 심근경색, 뇌경색을 일으키는 직접적인 원인이다. 최근 들어 이러한 질병이 늘어나는 것은 식탁에서 동물성 지방이 차지하는 비율이 증가한 것과 과식을 하는 습관 때문이다. 또한 지방 섭취의 증가는 지방간, 고지혈증, 당뇨병, 관절염 등 주변에서 너무나 흔하게 볼 수 있는 질병의 원인이며 각종 암을 일으키는 원인이기도 하다.

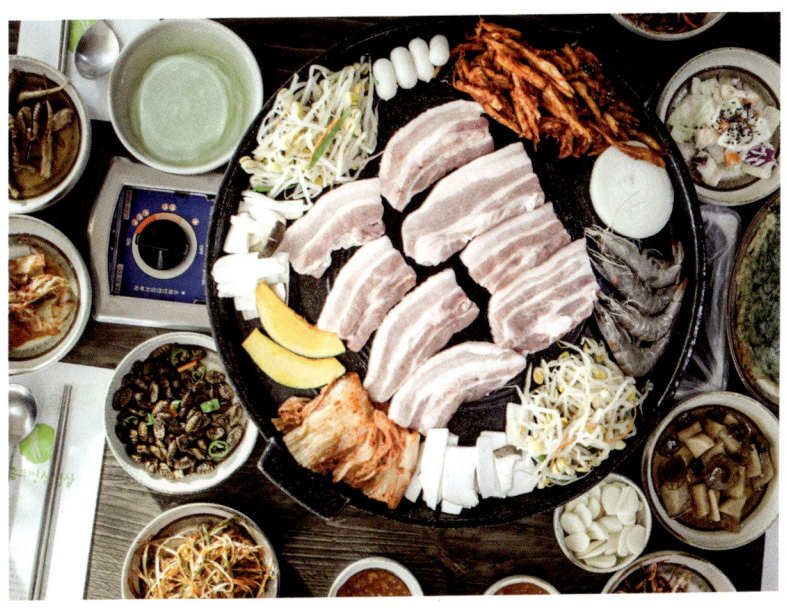

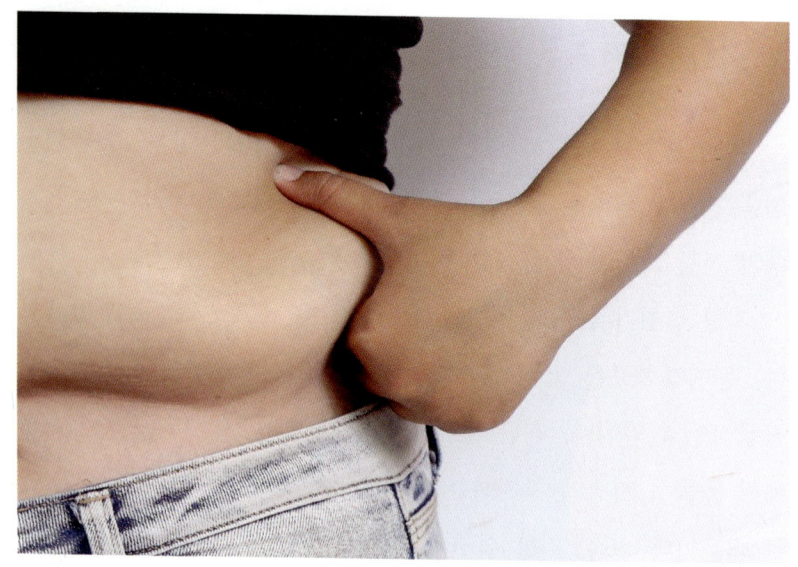

　《동의보감》에서 비늘 없는 물고기와 짐승의 고기를 먹지 말라고 한 것은 지방 섭취가 이처럼 다양한 질병의 근간이 되기 때문이다. 지금처럼 좁은 공간에서 사료를 먹여 키운 소와 돼지가 아니었지만 당시에도 고기를 많이 먹는 사람에게 중풍이나 소갈병(당뇨병)이 자주 발생하는 것을 알았던 것이다.

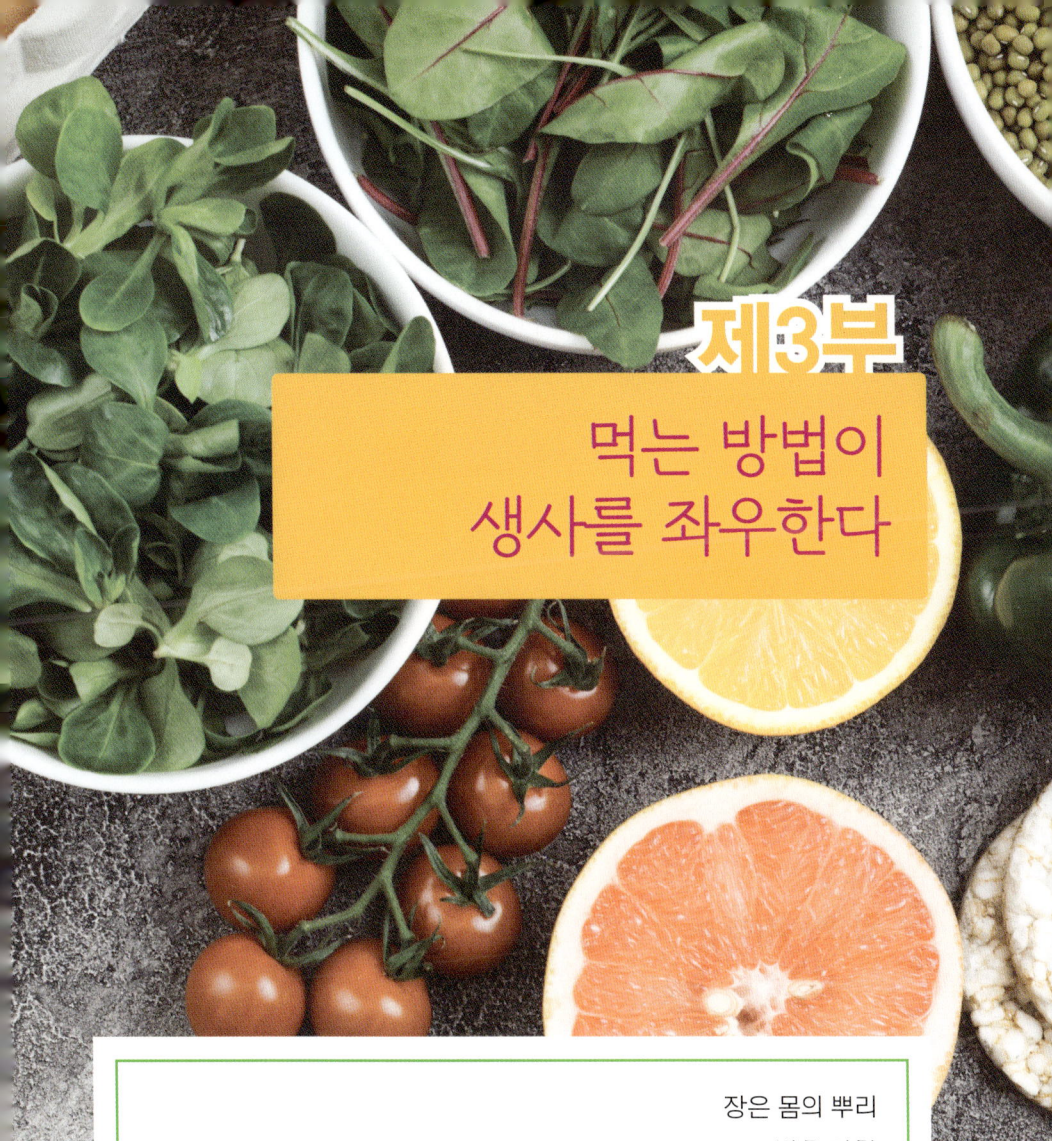

제3부
먹는 방법이 생사를 좌우한다

장은 몸의 뿌리
발효 과학
식사는 '씹는' 일
침은 보약이다
자신의 무덤을 파는 과식
저녁에는 적게 먹어도 과식
소식(小食)에 질병 없다
또 다른 과식! 골고루 먹어야 건강하다?
단식의 놀라운 효능

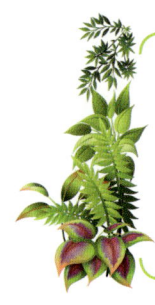

장은 몸의 뿌리

뿌리가 병들면 죽은 것이나 마찬가지

식물이 잘 성장하기 위해서는 토양에 적절한 수분과 영양분이 함유되어 있어야 한다. 그러나 수분과 영양분이 충분하더라도 식물의 뿌리가 병들었다면 식물은 건강하게 자랄 수 없다.

사람의 장(腸)은 식물의 뿌리와 비슷한 점이 많다.

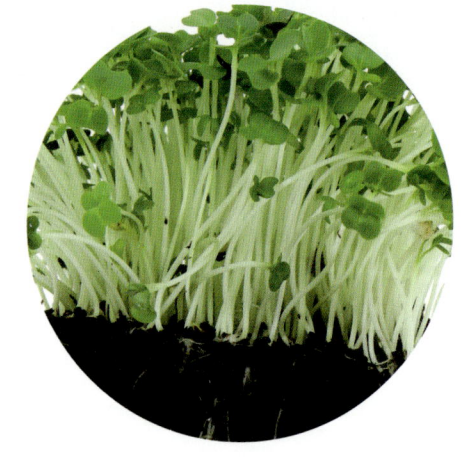

둘 다 눈에 보이지 않지만 물과 영양소를 흡수한다. 그리고 병이 들면 멀리 떨어진 곳에서 증상이 나타난다. 식물은 잎과 가지에서, 사람은 피부와 머리카락에서 증상을 드러낸다.

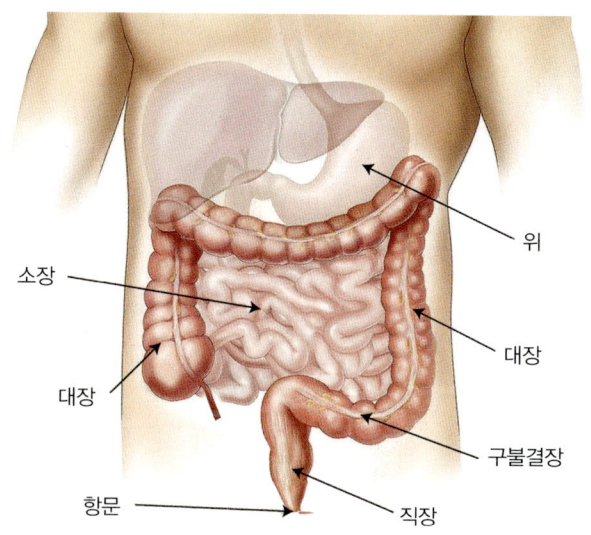

　이처럼 우리 몸에서 위와 소장, 대장은 식물의 뿌리에 해당한다. 좋은 토양이 건강한 식물을 만드는 것처럼 몸이 건강하려면 양질의 음식을 섭취해야 한다는 것은 상식이다. 하지만 식물의 뿌리가 병들면 제대로 성장하지 못하듯이 위장에 장애가 생기면 그 영향은 몸 전체에 미친다. 따라서 위장의 건강이 몸 전체의 건강을 좌우한다고 해도 과언이 아니다.

뿌리를 건강하게 하는 방법

　몸의 뿌리에 해당하는 장에 문제가 생기면 몸 여기저기에서 다양한 증상이 나타난다. 그러면 사람들은 별생각 없이 피부에 염증

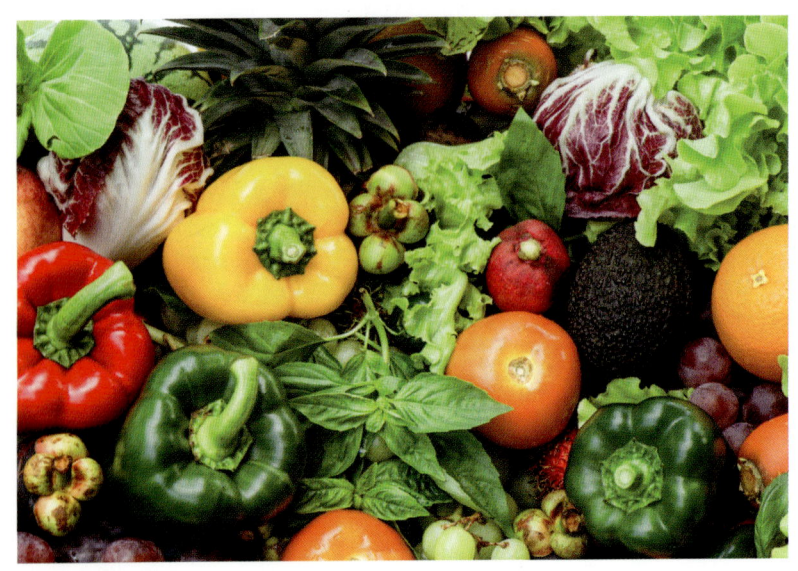

이 생기면 피부과, 머리가 아프면 내과나 가정의학과, 허리가 아프면 정형외과, 잇몸에 염증이 생기면 치과를 찾는다. 그러나 비록 전혀 다른 질병처럼 보일지라도 그 근원은 장에 있는 경우가 대부분이다.

앞에서 인간의 주식(主食)은 곡식이며 그것을 먹을 때는 도정(搗精)하지 않은 통곡식을 먹어야 한다고 강조하였다. 정제한 흰쌀과 흰 밀가루, 조미료, 설탕과 육고기는 장(腸)을 망치는 주범이기 때문이다. 이러한 음식은 장에 염증을 일으키고 정상적인 흡수와 배설작용을 방해하며 장에 살고 있는 미생물의 균형을 깨뜨린다.

따라서 몸에 적합한 음식을 선택하는 것은 장(腸)과 몸의 건강을 위해 매우 중요하다. 하지만 좋은 음식을 먹는 것만으로는 부족하다. 장의 건강상태는 음식의 종류에 따라 변하는 것이 사실이지만, 어떻게 식사를 하느냐에 따라서도 달라지기 때문이다.

이 편에서는 장(腸)과 몸을 건강하게 하는 식사법을 다룰 것이다. 음식을 잘 씹어서 넘겨야 하는 이유를 설명하고, 과식(過食)보다 소식(小食)이 이롭다는 것, 특히 저녁식사는 간단하게 하는 것이 좋고, 한꺼번에 여러 종류의 음식을 섞어서 먹지 않아야 한다는 것을 설명할 것이다. 이렇게 해야 하는 까닭은 물론 몸 전체의 건강을 위해서지만, 일차적으로는 장(腸)이 건강해야 하기 때문이다.

장(腸)은 인체의 뿌리에 해당하므로 장을 건강하게 유지하는 것은 무엇보다 중요하다. 질병을 치료하기 위해서라면 더더욱 장의 상태가 어떠한가를 살펴야 하며, 장을 건강하게 유지하는 방법을 알아야 한다.

"내가 먹는 것이 바로 나다 I am what I eat"
자신이 먹는 것에 의해 몸이 만들어진다는 뜻이다. 고대 그리스의 의성 히포크라테스는 음식을 약처럼, 약을 음식처럼 먹으라고 했다. 음식이 건강을 좌우한다는 의미다. 분자교정의학을 태동시키며 노벨상을 두 번이나 받은 미국의 리누스 파울링 박사는 의학의 미래는 영양이라고 단언했다. 스트레스, 운동부족, 환경오염 등 우리의 건강을 위협하는 것들에 대처하기 위해선 '최적의 영양'이 요구된다는 것이다.

− 오흥근 박사

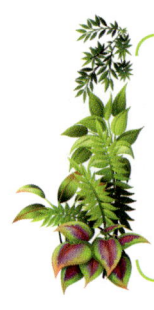

발효 과학

내 몸에 세균이 산다고?

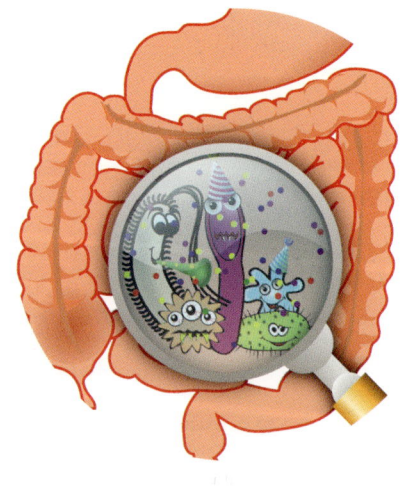

 예전에는 소화기능을 활성화시키는 경혈에 침이나 뜸을 놓는 치료법으로 원인을 알 수 없는 질병을 치료하는 경우가 많았다고 한다. 노벨상 수상자인 러시아의 생물학자 메치니코프도 '장의 오염이 만병을 일으키고, 반대로 장을 깨끗하게 보존하면 건강하고 장수하게 된다'고 하였다. 도대체 어떤 이유로 이런 일이 가능할까?

 바로 장에 살고 있는 세균 때문이다. 인간의 장에서 살고 있는 미생물은 500~1,000종 이상이며, 이들을 모두 합하면 그 수가 무려 100조 마리나 되고, 총중량은 1kg에 이른다고 한다. 하지만 미국이나 유럽 등 선진국에서도 현재까지 약 75%의 장내 미생물을 밝혀내지 못할 정도로 베일에 가려져 있다.

장내 미생물, 뭐하는 놈들이냐!

75%에 달하는 장내 미생물의 종류조차 확실하게 밝혀내지 못한 상황에서 그들의 기능을 말한다는 것은 어불성설(語不成說)이지만 현재까지 밝혀진 것만 해도 사람에게 너무나 유익하고 절대적으로 필요한 존재라는 것을 알 수 있다.

장내 미생물이 하는 일 중에서 가장 중요한 것을 꼽으라면 섭취한 음식물의 소화와 흡수를 돕는 일과 신진대사에 필요한 효소를 만드는 일이다.

장내 미생물이 없으면 음식물은 완전하게 소화되고 흡수될 수 없다. 항생제를 먹었을 때 간혹 설사를 하는 것은 항생제 때문에 장내 미생물이 죽어서 음식물을 제대로 소화시키기 못한 결과이다. 항생제뿐 아니라 스트레스를 받거나 부적합한 음식을 섭취했을 때도 장내 미생물은 그 영향을 받는다.

장내 미생물은 약 3,000종류의 체내 효소를 만든다. 생명활동에 있어 효소를 제외하는 것은 '앙꼬 없는 찐빵'에 비유될 만큼 효소는 신진대사에서 핵심 역할을 한다. 심장, 간장, 대장, 췌장 같은 장부(臟腑)를 공장에 있는 기계라고 한다면 효소는 그 기계를 운전하는 사람이고 조효소에 해당하는 비타민과 미네랄은 사람이 기계를 운전하고 고치는 데에 필요한 연장이라고 할 수 있다. 기계와 연장이 물론 중요하지만 공장이 잘 돌아가기 위해서는 사람이 핵심적인 역할을 해야 하듯이, 몸 안에서 일어나는 모든 생명활동의 핵심은 효소이다. 그런데 이러한 효소가 장내 미생물에 의해 만들어진다.

이 밖에도 장내 미생물은 비타민을 합성하고 콜레스테롤 수치를 낮추며 활성산소를 감소시킨다. 또한 면역계통을 활성화하여 자연치유력과 저항력을 향상시킨다.

발효와 부패의 차이

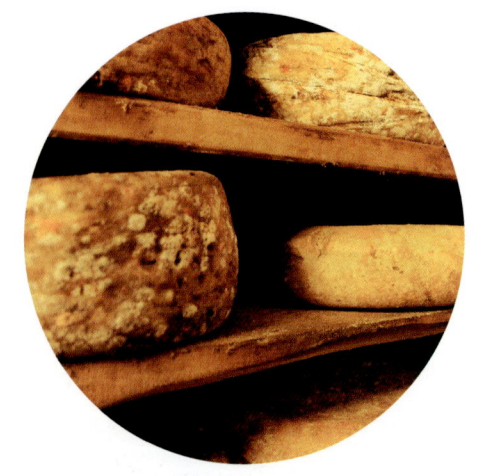

장내 미생물은 소화관의 분비액과 장벽을 덮고 있는 점액 등을 먹기도 하지만 주요 영양원은 사람이 섭취한 음식물이다. 장내 미생물의 종류가 인종이나 지역, 환경에 따라 다른 것도 이 때문이다.

고기를 분해하는 미생

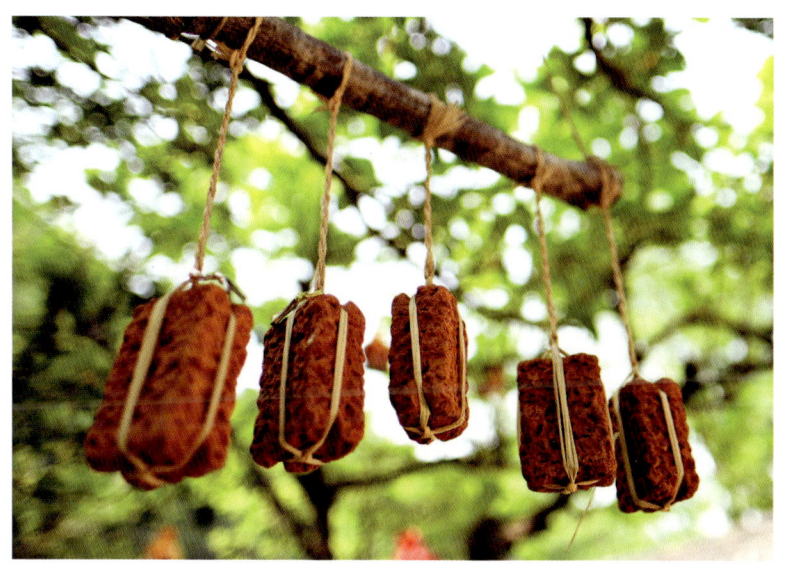

물과 곡식이나 채소를 분해하는 미생물이 따로 있어, 섭취한 음식의 종류에 따라 그것을 분해하는 미생물이 달라진다. 그래서 고기를 주로 섭취하는 사람의 장에 적은 미생물이 곡식을 주로 섭취하는 사람의 장에는 많다.

문제는 고기를 분해하는 미생물이 고기를 분해할 때는 장에 염증을 일으키는 물질과 곡식을 분해하는 미생물을 죽이는 물질을 생성한다는 것이다. 그래서 이러한 미생물을 보통 유해균이라고 한다. 반면 곡식을 분해하는 미생물이 곡식을 분해할 때는 고기를 분해하는 미생물(유해균)을 죽이기도 하지만 몸에 유익한 물질을 만들어낸다. 그래서 이들을 유익균이라고 한다.

이것은 마치 된장을 발효시키는 균이 발효 과정을 거치면서 사람에게 유익한 물질을 만드는 반면, 고기를 부패시키는 균은 몸에 해가 되는 물질을 만드는 것과 같다. 두 종류의 균 모두 그들의 임무(음식을 분해하는 일)를 했을 뿐인데 결과는 전혀 다르게 나타난다. 하나는 발효이고 다른 하나는 부패이다.

음식의 종류가 장내 미생물의 균형을 결정한다는 것은 매우 중요한 논제(論題)이다. 음식이 건강과 질병을 결정한다는 말과 같기 때문이다. 발효를 거쳐 몸에 좋은 물질을 만들어내는 음식을 섭취할 것인지, 아니면 부패하여 몸을 상하게 하는 음식을 먹을 것인지는 온전히 여러분의 선택이다.

장내 미생물은 식사법에 따라 달라진다

어떻게 음식을 먹느냐에 따라서 장내 미생물의 종류가 결정되기도 한다. 일단, 몸에 좋은 음식이라도 입에서 잘 씹지 않고 급하게 식사를 하면 위장과 소장에서도 완전하게 소화시키지 못한다. 완전하게 소화되지 못한 음식은 혈액으로 흡수되지 못하며, 대변으로 배출될 때까지 장에 남아 부패할 가능성이 높다.

음식을 자주 먹는 경우도 마찬가지이다. 전에 먹었던 음식이 소화되지 않은 상태에서 또다시 음식이 들어오면 새로 들어온 음식을 소화시키기 위해 위장은 하던 일을 멈추게 된다. 그러면 소화가 덜 된 음식이 부패하여 장내 유익균이 죽게 된다.

비록 좋은 음식일지라도 과식을 한 경우에는 같은 결과를 가져온다. 특히 신진대사가 느려지는 저녁시간에 과식을 하면 소화불

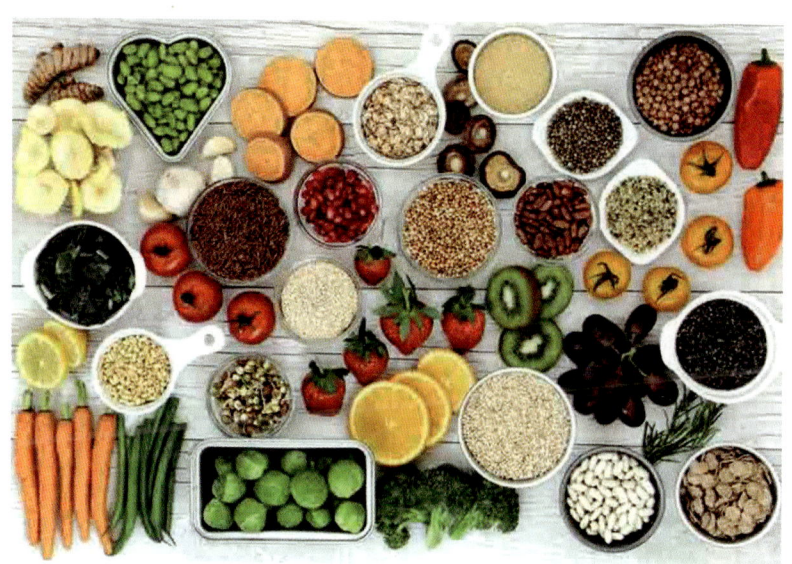

량이 생기고 장내 미생물의 균형이 깨진다.

장(腸)은 몸의 뿌리에 해당하며, 장에 살고 있는 미생물의 균형을 맞추는 것은 몸을 건강하게 하는 중요한 방법이다. 적합한 음식의 섭취와 올바른 식사법을 강조하는 것도 장과 몸의 건강을 위해서이다.

식사는 '씹는' 일

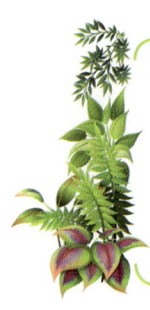

어떻게 먹느냐?

앞 장에서는 어떤 음식이 자연치유력을 강화하는지 알아보았다. 치아와 장의 구조를 보더라도 인간의 주식(主食)은 곡식임이 틀

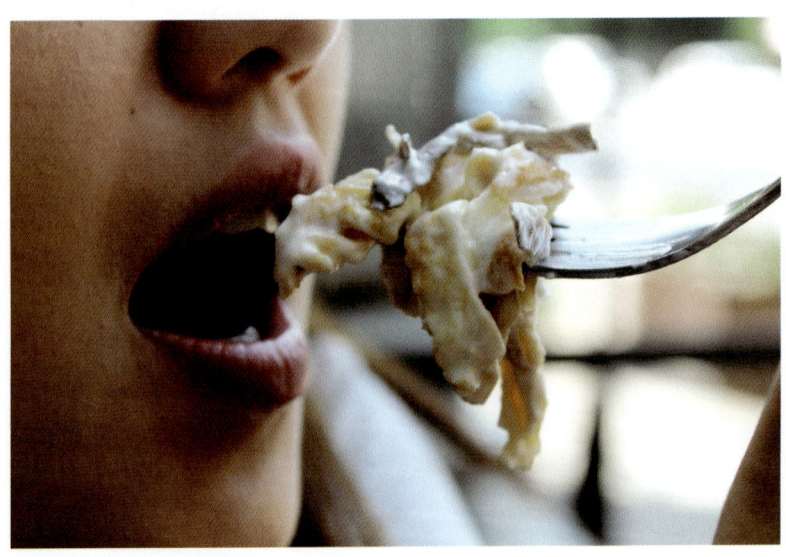

림없고, 곡식을 자연이 준 그대로 가공하지 않은 상태로 섭취해야 한다는 것을 알았을 것이다. 또한 동물성 단백질을 섭취하는 것은 득보다 실이 크다는 것도 이해하였을 것이다.

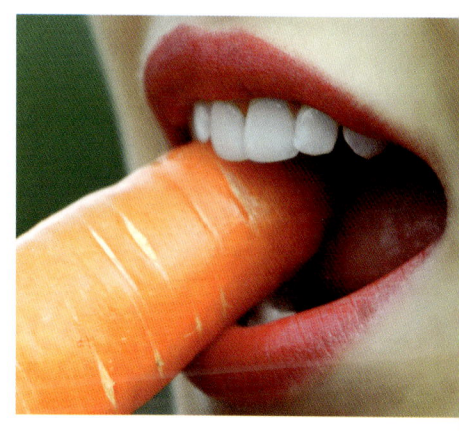

그렇다면 좋은 음식을 섭취하는 것만으로 자연치유력이 강해질까? 그렇다고 생각하기 때문에 병에 걸리면 홍삼, 오메가-3, 감마리놀렌산, 칼슘제, 종합비타민 등 각종 건강기능식품을 찾는 것이다. 하지만 좋은 음식을 섭취하는 것만으로는 부족하다. 건강을 유지하고 질병에서 벗어나기 위해서는 "무엇을 먹는가?"도 중요하지만 "어떻게 먹는가?"가 더욱 중요하다. 동일한 음식이라도 어떻게 먹느냐 즉, 노하우(knowhow)가 필요하다는 뜻이다.

씹어야 건강해진다

'食事'의 한자를 분석하여 어떻게 먹어야 하는가에 대한 해답을 찾아보자.

먼저, 食 = 人+良이므로 '사람[人]에게 좋은 것[良]이 밥[食]'이다. 어떤 것이 사람에게 좋은 음식인지는 "무엇을 먹어야 하는가?"에 관한 것으로 앞 장에서 설명하였다. 여기서는 식사라는 말의 전체적인 의미를 통해 "어떻게 먹어야 하는가?"에 관하여 살펴보겠다.

食: 밥. 먹다. 깨물다. 새김질하다.
事: 일. 전념하다.

한자의 의미를 종합해보면, 식사란 깨무는 일, 깨무는 것에 전념하는 것, 새김질에 전념하는 것으로 해석할 수 있다. 즉, 식사는 단순히 음식을 삼켜서 위장으로 보내는 것이 아니라 잘 '씹는' 일인 것이다.

우리나라 사람들은 성격이 급하기도 하고 일이 바쁘기도 해서 식사 시간이 매우 짧다. 급한 사람은 5분이면 식사를 끝내기도 하는데, 이것은 식사(食事)가 아니라 음식을 삼키는 탄식(吞食)에 불과하다. 식사 시간이 짧을 수밖에 없는 또 다른 이유는 섭취하는 음식이 씹을 필요가 없기 때문이다. 특히 흰쌀밥과 흰 밀가루로 만든 음식은 힘들여 씹지 않아도 술술 넘어간다.

잘 씹지 않고 음식을 먹으면 건강에 무척 해롭다. 만약 잘 씹는 습관을 들인다면 좋은 음식을 먹는 것 이상으로 자연치유력을 강화하는 데 도움이 되지만, 좋은 음식이라도 잘 씹지 않으면 기대하는 만큼의 효과를 보지 못할 수도 있다.

니시오카 하지메는 저서 《씹을수록 건강해진다》에서 음식을 잘 씹는 것에 대한 효과를 다음과 같이 설명하고 있다.

① 꼭꼭 씹으면 뇌기능이 활성화되고 기억력이 좋아진다.

② 꼭꼭 씹으면 면역력이 향상된다. 감기 기운이 있으면 음식을 꼭꼭 씹어 먹어야 한다.

③ 꼭꼭 씹으면 노인성 치매를 예방할 수 있다.

④ 타액(침)에는 젊어지는 호르몬(파로틴)이 있어 꼭꼭 씹으면 건강하게 장수할 수 있다.

⑤ 틀니로도 꼭꼭 씹으면 타액으로부터 같은 효과를 얻을 수 있다.

⑥ 천천히 꼭꼭 씹으면 만복중추가 자극되어 과식을 막아 비만을 예방할 수 있다.

⑦ 씹으면 곧바로 체온으로 소모되는 칼로리 양이 많아 비만을 막지만 씹지 않으면 체지방으로 축적된다.

⑧ 얼굴 근육이 발달해 표정이 풍부하고 매력적으로 변한다.

⑨ 환경호르몬으로부터 몸을 보호해 생식능력을 높인다.

식사를 빨리 하는 것은 입의 직무유기(職務遺棄)

조선시대 궁중의 식의(食醫)들은 밥을 빨리 먹어 치우는 사람은 병에 걸리기 쉬울 뿐 아니라 키도 잘 자라지 않고 잔병을 앓는다고 했다. 또한 '내시내훈'에는 최소한 한 숟가락의 밥을 30번 이상 씹어 먹어야 장수한다는 말이 구전으로 전해지고 있다.

《동의보감》에도 오래 살고자 한다면 치아를 자주 맞부딪쳐야 한다는 말이 자주 나오며, 한(漢)나라의 괴경이 120세에도 기력이

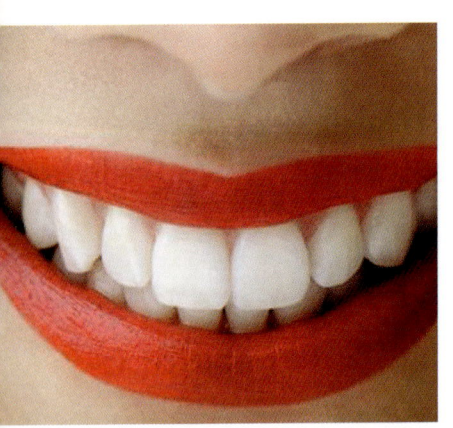
왕성했던 이유를 아침마다 침을 삼키고 14번씩 치아를 맞부딪친 것(연정, 鍊精: 정을 불리다)에서 찾았다. 치아를 자주 맞부딪쳐 침이 나오게 하는 것을 정(精)을 불리는 것으로 인식한 것은 의미심장하다.

식사를 하지 않을 때 습관적으로 치아를 맞부딪쳐 침이 나오게 하면 더할 나위 없이 좋을 것이다. 그러나 쉽고 돈이 들지 않는 일은 대체로 작심삼일에 그치는 경우가 많다. 그래서 식사할 때만이라도 잘 씹어서 먹는 습관을 가져야 한다.

특히 도정하지 않은 통곡식을 먹을 때는 반드시 꼭꼭 씹어서 먹어야 한다. 현미밥이 몸에 좋다며 먹는 사람 중에 소화가 안된다는 사람이 있는데, 이는 잘 씹지 않은 탓이다. 더구나 현미를 잘 씹지 않으면 섬유질에 싸여 있는 영양소와 피토케미컬을 모두 흡수할 수 없다. 그래서 현미를 먹어도 별 효과를 얻지 못하는 것이다.

잘 씹어서 넘긴 음식은 위장에 부담을 주지 않고 대변으로 나올 때까지 완벽하게 소화가 된다. 반면 잘 씹지 않고 넘기면 위장은 치아와 침이 하지 못한 일까지 해야 하므로 소화불량의 원인이 되며, 위장병의 시발점이 된다. 위장의 입장에서 생각하면 잘 씹지 않는 것은 입의 직무유기라 할 만하다.

식사라는 것이 씹는 일이기 때문에 그 일을 제대로 하지 않는 것은 직무유기이다. 전 단계에서 일이 매듭지어지지 않은 상태로 넘어오면 다음 단계에서 일하는 사람에게 부담이 될뿐더러 일이 완벽하게 처리될 수 없다. 마찬가지로 식사는 입에서부터 시작되므로 씹는 일이 완벽해야 위장과 소장, 대장을 거치면서 영양분을 흡수하고 노폐물을 배설하는 양생(養生)과 해독(解毒)의 기능을 완성할 수 있다.

적게 먹고 천천히 씹어야

의과대학에서 사용하는 해부학 교과서를 보면 치아는 소화기관으로 분류되어 있다. 음식물의 소화는 위장이 아닌 치아에서 시작된다는 뜻이다. '첫 단추를 잘 끼워야 한다'는 말처럼 소화기관의 첫 단추에 해당하는 치아에서 잘 갈리지 않고 침과 충분하게 섞이지 않은 음식물은 위장에서도 완벽하게 소화되지 않기 때문에 혈액으로 흡수되지 못한다. 결국 좋은 음식을 섭취하더라도 잘 씹지 않는다면 피와 살을 만드는 양생(養生)의 효과는 얻을 수 없게 된다.

소화기관은 이렇게 흡수되지 못한 음식물을 잠시 저장했다가 배출시키는 데에 많은 에너지를 소모시킬 수밖에 없고, 음식물이 부패할 경우 몸에 해로운 독소가 발생할 수 있다. 첫 단추를 잘못 끼운 상태에서는 아무리 다음 단추를 잘 끼워도 소용이 없듯이, 잘 씹지 않은 것 때문에 불필요하게 에너지가 소모되고 독소가 발생하는 것이다.

《동의보감》에 나오는 다음 글을 보자.

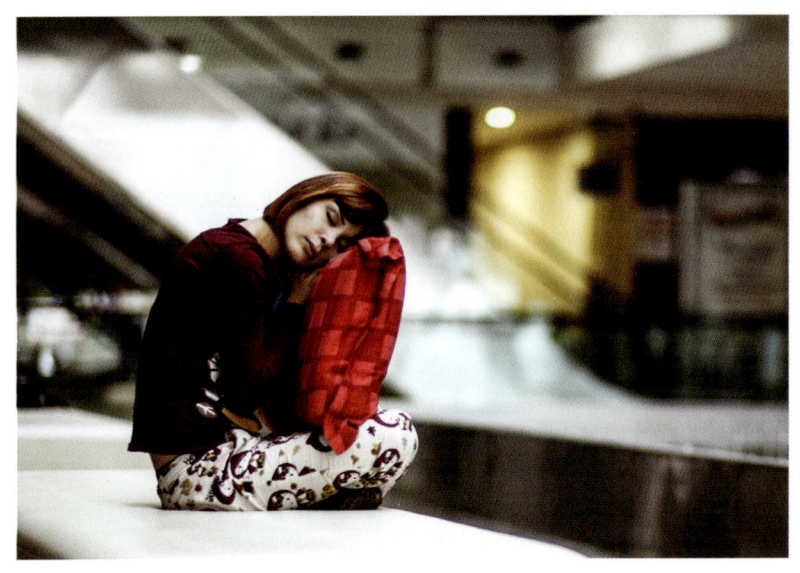

'음식을 먹으면 피곤하고 정신이 혼미하면서 자려고 하는 것은 비(脾)가 허약하기 때문이다. 비위를 조절하지 못하고 위기(胃氣)를 손상시켜 제대로 소화시키지 못하면 간(肝)으로 흩어지거나 심(心)으로 돌아가거나 폐(肺)로 넘치기 때문에 음식을 먹으면 혼미하여 자려고 한다.'

여기서 비(脾)는 소화액을 분비하는 소화기관이며, 이러한 소화기관이 제 역할을 못했을 때 정신이 혼미해진다는 뜻이다. 우리 몸은 일단 음식물이 들어오면 가능한 한 빠른 시간 안에 그것을 분해하여 흡수하려 한다. 음식물이 소화기관에 머무는 시간이 길어질수록 에너지 소모가 늘어날 뿐 아니라 독소가 생성되고 장내 미생물의 균형도 깨져 여러 장해가 발생하기 때문이다.

그런데 비(脾)가 허약하여 소화에 필요한 에너지가 부족해지면 소화하는 데에 시간이 오래 걸리고 이 같은 여러 장해가 생기기 때문에 몸에서는 다른 곳의 에너지를 끌어 써서라도 음식물을 빨리 소화시키려 한다. '간(肝)으로 흩어지고 심(心)으로 돌아가고 폐(肺)로 넘치기 때문에 정신이 혼미해진다'는 말은 바로 소화기관에 에너지를 집중시킨 결과 여러 장부의 기능이 떨어진다는 것을 표현한 것이다.

이와 같은 현상은 소화기관이 허약할 때만 나타나는 것이 아니다. 소화기능은 정상이지만 과식을 했거나 소화하기 힘든 음식을 먹었거나 잘 씹지 않았을 때도 위장에 많은 부담을 주기 때문에 이런 증상이 나타난다. 흔한 예로 과식을 하고 운전을 했을 때 졸음이 오는 현상을 들 수 있다. 졸리는 것으로 끝나면 다행이지만, 문제는 이와 같은 상태가 만성화되면 몸의 기능이 전체적으로 저하될 수밖에 없고 면역력과 자연치유력도 약해진다는 데에 있다. 과식을 하거나 잘 씹지 않는 것이 시발점이 되어 위장이 손상되고 결국에는 몸 전체가 병들게 되는 것이다.

만일 식사 시간이 제한된다면 음식을 통째로 삼키지 말고 적게 먹고 천천히 씹어서 먹어야 한다. 음식에서 얻는 유익은 먹은 음식의 양에 달려 있다기보다는 오히려 철저히 소화된 음식에 달려 있으며, 입맛의 만족은 삼킨 음식의 양에 달려 있지 않고 음식이 입에 머무르는 시간의 길이에 달려 있다.

– 엘렌 G. 화잇

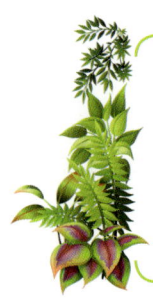

침은 보약이다

《동의보감》과 현대의학이 인정한 침의 효능

예부터 우리나라의 수련(修練) 문화에서는 자기의 타액을 옥액(玉液) 또는 금액(金液), 단액(丹液)이라 불렀을 만큼 침을 매우 귀중하게 생각했다. 《동의보감》에도 다음과 같이 침에 대한 글이 자주 등장한다.

'사람이 늘 옥천(玉泉)을 마시면 오래 살고 얼굴에서 빛이 나는데, 옥천이란 입속에 있는 침이다. 닭이 울 때, 이른 새벽, 해가 뜰 때, 정오가 다가올 때, 정오, 오후, 해가 질 때, 황혼 무렵, 자정 등 하루에 9번씩 입을 헹구어 삼킨다.'

'한(漢)나라의 괴경은 120세에도 기력이 매우 성하였다. 아침마다 침을 삼키고 14번씩 치아를 맞부딪쳤다고 한다. 이를 연정(鍊精: 정을 불리다)이라 한다. 또한 두경승과 왕진상은 침으로 입을 헹구어 삼켰는데 이

를 태식(胎息)이라고 한다.'

'인시(寅時)에 일어날 때 침으로 양치하면 사기(邪氣)가 침범하기 어렵고 정기(精氣)가 저절로 온몸에 퍼진다.'

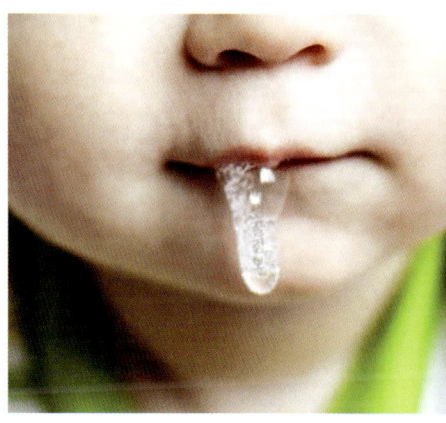

'입안의 진액은 금장(金漿: 금 같은 미음)과 옥례(玉醴: 귀하고 달다)이다. 하루 종일 침을 뱉지 않고 늘 머금고 있다가 삼키면 사람의 정기(精氣)가 늘 머물러 얼굴과 눈에서 빛이 난다. 사람의 몸은 진액(津液)이 근본이다. 피부에서는 땀이 되고, 살에서는 피가 되고, 신(腎)에서는 정(精)이 되고, 입에서는 침이 되며, 비(脾)에 잠복하면 담(痰)이 되고, 눈에서는 눈물이 된다. 땀이나 피나 눈물이나 정은 나온 뒤에 돌이킬 수 없지만, 오직 침은 돌이킬 수 있다. 돌이키게 되면 생겨나고 생겨나는 뜻을 계속 이어갈 수 있다. 어떤 사람이 침을 자주 뱉어서 진액이 마르고 몸이 말라갔다. 지인(至人)을 만나 회진법(回津法)을 배운 후 한참을 수련하니 몸이 다시 윤택해졌다.'

질병을 예방하고 치료하기 위해 침을 이용했던 것을 알 수 있는데, 최근에 발표된 침에 대한 기사는 흥미를 더해준다. 도마뱀과 흡혈박쥐의 침을 이용한 실험인데, 그 내용은 다음과 같다.

'길라몬스터(Gila monster)라 불리는 도마뱀의 타액에서 유래한 물질을 합성한 약물인 엑세나타이드를 2형 당뇨병 환자들을 대상으로 3년

간 투여한 실험에서 이 약물이 혈당 조절과 체중 감소에 효과가 있음을 입증했다.'

'흡혈박쥐 타액에서 추출한 단백질로 만든 새로운 혈전용해제가 뇌졸중 치료에 상당한 효과가 있는 것으로 임상시험 결과 밝혀졌다. 데스모테플라제라고 불리는 이 혈전용해제는 유럽, 호주, 아시아의 44개 의료기관에서 100명의 뇌졸중 환자들을 대상으로 실시한 임상시험에서 뇌졸중 발생 9시간이 경과한 뒤 투여해도 효과가 있는 것으로 나타났다. 현재 뇌졸중 치료에 쓰이고 있는 혈전용해제는 뇌졸중 발생 3시간 안에 투여해야 한다.'

이처럼 동물의 타액에도 질병을 예방·치료하는 물질이 들어 있음을 알 수 있는데, 우유가 송아지를 위한 것이고 모유는 사람을 위한 것이듯 동물의 타액보다는 사람의 타액이 사람에게 적합하고 부작용도 없을 것이다.

그렇다면 침에는 어떤 물질이 들어 있어 몸을 건강하게 하고 질병을 치료하는 것일까?

침의 해독작용과 양생작용

첫째, 페록시다아제(peroxidase)가 활성산소를 제거한다. 이는 과학적인 실험을 통해 입증된 사실인데 타액과 생과일주스, 가루녹차, 우엉, 연근 간 것, 스포츠 드링크제 등이 각각 활성산소를 얼마나 제거하는지 실험을 했다. 그 결과 타액의 활성산소 제거 능력이 높은 것으로 나타났으며 스포츠 드링크제는 활성산소를 전혀 없애지 못했다. 활성산소는 암뿐만 아니라 생활습관병이라 불리는 당뇨병, 심장병, 동맥경화, 백내장, 아토피 등을 일으키는 원인이므로 음식을 잘 씹어 타액 분비를 촉진하면 이러한 질병을 예방·치료할 수 있다는 결론이 나온다.

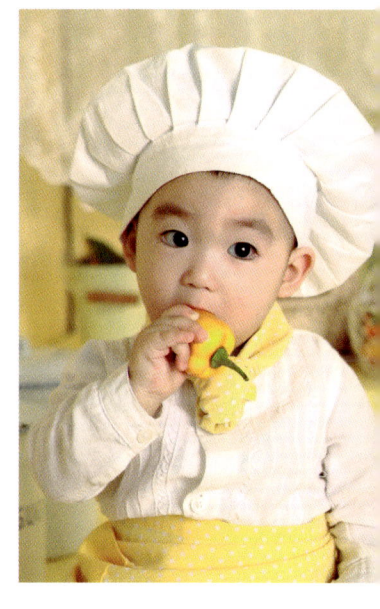

타액은 몸 안의 활성산소를 제거할 뿐 아니라 음식물과 함께 유입되는 각종 독소를 해독하고 세균이나 바이러스를 죽이는 역할을 한다. 젖먹이 아기들이 침을 많이 흘리는 것도 손에 잡히는 대로 입으로 빨고 바닥에 떨어진 것을 서슴없이 주워 먹기 때문이다. 즉, 침으로 물건에 있는 병균과 독소를 없애는 것이다. 이렇듯 음식을 잘 씹어서 침을 많이 나오게 하는 것만으로도 음식에 포함된 독소와 세균을 모두 제거할 수 있다. 타액의 이러한 해독작용은 자연치유력을 강화하는 데 매우 중요하다.

둘째, 회춘 호르몬으로 불리는 파로틴(parotin)이다. 파로틴은 뼈와 치아를 튼튼하게 해주고 피부 대사를 활발하게 하여 기미, 주름 등을 방지하는 효능이 있다. 파로틴은 이미 약으로 만들어져 사용되고 있는데, 주로 변형성 관절증, 노인성 백내장 등에 쓰인다.

노화가 진행됨에 따라 타액 속 파로틴의 분비량이 줄어들기 때

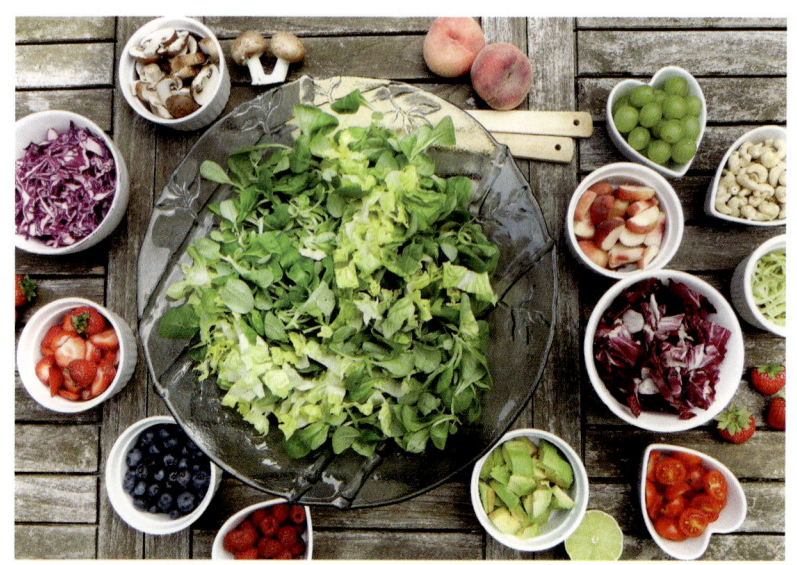

문에 나이가 들수록 천천히 오래 씹는 것이 중요하다. 오래 씹을수록 타액의 양이 증가해 파로틴의 기능을 극대화할 수 있기 때문이다. 이러한 침의 양생기능은 자연치유력을 강화하는 데 도움을 준다.

침의 소화작용과 발효작용

셋째, 아밀라아제, 리파아제, 프티알린 등 소화효소이다. 잘 씹어야 하는 것은 단순히 음식을 잘게 부수기 위한 것만은 아니다. 잘 씹으면 타액 속에 들어 있는 소화효소가 분비되어 씹는 동안에 소화가 진행되며, 이러한 소화는 위장에서 소장으로 넘어갈 때까

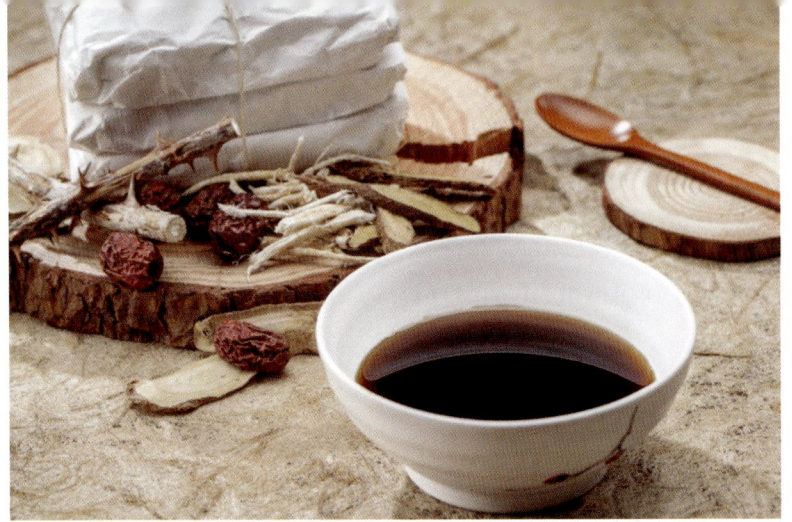

지 계속된다. 따라서 타액 분비가 줄어들면 소화시키는 데 많은 부담이 생기고, 이는 곧 각종 위장병의 원인이 된다. 그래서 잘 씹는 것만으로도 위장병은 쉽게 고칠 수 있다.

넷째, 이 밖에도 타액이 몸에 주는 이로움은 다양하다. 충치를 예방하는 효과도 있고, 많이 씹어서 타액이 증가하면 타액 속으로 산소가 녹아 들어가기 때문에 신진대사가 항진된다. 무엇보다도 화식(火食)으로 인해 파괴된 식물효소를 되살리는 효능이 있어서 마치 생식(生食)을 하는 것과 같은 효과를 얻을 수 있다. 잘 씹으면 타액 속에 있는 소화효소의 작용으로 비활성화된 식물효소가 되살아나기 때문이다. 즉, 침에 들어 있는 효소는 음식을 발효시키는 역할을 하는 것이다. 이러한 효능을 깨달았던 선조들은 잘 씹어서 침이 나오게 하는 것을 '진양(眞釀)'이라 하였다. 진양은 술을 빚는다는 뜻으로, 달리 표현하면 '발효'라고 할 수 있다. 현미가 맛이 없다고 하는 사람은 입안에서 이러한 발효 과정을 거치지 않기 때문이다.

이렇게 침의 효능은 말로 다 할 수 없을 정도이니 보약(補藥)이라고 한 것이다. 따라서 몸이 건강해지기를 원하거나 아픈 곳을 치료하기를 바란다면 잘 씹어서 침 분비량을 늘리는 것부터 실천해야 한다. 또한 침 분비는 불안, 초조, 공포, 분노 등을 느낄 때 감소하고, 교감신경을 항진시키는 약을 복용할 때도 줄어들기 때문에 늘 감사하는 마음을 가져야 하며, 불필요한 약의 복용은 금해야 한다.

"침에서 나온 단백질, 중환자에 효과"
인간의 타액에서 추출된 단백질이 중환자의 생명을 구하는 데 도움이 될지 모른다는 연구 결과가 나왔다. 영국 BBC 방송은 19일 런던 해머스미스병원 연구팀의 실험결과를 인용, 단백질과 포피성장인자가 복합기관 기능부전과 관련된 조직 손상을 줄일 수 있다고 보도했다. 복합기관 기능부전은 심한 화상이나 정신적 쇼크, 감염 등으로 인해 종종 발생하는 생명이 위독한 상태이다.   - 연합뉴스, 2001년 3월 19일

"사람 침에서 모르핀보다 강력한 진통물질 발견"
사람의 침에서 모르핀보다 3~6배나 강력한 진통물질이 발견됨으로써 새로운 진통제 개발의 길이 열릴 전망이다.   - 연합뉴스, 2006년 11월 14일

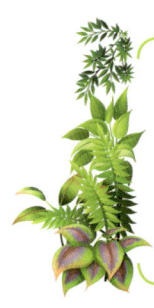

자신의 무덤을 파는 과식

과식은 질병이라는 총의 방아쇠

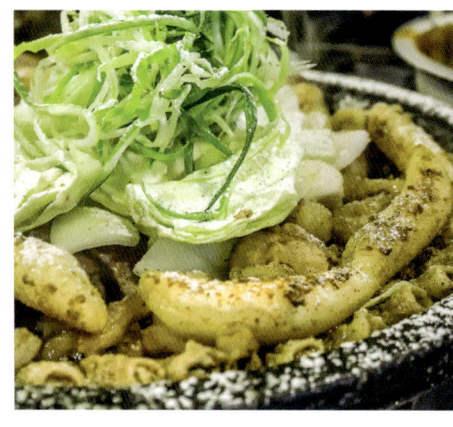

30년 전만 하더라도 지금처럼 당뇨병과 고혈압, 비만으로 고생하는 사람이 많지 않았다. 몇 해 전까지만 해도 이러한 질환을 성인병(成人病)이라고 했는데, 이는 나이가 들면서 점차 발병률이 높아지기 때문이다. 그러나 요즘에는 이들을 성인병이라 하지 않고 생활습관병이라고 한다. 나이와 상관없이 잘못된 생활습관에서 비롯된다는 것을 알았기 때문이다.

잘못된 생활습관 중에서도 가장 핵심이 되는 것은 과식이다. 텔레비전에서는 '맛집'이라고 하여 음식이 맛있기로 소문난 식당을

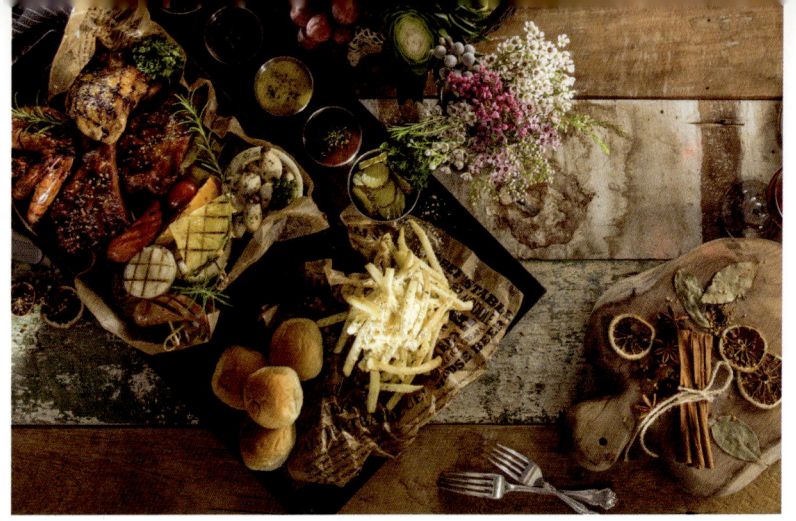

소개하고, 길거리에는 보기만 해도 구미가 당기는 음식들이 즐비하다. 마트에서는 '1+1 행사' 등을 하여 충동구매를 유도하는데, 이러한 식품은 대부분 건강에 해로울 뿐 아니라 과식을 불러온다. 상황이 이렇다 보니 과식의 늪에서 자유로운 사람은 많지 않다.

   과식은 질병이라는 총의 방아쇠와 같다. 방아쇠를 당겼을 때 총알이 발사되는 것처럼, 과식은 질병을 일으키는 시발점이 된다. 그렇기 때문에 선인들은 질병의 종류를 막론하고 과식을 피해야 한다고 했다. 그 예를《동의보감》에서 살펴보자.

'중풍에 걸린 사람은 대부분 음식을 잘 먹는다. 갑기(甲己)가 토(土)로 되어 비기(脾氣)가 성하기 때문에 많이 먹을 수 있다. 비기가 성해질수록 아래로 신수(腎水)를 억누르는데 신수가 허해지면 병이 더욱 심해진다. 여러 가지 약을 먹어 음식을 많이 먹고 싶지 않도록 해야 병이 저절로 낫는다.'

과식은 중풍의 직접적인 원인이므로 중풍을 예방하기 위해서는 과식을 하지 말아야 하며, 중풍에 걸렸다면 과식을 피해야만 회복이 빠르다. 그런데 요즘 사람들은 질병을 극복하기 위한 체력을 기른다는 핑계로 고칼로리, 고단백 음식을 섭취할 뿐 아니라 그러한 음식을 너무 많이 먹는다. 하지만 과식은 자연치유력을 약화시키고 병을 더욱 깊게 만들 뿐이다.

조선시대에도 과식은 질병의 원인이었다

과식의 풍조는 오늘날만의 현상일까? 《동의보감》에 나오는 글을 소개하겠다.

'부모가 남겨주신 사람의 귀한 몸은 음식 때문에 상하는 경우가 많은데, 요즘의 풍조도 그렇다. 사람의 몸에서는 허기와 갈증이 계속 생긴다. 그 때문에 음식을 해 먹으며 살아가게 되어 있다. 저 어리석은 사람들은 입맛대로 맛있는 음식을 지나치게 먹으니 질병이 벌떼처럼 일어나 병에 걸리는 것이다. 그 기미는 아주 미약하지만 입맛이 당기는 대로 지나치게 먹다 보면 자기도 모르게 갑자기 병이 생기게 된다. 이렇게 되면 음식을 모두 먹지 못하게 되어 부모에게 걱정을 끼치고 의사에게 여러 가지 방법을 묻게 된다. 산골에 사는 가난한 사람들은 담박(淡薄)한 맛에 익숙하므로 움직임이 굼뜨지 않고 몸도 편안하다. -중략- 음식을 절제하라고 한 것은 《주역》의 상사(象辭)이다. -중략- 입은 병을 불러오고 또한 그대의 덕을 해친다. 술병의 주둥이처럼 입을 막아놓고 가려 먹으면 음식을 먹어도 싫증이 나지 않을 것이다.'

《동의보감》은 400여 년 전(1613년)에 편찬된 것으로 당시에는 먹을거리가 충분하지 않았다. 그럼에도 과식이 질병의 원인이라며 주의를 당부한 것은 매우 의미심장하다. 더구나 당시에는 인스턴트식품도 없었고 곡식을 도정(搗精)하지 않은 상태로 섭취했던 것을 고려한다면, 음식의 종류나 질을 떠나 '과식' 자체가 몸에 해롭다는 것을 알 수 있다.

과식은 여러 면에서 좋지 않지만, 가장 직접적으로 영향을 받는 곳은 위장이다. 앞서 설명한 대로 위장은 몸의 뿌리에 해당하는 곳이므로 위장에 병이 들면 몸 전체에 그 영향이 미친다. 이러한 사실을 알았던 선조들은 과식이 만연한 시대가 아니었음에도 과식을 주의하라고 한 것이다.

《동의보감》에서는 과식이 위장을 상하게 하고, 몸을 병들게 한다는 것을 다음과 같이 설명하고 있다.

'음식을 지나치게 많이 먹으면 장위(腸胃)가 상한다. 위(胃)가 상한 증상은 다음과 같다. 음식 생각이 없고 가슴과 배가 불러 오르고 아프며, 구역질, 딸꾹질을 하고 메스꺼우며, 트림이 나고 탄산(呑酸)이 있으며, 얼굴이 누렇고 살이 마르고 나른하여 눕기를 좋아하고 자주 설사하는 것이다.'

'음식을 너무 많이 먹으면 여러 가지로 기(氣)가 소모된다.'

과식은 위장에 많은 부담을 준다. 쉽게 말해서 위장을 과로 상태에 빠지게 하는 것이다. 어떤 일이든지 여유를 가지고 하면 실수 없이 잘 마무리할 수 있지만, 많은 일을 급하게 해야 하는 경우에는 실수가 따르고 사고가 나기 마련이다. 마찬가지로 과식은 위장을 혹사시키는 것이므로 염증을 유발하며 정상적인 기능을 방해한다. 한두 번은 복통과 소화불량, 설사로 끝날 수 있지만 지속적인 과식은 소화기능을 마비시켜 나중에는 게실, 위염, 장염, 과민성 장증후군, 암 등의 질병이 생기는 것이다.

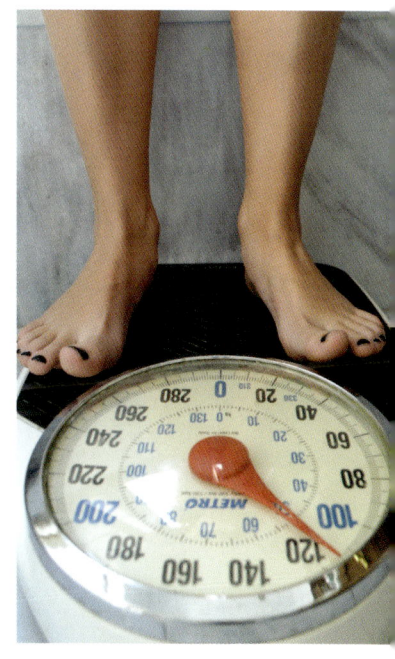

과식을 하면 기(氣)가 소모된다고 하였다. 눈에 보이지 않는 기(氣)를 정의하는 것은 어렵지만 몸의 신진대사에 관여하는 호르몬, 효소, 비타민, 미네랄 같은 물질로도 볼 수 있고, 이러한 물질이 몸에서 이루어내는 기능으로도 볼 수 있다. 과식을 하면 기가 소모된다는 것은 불필요한 음식을 처리하는 과정에서 위와 같은 물질이 과소모되기 때문이다.

호르몬, 효소, 비타민, 미네랄은 음식물을 소화시키는 것 외에도 세포를 재생하고 노폐물을 배출하는 등 다양한 작용에 관여하는데, 과도한 음식을 처리하는 데 많은 양이 소모되면 그만큼 몸의 신진대사는 저하될 수밖에 없고, 그 결과 여러 질병에 걸리게 된다.

위장의 충언(忠言)을 무시한 결과

《동의보감》에 이런 글이 있다.

'비(脾: 소화기)는 간의대부(諫議大夫)이다. 음식은 사람이 크게 욕심을 내는 것이다. 마음으로는 먹고 싶으나 비가 제대로 소화하지 못하면 감히 먹을 수가 없기 때문에 간의대부라 하는 것이다.'

황제에게 간(諫)하고 정치의 득실(得失)을 논하던 관원이나 관직명을 간의대부(諫議大夫)라고 한다. 소화기(消化器)가 간의대부의 역할을 한다는 것은 음식을 처리할 수 있는 위장의 한계를 의미한다. 섭취한 음식이 위장에서 처리할 수 있는 양을 넘어서면 위장

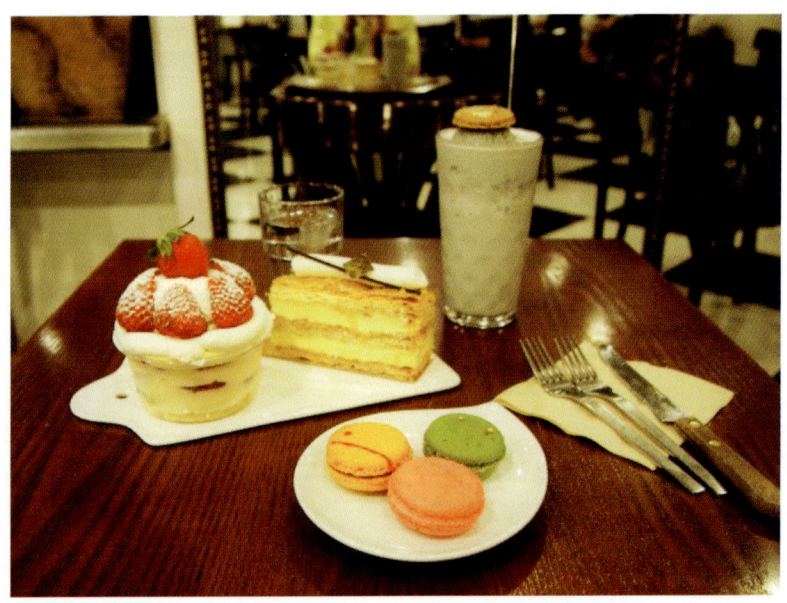

(간의대부)은 더 이상 먹지 말라는 신호를 뇌(황제)에 보내게 되며, 이를 인식한 뇌는 음식 섭취를 중단하게 된다.

소화기(소화액을 내는 모든 기관)가 간의대부의 역할을 하여 더 이상 소화시킬 수 없음을 몸에게 간의(諫議)하면 몸은 그것을 받아들여야 하는데, 그것을 무시하고 지나치게 먹기 때문에 병이 생기는 것이다. 음식을 잘 씹지 않고 넘기기 때문에 간의대부(위장)가 정신을 차리기도 전에 많은 양이 들어온다는 것이 문제이고, 아이스크림, 사탕, 과자처럼 많이 먹어도 배가 부르지 않는 음식은 간의대부를 혼란스럽게 하여 과식으로 이어질 가능성이 높다는 것도 문제이다.

통곡식으로 만든 음식을 잘 씹어 넘긴다면 위장은 간의대부로서 그 역할을 충실하게 할 수 있어 절대 과식할 수가 없고, 따라서 질병을 예방하고 치유하는 효과를 얻을 수 있다.

> 과식하도록 내버려두어라. 무덤이 그를 향해 3배나 큰 입을 벌릴 것이다.
> — 셰익스피어

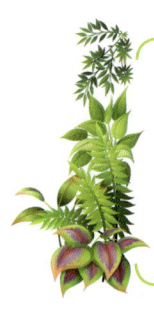

저녁에는 적게 먹어도 과식

음식의 양은 자신의 몸 상태에 따라

어린아이에게 약을 줄 때 어른이 먹는 양보다 적게 주는 것을 보았을 것이다. 어린아이의 대사기능이 어른보다 떨어지기 때문이다. 병을 빨리 고쳐보겠다며 어른의 양을 투약한다면 병을 치료하기는커녕 아이의 생명이 위험할 수도 있다.

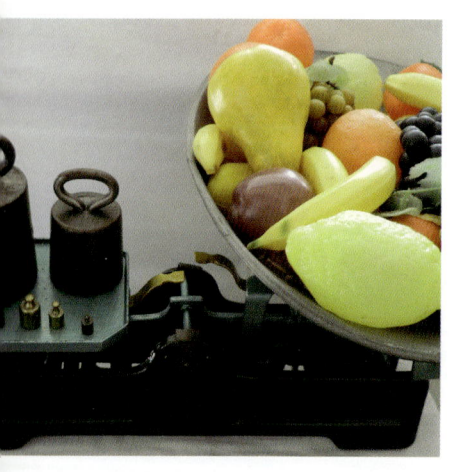

음식도 마찬가지이다. 건강한 청년이 먹는 양과 병약한 노인이 먹는 양이 다르다는 것은 구구절절 설명하지 않아도 알 것이다. 나이와 성별에 따라 섭취하는 음식의 양이 다른 것은 몸 상태와 연관이 있다. 신진대사가 활발하고 몸이 건강하면 섭취한 음식의 양이 많더라도 모두

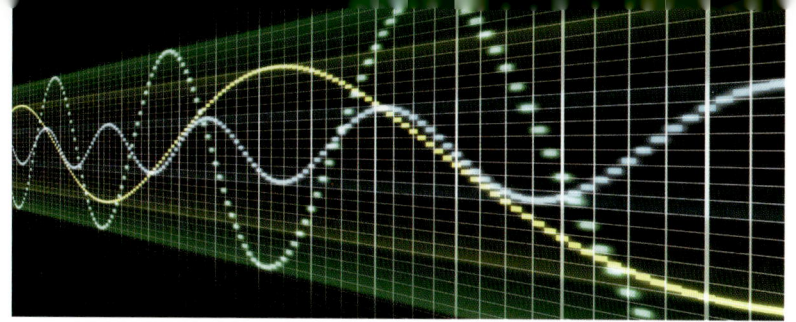

소화시킬 수 있겠지만, 그렇지 않다면 많이 먹는 것은 오히려 독(毒)이 될 수 있다.

감기에 걸렸을 때 식욕이 없어지는 것도 몸이 감기에 대응하는 데에 많은 에너지를 집중시킨 결과 소화기능이 떨어지기 때문이다. 이때 기운을 차려야 한다며 음식을 먹는다면 감기는 더 오래 지속된다. 즉, 이런 상태에서는 아무리 적게 먹어도 과식이 될 수 있는 것이다.

이와 같이 섭취하는 음식의 양은 몸 상태에 따라 달라져야 한다. 몸이 처리할 수 있는 양을 넘어서면 아무리 적은 양이라도 과식이 될 수 있다. 어떤 사람에게는 밥 한 공기가 과식이 아니지만 다른 사람에게는 과식일 수 있다는 뜻이다.

생체리듬에 맞추어 저녁은 간단하게

몸 상태는 나이와 성별, 질병의 유무에 따라 달라지지만, 시간에 따라서 변하기도 한다. 생체리듬 또는 바이오리듬이라는 말처럼 인간의 신체, 감정, 지성(知性)에는 주기(週期)가 있어, 이 주기에 맞추어 사는 것이 건강에 좋다. 생체리듬 중에는 일주기(日週期)

라는 것이 있는데, 이는 24시간 안에서도 몸 상태가 주기적으로 변한다는 뜻이다. 아침이 되면 눈이 떠지고 해가 지면 졸리는 것은 일주기에 따라 몸 상태가 변한다는 증거이다. 장거리 비행을 했을 때 시차(時差)로 고생하는 것도 마찬가지이다.

소화기능도 일주기에 따라 변하는데, 아침에는 소화기능이 활발해져 식욕이 좋아지는 것이 정상이고 저녁에는 소화기능이 떨어지는 것이 정상이다. 따라서 저녁에 음식을 많이 먹는 것은 소화기능의 생체리듬을 고려하지 않는 처사이며, 어린아이에게 어른 양만큼 약을 투약하는 것과 다르지 않다.

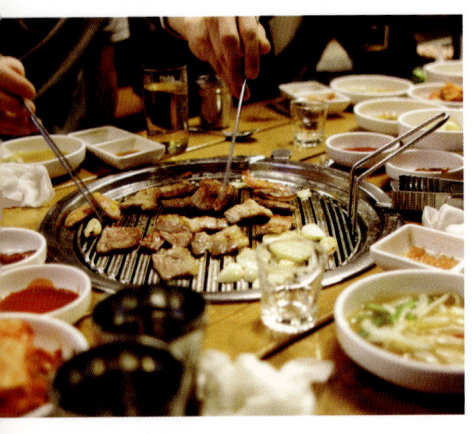

생체리듬에 맞춘다면 저녁식사는 간단할수록 몸에 좋지만, 현대사회의 특성상 저녁에 회식을 하고 친구를 만나서 1차, 2차, 3차를 거치면 자연스럽게 과식으로 이어진다. 또한 아침에는 입맛도 없고 바쁘다 보니 아침식사를 제대로 하지 못하고, 저녁 늦게까지 일을 하거나 텔레비전을 보다가 야식(夜食)을 하는 습관에서 벗어나기 힘들다. 그 결과 저녁에 휴식을 취해야 하는 위장은 밤새 격무(激務)에 시달릴 수밖에 없다. 밤새 일을 하느라 지친 위장의 상태를 이해한다면 아침에 입맛이 없는 것은 어쩌면 당연하다.

저녁식사는 간단하게 하는 것이 좋다는 말은 《동의보감》에 자주 등장한다. 그만큼 건강에 미치는 영향이 크다는 방증이다.

'섭생을 잘하려는 사람은 그날과 그달에 금해야 할 것을 어기는 일이 없어야 하며 그해와 절기에 맞게 하는 것을 잊지 말아야 한다. 그날에 금해야 할 것은 저녁에 너무 배불리 먹지 말 것이며 그달에 금해야 할 것은 그믐께 몹시 취하지 말 것이고 그해에 금해야 할 것은 겨울에 먼 길을 걷지 말 것이며 일생 동안에 금해야 할 것은 밤에 불을 켜고 성교하지 말 것이다.'

'매일 밤 발을 씻고 자야 한다. 너무 배불리 먹는 것은 결국 이로울 것이 없다.'

'새벽에 한 그릇의 죽을 먹고 저녁밥은 지나치게 먹지 말 것이다.'

'술을 많이 마시면 혈기가 모두 문란해지며 기름기 없는 음식(담박한 음식)을 먹으면 정신이 자연히 안정된다. 밤에 양치하는 것은 오히려 아침에 양치하는 것보다 나으며 밤참을 먹는 것은 새벽밥을 먹는 것만 못하다.'

《동의보감》이 편찬되었던 시대에는 집집마다 전기(電氣)가 보급된 것도 아니고, 지금처럼 회식이나 야식이 없었다는 점을 고려한다면, 저녁식사를 많이 하는 것이 얼마나 몸에 무리를 주는지 이해할 수 있을 것이다.

백 명의 의사를 부르기 전에 저녁을 굶어라!   - 스페인 격언

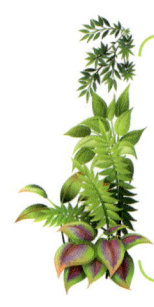

소식(小食)에 질병 없다

건강과 장수의 기본 요소

세계적인 장수촌인 파키스탄의 훈자마을 사람들의 장수 비결은 소식(小食)을 하면서 그 지역에서 나는 농산물을 먹는 것이다. 그들의 주식(主食)은 '짜파티'라는 음식인데, 이것은 도정하지 않은 밀이나 보리, 메밀, 수수 등을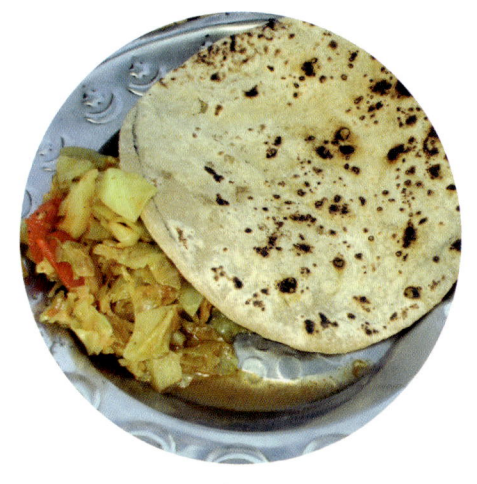
거칠게 가루 내어 반죽하고 납작하게 만들어 불에 구운 것이다. 훈자마을은 땅이 경사지고 농사지을 땅이 적어서 먹을 것이 귀해 채소나 발아된 씨앗, 살구, 포도 등을 주로 먹고 고기는 일 년에 고작

두어 번 정도 먹는다고 한다.

이 마을 사람들은 먹을거리가 귀하기 때문에 소식(小食)을 할 수밖에 없는 것인데, 바로 그 소식 덕분에 오래 사는 것이다. 훈자뿐 아니라 유명한 장수촌 사람들은 약속이라도 한 것처럼 소식을 실천하고 있다. 《동의보감》에도 소식이 수명을 길게 한다는 말이 나온다.

'서북방에 있는 사람들은 적게 먹기 때문에 오래 살고 병이 없으며, 동남방에 사는 사람들은 먹는 것을 좋아하여 수명이 짧고 병이 많다.'

사람은 태어날 때 조물주로부터 자신이 일생 동안 먹을 수 있는 음식의 양을 할당받는데, 평소에 많이 먹는 사람은 짧은 기간에 그것을 다 먹어버려서 수명이 짧아지고, 적게 먹는 사람은 오랜 기간 동안 조금씩 아껴 먹는 까닭에 수명이 길어진다는 이야기가 있다.

농담으로 흘려들을 수도 있겠지만, 그 속에 함축된 참된 의미마저 흘려버려서는 안 될 것이다. 옛날 종교인들의 경우나 과학적인 증거를 종합해보면, 인간은 습관적인 요구보다 훨씬 적은 양의 식사를 해도 충분히 건강하게 장수할 수 있다는 결론을 얻는다.

대부분의 사람들은 자신이 남보다 많은 일을 하기 위해서는 식사의 질(質)을 높여야 하고, 아울러 식사량이 많아야 한다고 생각한다. 또 몸에 좋다고 알려진 음식을 빠짐없이 챙겨 먹어야만 건강하리라는 믿음을 가지고 있다. 먹는 대로 전부 소화되고 흡수되어

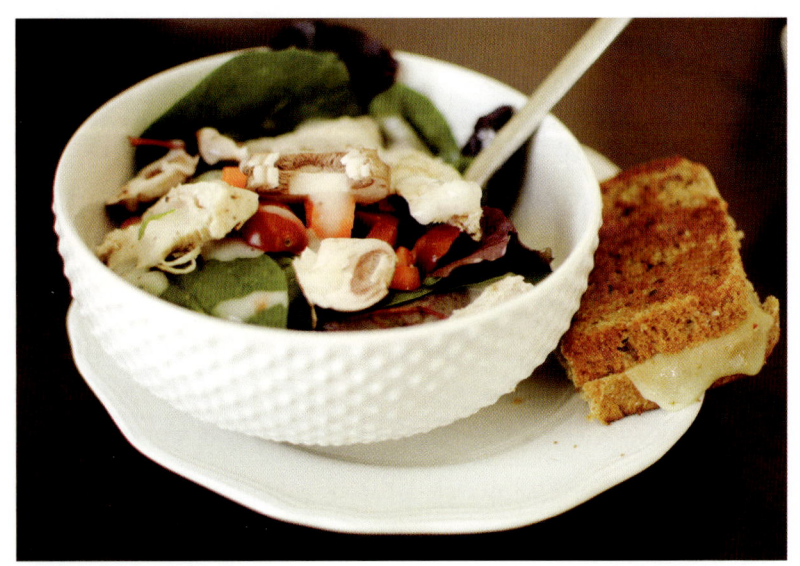

흔한 얘기로 모두 피가 되고 살이 되는 것이라면 이러한 믿음은 틀린 것이 아니다.

    그러나 연료가 너무 적게 들어가도 보일러의 운전이 힘들지만 연료가 너무 많이 공급되어도 보일러가 막혀서 불이 꺼져버리는 것처럼, 많이 먹는 것이 곧 건강을 의미하는 것은 아니다. 얼마나 많이 먹느냐가 중요한 것이 아니라, 먹은 것을 어떻게 얼마만큼 이용할 수 있느냐가 중요하다.

소식은 자연치유력을 강화하는 핵심

    자연치유력을 강화하는 핵심 요소는 양생(養生)과 해독(解毒)인데, 과식은 해독작용을 방해할 뿐 아니라 몸속에 독소를 증가시키는 역할을 한다. 일본의 자연의학자들이 흔히 쓰는 '섭취는 배설을 방해한다'는 말이 있다. 몸에 있는 에너지는 한정되어 있는데 섭취한 음식을 흡수하여 대사하고, 남는 것을 저장하기 위해 많은 에너지를 소모한 결과, 대사 과정에서 생긴 독소와 섭취한 음식에 포함된 독소를 배설하는 데에 어려움이 있다는 뜻으로 해석할 수 있다.

실제로 단식(斷食)을 하면 몸속에 있는 독소(환경호르몬 포함)의 배출이 증가하고, 검은색 숙변이 배설되는 것을 볼 수 있다. 반대로 과식을 하면 독소의 양이 증가하고 숙변이 쌓인다.

더욱 심각한 문제는, 과식으로 인한 영양과잉이 지방 축적으로 이어지고, 대부분의 환경독소(식품첨가물, 농약, 환경호르몬 등)는 지방에 녹아든다는 것이다. 그래서 뚱뚱한 사람은 그만큼 독소를 많이 가지고 살아가는 것이다.

지방에 녹아 있는 환경독소는 DNA를 손상시키고 정상적인 신진대사를 방해하는 작용을 하며, 아토피나 알레르기 등 면역과 관련된 질환을 일으키고 생활습관병으로 알려진 고혈압, 당뇨병, 암의 원인으로 지목되고 있다. 현대인이 섭취하는 음식에는 환경독소가 어느 정도 포함되어 있기 때문에 많이 먹을수록 독소의 양도 많아진다는 것을 깨달아야 한다.

이처럼 과식은 해독작용을 방해하고, 더불어 몸속에 독소의 양을 늘리기 때문에 과식을 하면 각종 질병에 쉽게 걸리며 자연치유력은 약해진다. 반대로 소식을 하면 몸속에 있던 독소가 배출되기 쉽고 섭취한 음식으로 유입되는 독소의 양도 많지 않기 때문에 소식은 건강하게 장수하는 비결이 되는 것이다.

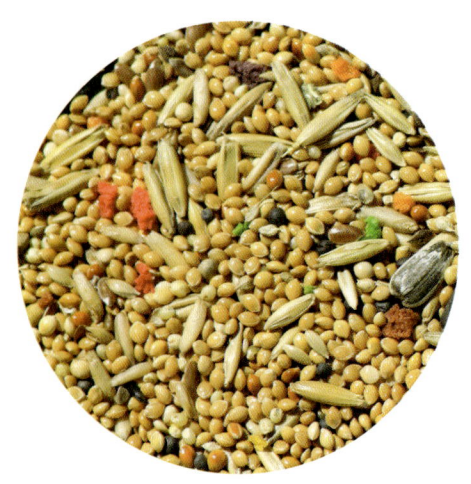

그러나 적게 먹는 것이 좋다고 하여 무작정 고기와 밀가루 음식처럼 몸에 좋지 않은 것을 적게 먹는 것은 오히려 몸을 망치게 할 수 있다. 소식을 할 때는 양생과 해독의 작용을 모두 갖추고 있는 통곡식과 과일, 견과류를 먹어야 한다.

〈소식을 하면 좋은 이유〉
- 통변이 좋아져 숙변이 배설된다.
- 머리가 맑아져 두뇌가 명석해진다.
- 수면 시간이 짧아진다.
- 피곤을 모르고 일을 할 수 있다.
- 미용에 좋다.
- 가정 경제에 도움이 된다.
- 식품공해에 대한 자위책이 된다.
- 각종 질병에서 자유로울 수 있고 치유력을 높일 수 있다.
- 장수를 약속한다.

— '니시 건강법' 중에서

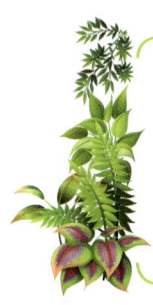

또 다른 과식!
골고루 먹어야 건강하다?

섞어 먹으면 썩는다

음식물이 완전히 소화되었을 때에 그 가운데 포함된 영양소들은 혈액에 흡수되어 에너지로 쓰이거나 조직을 수리하고 재생시키는 재료로 쓰인다. 그러나 완전히 소화되지 않은 음식물은 결코 몸의 영양소로 쓰이지 못한다.

불완전하게 소화된 음식물은 소화관 내에서 부패하여 독소를 발생시키거나 혹은 비정상적인 통로를 통하여 혈액에 흡수되어 몸의 조직을 파괴하고 귀중한 영양소(비타민, 미네랄, 효소)를 소모시키는 원인이 된다. 귀중한 영양소들이 소모되면 면역력은 약화되고 자연치유력도 떨어져 쉽게 질병에 걸린다.

음식물이 완전히 소화되지 못하는 원인은 무엇일까? 가장 큰 원인은 다양한 음식을 한꺼번에 먹는 것이다. 건강을 위해서는 골고루 먹어야 한다는 말이 상식인 양 알려져 있지만, 자연계에서 사

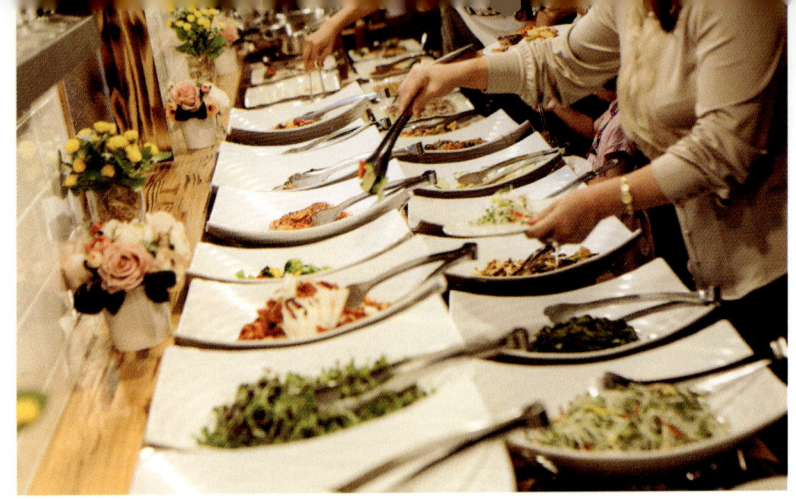

람처럼 다양하게 섭취하는 동물은 없다. 잡식성 동물이 있지 않느냐고 반문하는 사람도 있겠지만, 여기서 잡식성이라는 것은 이것저것 가리지 않고 먹는다는 뜻이지, 여러 종류의 음식을 한꺼번에 먹는다는 말이 아니다.

한꺼번에 여러 가지 음식을 먹으면 위장에서 부패가 일어난다. 특히 고기와 채소, 과일, 곡식 등을 섞어서 먹을 때에는 더욱 그렇다. 요즘 결혼식이나 돌잔치에 가면 대부분 뷔페(buffet) 음식을 먹게 되는데, 배불리 먹고 난 이후에는 가스가 차고 소화가 더디게 되는 현상을 누구나 한 번쯤 경험하였을 것이다. 인간의 위장은 만능기계가 아니라서 짧은 시간에 다양한 종류의 음식을 완벽하게 소화시킬 수 없기 때문에 나타나는 현상이다.

간단하게 먹을수록 좋다

인간은 초식동물과 육식동물의 소화기관을 모두 가지고 있는 것이 아니라는 사실을 기억해야 한다. 그럼에도 불구하고 인간은 사자, 기린, 돼지, 말, 원숭이의 음식을 모두 먹는다. 그뿐 아니라 밥상 위에 이 모든 것을 올려놓고 한꺼번에 먹는다. 이렇게 먹은 것은 소화 기관에 엄청난 부담을 지우며 체내에 독소를 만들어내고 엄청난 양의 에너지를 소모시킨다. 섭취한 음식물을 소화시키는 데에는 보통 체력의 30% 이상의 에너지가 소모되는데, 육류가 더해졌을 때는 40%까지도 필요하다.

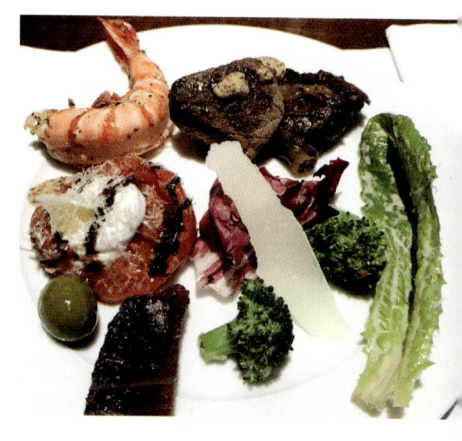

배불리 먹고 난 후에 졸음이 쏟아지는 것은 그만큼 소화에 많은 에너지가 쓰이고 있다는 증거이다. 특히 소화하기 어려운 음식이나 여러 종류의 음식을 한꺼번에 섭취했을 때는 에너지 소모량이 늘어날 수밖에 없고, 완전히 소화되지 못한 음식에서 나오는 독성 물질은 9m나 되는 장을 거치는 동안 일부 흡수되기도 하고 장 점막을 자극하여 염증을 일으키기도 하여 건강에 무척 해롭다.

따라서 질병을 앓고 있는 사람은 한꺼번에 여러 음식을 골고루 먹는 것을 절대 삼가야 한다. 체력을 길러야 한다며 무조건 많이 먹고 골고루 먹어야 한다는 생각은 결코 이성적이지 않다. 골고루 먹으면 과식으로 이어질 가능성이 높고, 그 결과 소화되지 못한 음식이 부패하면서 발생하는 독소는 면역력과 자연치유력을 약화시키기 때문이다.

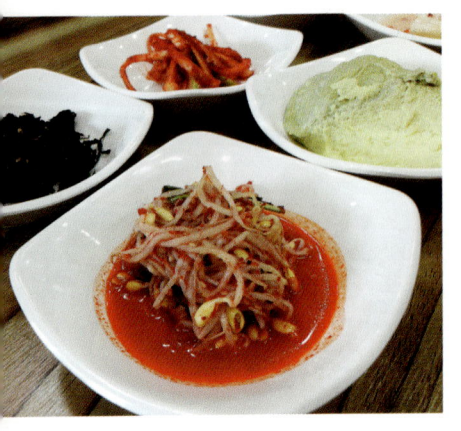
양생(養生)과 해독(解毒)의 입장에서 보더라도, 골고루 먹는 것은 몸에 있는 독소를 해독하기는커녕 독소를 가중시키는 일이며, 독소를 해독하기 위해 영양소와 체력을 소모하므로 양생과 해독에 전혀 도움이 되지 않는다.

반찬은 신선한 것으로 3~4가지가 적당하다. 매일 새로운 반찬을 올릴 수 있다면 1~2가지로도 충분하다. 음식의 종류를 간단하게 하고 소식(小食)을 한다면 수일 내에 몸이 좋아지는 것을 느낄 수 있다.

건강을 회복하기 위해 노력한다면 식욕을 제어하고 천천히 먹고, 한 끼에 몇 가지 음식만 먹는 것이 필요하다. 한 끼에 여러 가지를 먹는 것은 건강 원칙에 맞지 않다. 매우 짜증스럽거나 만사가 제대로 되지 않는다고 느끼는 것은 아마도 너무 여러 가지 음식을 먹기 때문일 수 있다.

- 엘렌 G. 화잇

단식의 놀라운 효능

가장 신속한 해독법

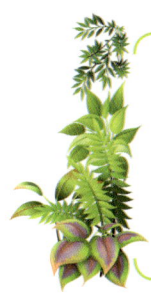

세상에서 가장 무거운 것은 눈꺼풀이라는 말이 있다. 아무리 힘이 센 사람도 피곤할 때 내려오는 자신의 눈꺼풀을 들어 올릴 수 없다. 하지만 한숨 푹 자고 나면 그렇게 무겁던 눈꺼풀은 깃털만큼 가벼워진다. 이것은 잠을 자는 동안 손상되었던 조직이 재정비되고 각종 독소가 해독되었기 때문이다. 이처럼 수면 시간은 독소를 제거하고 몸을 재생시키는 아주 중요한 시간이다. 현대인들은 이 시간을 충분하게 활용하지 못하기 때문에 여러 질병에 시달리는 것이다.

독소를 제거하고 몸을 재생시키는 데는 시간도 필요하지만 해독의 효과를 극대화시키는 방법도 필요하다. 여러 방법 가운데 가장 효과가 좋은 것을 꼽으라고 한다면 바로 '단식'이다.

옛날 사람들은 정신적, 정서적, 육체적 능력을 최고조로 끌어올

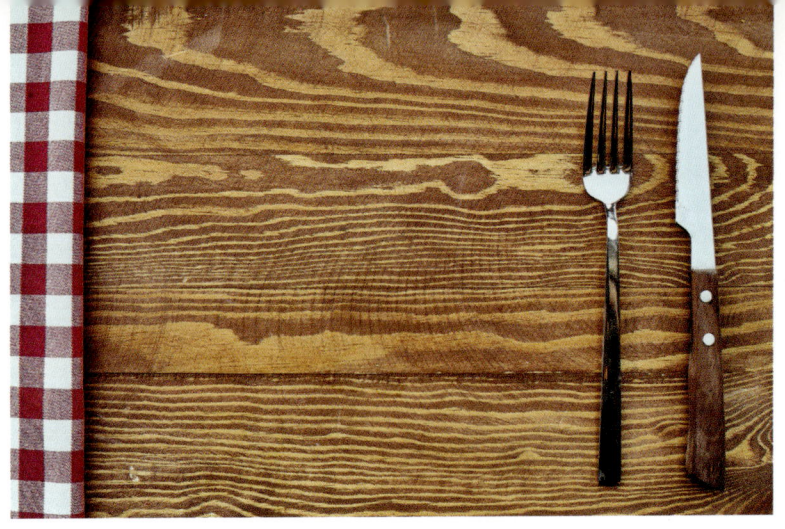

리기 위해서는 신체의 일부, 특히 소화기를 쉬게 하는 것이 필수적임을 알고 있었다. 몸속에 쌓여 있는 독소와 노폐물을 밖으로 내보내려면 많은 시간과 에너지가 필요한데, 단식을 하면 그러한 대청소 작업이 수월해지기 때문이다.

몸은 독소를 제거하기 위해 많은 에너지를 필요로 하는데, 단식을 하면 소화에 에너지를 사용하지 않아도 되므로 그만큼 해독하는 데에 에너지를 충분하게 사용할 수 있다. 동물들이 아플 때 스스로 먹이 먹는 것을 중단하는 것도 한정된 에너지를 독소를 제거하는 쪽으로 전환시켜야 하기 때문이다.

이처럼 단식은 몸에 있는 독소와 각종 노폐물을 제거하는 가장 확실한 방법이다. 지금까지 줄곧 강조한 대로 자연치유력은 해독과 양생이라는 두 축이 원활하게 작동할 때 강화되는데, 우선순위를 정해야 한다면 양생보다는 해독이 먼저이다. 몸에 있는 독소가 제거되지 않은 상태에서는 그 어떤 양생의 방법을 동원한다 해도 효과를 볼 수 없기 때문이다.

칼을 쓰지 않는 수술

단식 중에 우리 몸이 스스로 몸 안의 조직을 녹여 생명을 유지하는 비상활동을 의학적 용어로 자가융해(自家融解)라고 한다. 즉, 외부로부터 영양물질의 공급이 중단되었을 때 자신의 신체조직에서 영양물질을 빼내어 사용하는 현상이다. 다행스럽게도 자가융해는 병적 조직에서 가장 먼저 일어나고 그 다음은 축적된 지방이며 마지막으로 근육에서 일어난다.

건강검진 중에 암이 발견되었는데 불행하게도 말기암으로 판명된 사람이 있었다. 방사선이나 항암제 치료도 소용이 없을 정도로 심각하여 의사로부터 인생을 차분하게 정리하라는 사형선고를 받게 된다. 그는 절망에 빠져 고향으로 내려가서는 물 이외에는 아

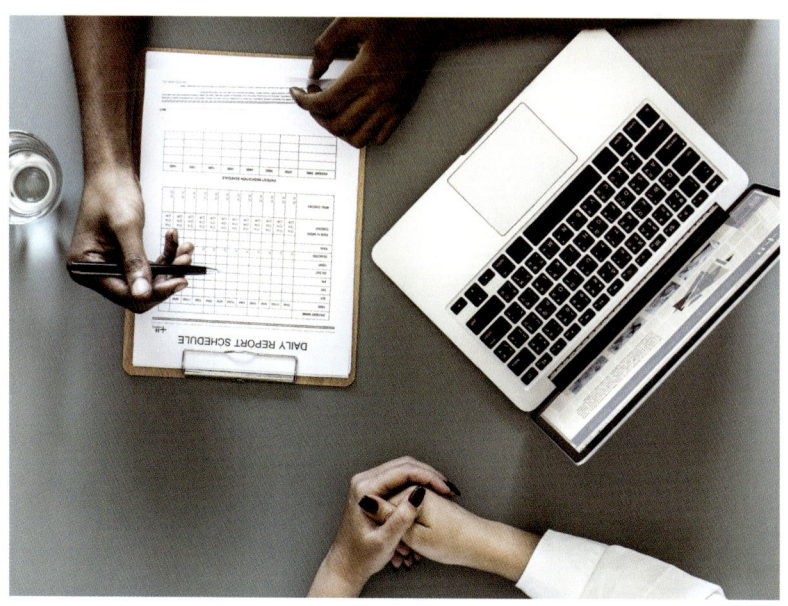

무엇도 먹지 않고 죽음을 기다린다. 그런데 하루 이틀 시간이 지나면서 증상이 악화되는 것이 아니라 몸이 좋아지는 것을 느끼게 된다. 몸은 말라갔지만 얼굴에서는 윤기가 흐르고 기분도 차츰 나아졌다.

이상하게 생각한 그는 한 달여 후에 재검사를 받았고 종양의 크기가 줄어들었다는 결과를 듣게 된다. 어떻게 이런 일이 일어났을까? 단식을 하는 과정에서 자가융해 현상이 일어나 암 조직이 줄어든 것이다. 사실 관심이 없어서 몰랐을 뿐, 이와 같은 일은 흔하게 일어난다. 암이나 불치병으로 인생을 마무리하는 과정에서 단식의 기적을 체험한 사람들이 많다.

쉽게 할 수 있는 단식법

단식의 방법은 다양하다. 물만 마시면서 하는 경우도 있고, 과일이나 채소 주스를 마시면서 하는 경우, 요즘에는 효소 제품을 응용하는 경우도 있다. 단식을 처음 접하는 사람들은 식사를 하지 않는다는 것에 대한 두려움이 있어 실행하

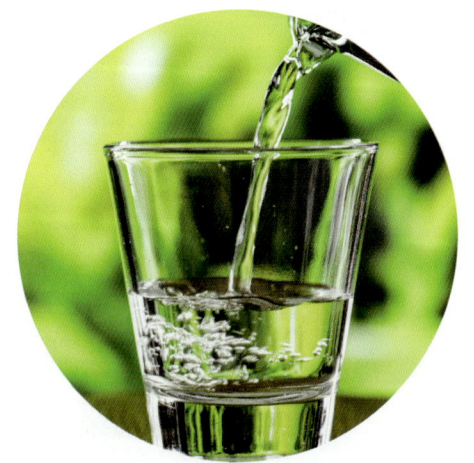

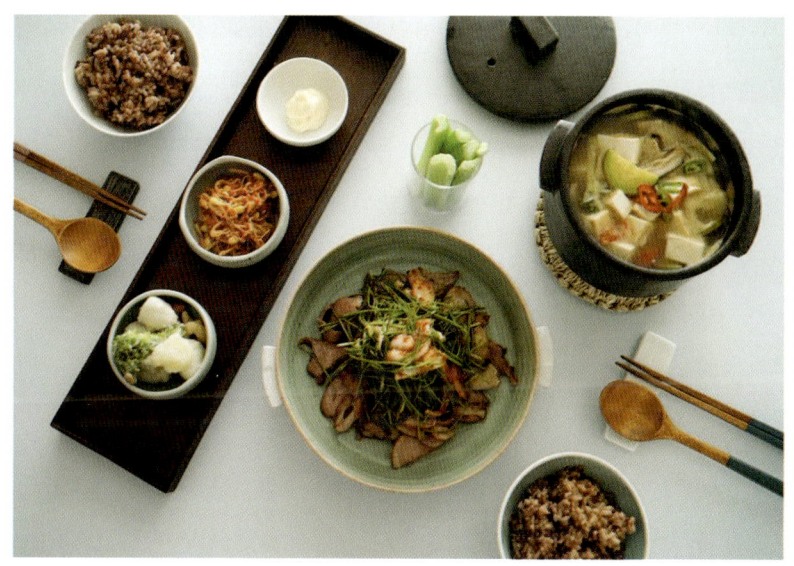

　기까지 고민을 많이 한다. 그래서 일상생활을 하면서도 간단하게 단식의 효과를 얻을 수 있는 방법을 소개하겠다.

　바로 저녁식사를 하지 않는 것이다. 보통 도시인들은 출근 시간에 쫓겨 아침식사를 거르거나 간단하게 먹는 경향이 있다. 그 결과 점심과 저녁에 너무 많이 먹게 되고, 더구나 늦은 시간에 저녁식사를 하는 경우가 많다. 앞서 설명한 대로 잠자는 시간은 몸을 재생하고 독소를 제거하는 데에 이용되어야 한다. 하지만 늦은 시간의 과식은 몸을 재생하고 해독하는 기능을 마비시켜 붓거나 찌뿌드드한 몸으로 아침을 맞게 한다. 조직의 재생과 독소의 배출이 완벽하게 이루어지지 않은 결과이며, 그래서 아침에 입맛이 없는 것은 당연하다. 이와 같은 생활패턴은 면역력과 자연치유력을 약화시키기 때문에 병에 걸렸을 때 잘 낫지 않게 한다.

저녁 금식이 필요한 것은 바로 이 때문이다. 저녁식사를 하지 않으면 위장은 12시간 정도 휴식을 취하게 되고 그동안 조직의 재생과 독소의 배출이 이루어져 몸은 한결 가벼워진다. 일주일이나 보름 동안의 단식을 하지 않더라도 효과는 그에 못지않게 좋다. 일상생활을 조정하지 않으면서도 할 수 있고, 무엇보다도 힘들지 않다는 것이 장점이다.

〈강제환우(強制換羽)〉

양계장의 닭은 달걀에서 깨어나 8개월쯤 되면서부터 알을 낳기 시작한다. 그로부터 1년 반 정도 지나면 닭은 알을 낳지 않게 되어 그대로 처분된다. 그런데 어떤 농학박사가 닭에게 15일 동안 단식을 시켰더니 닭은 날개 깃털이 모두 빠진 뒤 다시 새 깃털이 나기 시작했다. 그리고 닭은 다시 알을 낳기 시작했다. 단식 덕분에 신진대사가 활발해지면서 몸의 기능이 되살아났기 때문이다.

이것은 닭뿐만 아니라 모든 동물에게 공통된 시스템이다. 단식 덕분에 아토피가 낫고 기미나 주근깨가 없어지고 생리가 다시 시작되고 백발이 검어지고 벗어진 머리가 다시 나기 시작한 예는 적지 않다.

— 이시하라 유우미(의학박사)

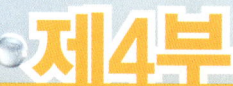

제4부
아무 물이나 아무 때나 마시지 마라

물이 수명(壽命)을 결정한다
얼마나 마셔야 할까?
마시는 시간도 중요하다
건강을 해치는 건강음료
향기로운 독소 카페인
술독[酒毒]에서 빠져나와라

물이 수명(壽命)을 결정한다

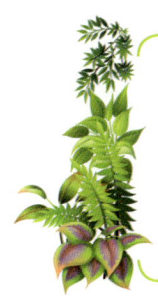 **물은 생명의 근원**

인체의 70%는 물로 이루어져 있다. 우리 몸을 구성하는 세포는 물속에 잠겨 있는 섬이라고 할 수 있으며, 우리가 먹는 음식을 소화·흡수하고 영양분으로 만들어 세포에 공급하는 것도 물이 있어야 가능하다.

이렇게 물은 매우 중요한 역할을 하며 물의 질이 떨어지거나 양이 부족하면 건강에 막대한 영향을 주기 때문에 물을 생명의 근원이라고도 한다. 세계보건기구(WHO)에서 깨끗한 물만 마셔도 현재 인류가 앓고 있는 질병의 80%를 퇴치할 수 있다고 할 정도로 물은 보약(補藥) 같은 존재이다.

약재의 특성을 다루고 있는 《동의보감》의 〈탕액편(湯液篇)〉을 보면 다양한 약초를 설명하기에 앞서 물의 종류와 특성에 관하여 설명하고 있다. 이는 물을, 몸을 구성하는 요소의 하나로만 여긴

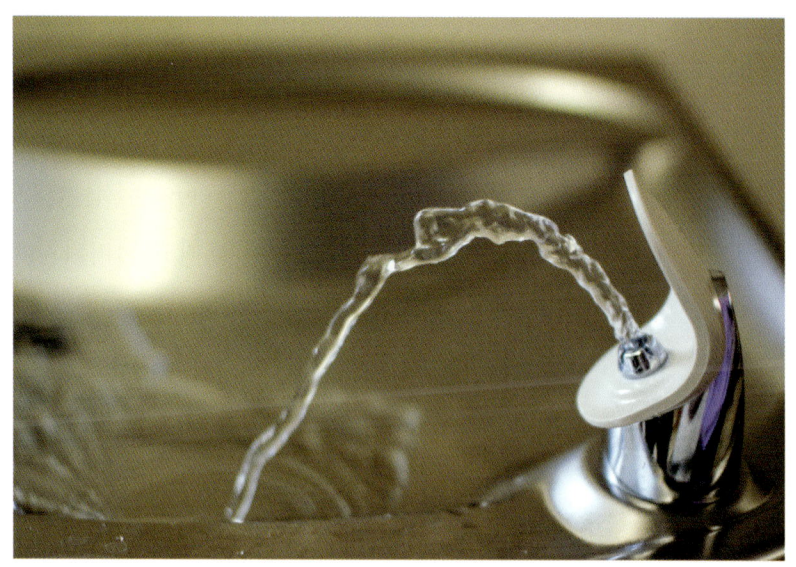

것이 아니라 질병을 치료할 때 가장 중요시해야 하는 치료제로 보았기 때문이다.

《동의보감》에서는 물의 중요성을 다음과 같이 기록하고 있다.

'물은 일상적으로 쓰는 것이라고 하여 사람들이 흔히 홀시하는데 그것은 물이 하늘에서 생겼다는 것을 알지 못하기 때문이다. 사람은 물과 음식에 의해서 영양된다. 그러니 물이 사람에게 중요한 것이 아니겠는가. 사람은 살찐 사람도 있고 여윈 사람도 있으며 오래 사는 사람도 있고 오래 살지 못하는 사람도 있다. 이런 차이가 생기는 원인은 흔히 수토(水土)가 같지 않기 때문이다.'

《동의보감》에서는 물의 종류를 33가지로 구분하였는데, 땅속

깊이 있는 물줄기에서 나오는 우물물이 가장 좋고, 강이나 하천을 따라서 스며 들어온 것이 그다음이라고 했다. 반면 사람들이 밀집하여 사는 곳에 있는 도랑의 더러운 물이 우물에 스며들면 건강에 좋지 않다고 하였다. 또한 병을 치료하는 데에는 맑은 샘물[淸泉]을 새로 길어다가 써야 하며, 한곳에 고여 있어서 흐리고 더러워지며 미지근한 물을 쓰면 효과가 없을 뿐 아니라 오히려 사람에게 해로워 쓰지 않는 것이 좋다고 하였다.

토질이 수질을 결정한다

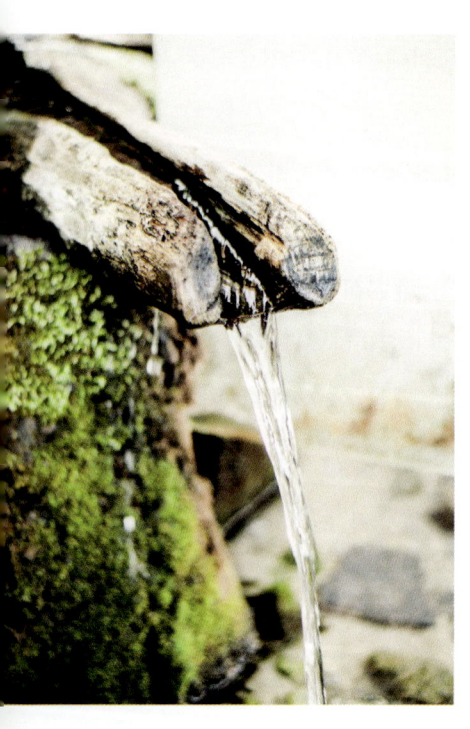

약이 되는 좋은 물은 어떤 것일까? 결론은 《동의보감》에서 언급한 대로 우물물이다. 우물물은 땅속 깊숙한 곳에 있는 지맥(地脈)에 근원을 두고 있어 땅에 있는 각종 미네랄과 산소가 풍부하게 녹아 있다. 빗물이 땅속으로 스며들면서 흙에 의해 독소가 걸러지고 흙에 있는 좋은 성분들이 물에 녹아든다. 수토(水土)의 차이 때문에 수명(壽命)이 달라진다는 《동의보감》의 언급은 우물 주변의 토질이 그만큼 중요하다는 것을 뜻한다.

앞서 '곡식은 빨대'라는 장에서 언급했듯이 곡식은 땅에서 빨아들인 다양한 미네랄을 그것을 섭취하는 사람에게 전달하는 빨대와 같은 역할을 한다. 따라서 화학비료를 사용하지 않고 유기농으로 농사를 지은 땅에서 나는 곡식에 미네랄이 풍부하며, 이런 곡식을 먹었을 때 건강해지고 수명이 길어진다.

그런데 물도 곡식처럼 빨대와 같은 역할을 한다. 빗물이 땅속으로 스며들면서 흙과 암반 속에 있는 미네랄을 녹이면 사람은 우물물이나 지하수, 약수의 형태로 그것을 섭취하기 때문이다. 물이 나는 주변의 토질이 중요한 이유가 바로 이것이다. 어떤 사람이 말하기를 물에는 기억하는 능력이 있어 토질에서 나오는 기(氣)를 담고 있다고 하는데, 실제로 그렇다면 물이 나오는 지역의 특성은 더욱 중요해진다.

결론적으로 보약이 되는 좋은 물은 공기가 깨끗하고 산림이 우거진 지역에서 나오는 물이다. 요즘처럼 오염된 토양에 있는 우물물이나 지하수에는 흙에 있는 '약성분'이 없을 뿐 아니라 각종 독소가 녹아 있어 건강에 해를 끼칠 수 있다. 수돗물도 마찬가지이다. '사람들이 밀집하여 사는 곳에 있는 도랑의 더러운 물이 우물에 스며들면 건강에 좋지 않다'는 《동의보감》의 언급처럼 우리가 마시는 수돗물은 도시와 접해 있는 강물에서 만들어지기 때문에 건강에 해롭다.

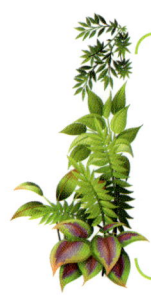

얼마나 마셔야 할까?

물 부족은 심각한 문제

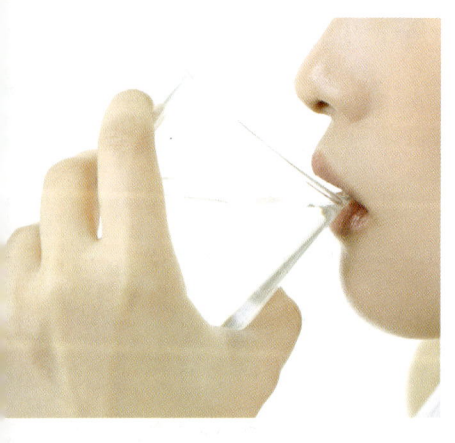

영국 격언에 '물을 마시고 있으면 병이 나지 않고 빚도 지지 않는다'는 말이 있다. 물을 적당하게 마시면 병에 걸리지도 않고 따라서 치료비가 들지 않으므로 빚을 지지 않는다는 뜻이다. 독일의 리프만(Lipmann, F. A.) 박사도 '생수를 마시는 것은 병을 치료하는 합리적 자연요법이다'라고 강조하였다.

이와 같은 격언이 아니라도 물이 건강에 중요하다는 것은 이제 누구나 알고 있는 상식이다. 특히 물은 몸에 필요한 물질을 공급하는 양생의 기능과 몸 안에 있는 독소를 배출시키는 해독의 기능이 있어서, 질병을 치료하는 데 있어 좋은 물을 마시는 것은 매우 중요하다.

물이 부족하면 섭취한 영양소가 간으로 운반되는 것이 어려워진다. 또한 물이 부족하면 간에서 만들어진 효소와 호르몬은 그것들을 필요로 하는 곳으로 갈 수 없다. 혈액의 대부분이 물로 이루어져 있기 때문이다. 물이 부족하면 세포에서 에너지를 만드는 데에도 문제가 생기고, 대사 과정에서 생성되는 요산이나 암모니아 등의 독소를 배출하는 것도 어려워진다. 물이 부족하여 탈수증이 나타나면 전해질의 균형이 깨져 심한 갈증과 정신이상, 경련이 일어나기도 한다. 이처럼 물의 부족은 인체의 기능을 엉망으로 만들 수 있는 심각한 문제이다.

활동량을 늘리는 것이 먼저

물을 많이 마시면 자연치유력이 강화되기 때문에 가급적 많이 섭취하는 것이 좋다. 하지만 물을 마시는 양은 사람에 따라 달라져야 한다. 과학자들은 하루에 8잔 정도의 물을 마셔야 건강에 좋다고 주장하는데, 맞는 말이기는 하지만 이것은 개인차를 고려하지 않은 주장이다.

신진대사가 왕성할 때는 양생과 해독의 기능도 활발해지므로 섭취하는 물의 양도 당연히 늘어나야 한다. 노인보다 아이들이 물을 많이 마시는 것은 나이가 어릴수록 신진대사가 왕성하기 때문

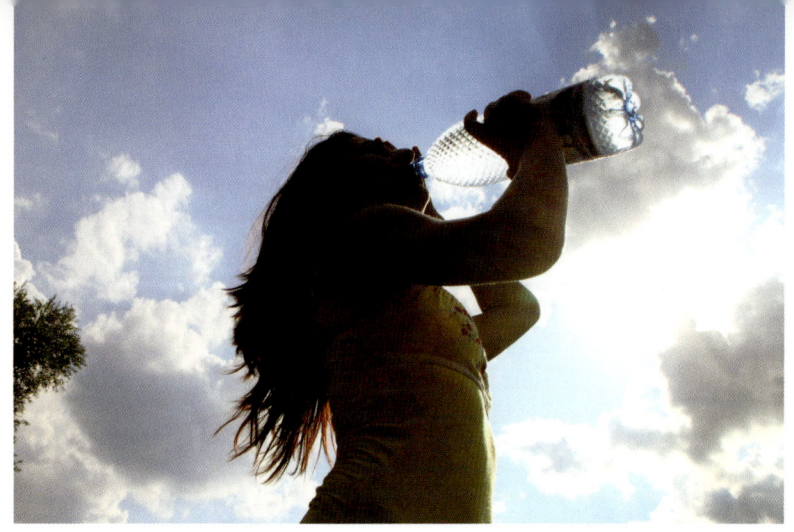

이다. 여성보다 남성의 신진대사가 활발하기 때문에 남성의 물 섭취량이 많고, 사무실에서 일하는 사람보다 건설현장에서 일하는 사람의 물 섭취량이 많다.

이런 차이를 고려하지 않고 하루에 물 8잔을 마셔야 한다는 식으로 결론을 내리는 것은 올바르지 않다. 물도 음식이기 때문에 몸 속으로 들어가면 에너지를 소모하는 대사 과정을 거쳐야 하므로 활동량이 많지 않고 신진대사가 활발하지 않은 사람이 물을 과다하게 마시면 오히려 해가 된다는 것을 명심해야 한다.

물을 8잔 이상 마시려면 그에 맞는 활동량이 뒷받침되어야 한다. 규칙적으로 운동을 하면 누가 물을 마시라고 강요하지 않아도 자연스럽게 마시게 된다. 결국 물의 섭취량은 활동량에 비례하여 증가하는 것이다. 따라서 건강에 필수적인 물을 많이 마시기 위해서는 또한 건강에 필수적인 운동을 해야 한다.

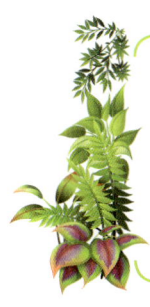

마시는 시간도 중요하다

건강을 말아먹는 국

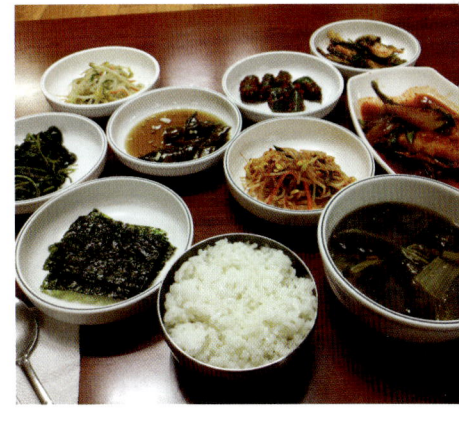

아무리 좋은 물이라도 식사 중에 마시는 것은 절대 삼가야 한다. 우리나라 사람 중에는 국이 없으면 밥이 넘어가지 않는다고 하는 사람이 많다. 그래서 집에서나 음식점에서 거의 빠지지 않는 것이 국이다. 밥을 물에 말아 먹는 사람도 있고, 식사 후에는 반드시 한 컵 가득 물을 마셔야 소화가 된다고 하는 사람도 있다. 어떤 사람들은 물을 안 마시는 대신 커피나 음료수를 마신다.

식사와 함께 국을 먹거나 물을 마시면 음식을 잘 씹을 수가 없다. 밥을 입에 넣고 바로 국을 마시면 그냥 술술 넘어간다. 씹을 필요가 없기 때문에 당연히 분비되는 침의 양도 줄어든다. 잘 씹지 않아서 섭취한 음식에 침이 섞이지 않으면 음식은 1차 소화 과정을 그냥 넘어가는 꼴이 되고, 그만큼 위장에서 할 일이 많아져 위장은 과로에 빠지게 된다.

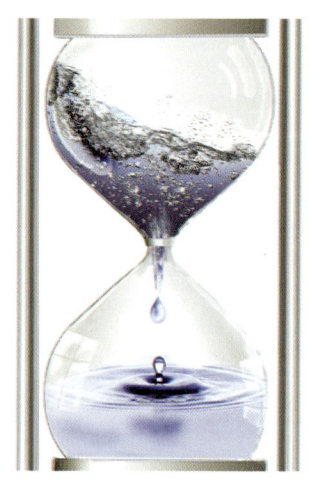

그뿐 아니라 국과 물이 위산을 희석시켜 위장의 소화작용을 직접적으로 방해한다. 위산이 분비되어 위장의 산도가 pH 2 정도의 강산성으로 되어야 단백질을 분해하는 효소가 활성화된다. 그런데 국이나 물이 위산을 희석시키면 수분이 흡수될 때까지 위장은 활동을 멈추게 되고 그만큼 음식물의 소화는 늦어질 수밖에 없다. 특히 단백질의 소화가 늦어지면 완전하게 분해되지 않은 단백질의 부산물이 혈액으로 흡수되어 각종 알레르기를 일으킨다.

위산은 칼슘이나 마그네슘 같은 미네랄을 이온화하여 흡수를 용이하게 하는 역할도 하는데, 식사와 함께 들어간 국과 물은 이러한 작용도 방해한다. 이처럼 식사와 함께 국이나 물을 마시는 것은 위장을 혼란에 빠뜨린다. 또한 줄곧 설명한 대로 위장은 몸의 뿌리에 해당하므로 위장에 병이 들면 그 영향은 몸 전체에 미친다.

그러므로 식전 30분부터 식후 2시간까지는 물을 마시지 않는 것이 좋다. 이렇게 하면 섭취한 음식물이 소화액과 잘 섞일 수 있고 소화하는 데에 부담을 주지 않아 에너지 소모도 줄어들게 된다.

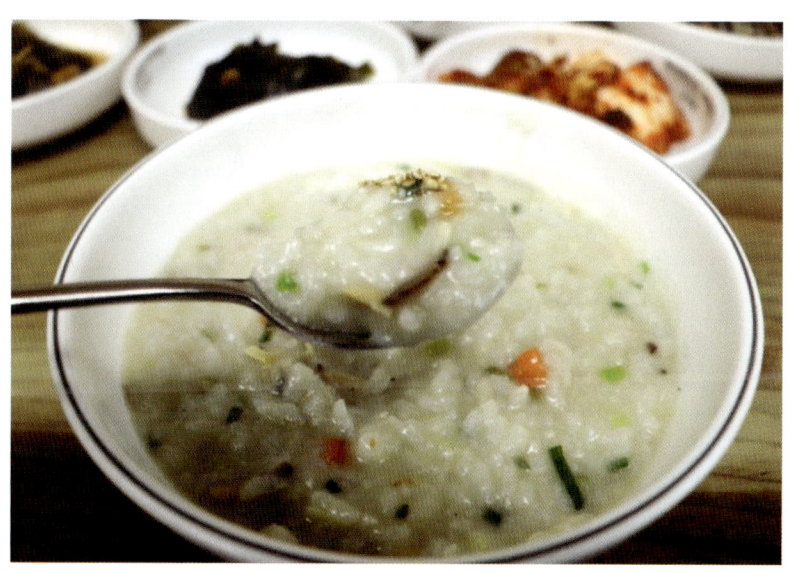

식사와 함께 물을 마시면 소화하는 데 시간이 더 걸리므로 에너지 소모량이 늘어나게 되고 몸은 더 피곤해진다.

수분이 적은 식사가 좋다

음식물에 포함된 수분의 양이 적을수록 소화시키는 데 부담이 적다. 하지만 우리나라 사람들은 습관적으로 식사와 함께 물을 섭취하기 때문에 수분이 적은 식사를 권하는 것이 쉽지 않다. 나이가 많거나 몸이 아픈 사람들에게는 더욱 그렇다. 병원 주위에서 죽 전문점을 쉽게 찾을 수 있는 것도 이와 관계가 있다.

그러나 죽과 같은 유동식을 먹더라도 입에서 잘 씹어 넘기는

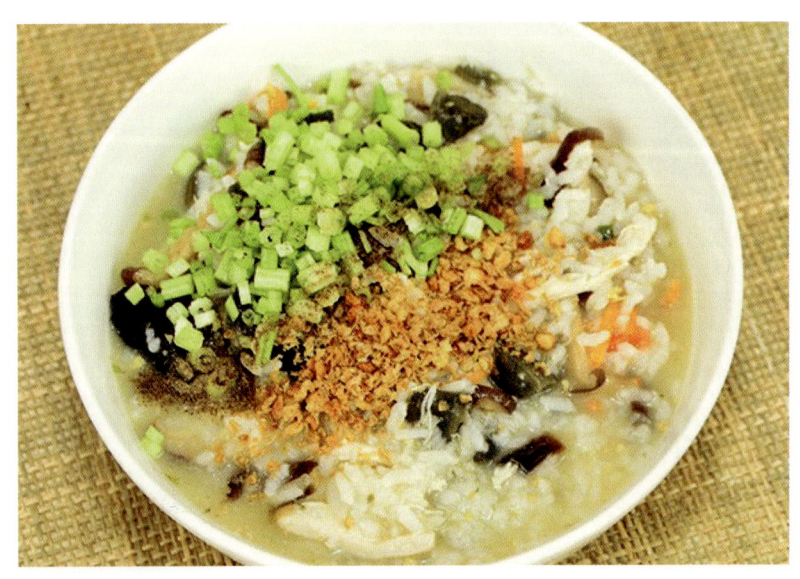

것이 필요하다. 씹어야 한다면 죽을 먹을 필요가 없지 않느냐는 반문이 나올 수 있겠지만, 침과 섞이지 않은 음식은 소화에 부담이 되기 때문에 정말로 건강을 위해서라면 죽이라도 씹어서 넘겨야 한다.

지금 당장 비교해보기 바란다. 죽을 입에 떠 넣는 즉시 씹지 않고 그냥 삼켰을 때보다 씹어서 침과 잘 섞인 상태로 넘겼을 때에 속이 더 편하다는 것을 알 수 있을 것이다. 하지만 죽을 씹는다고 해도 여전히 수분의 양이 많은 것은 어쩔 수 없기 때문에 수분이 없는 음식보다는 소화에 부담을 준다. 따라서 씹을 수만 있다면 환자라도 수분이 적은 식사를 하는 것이 몸을 회복하는 데에 도움이 된다.

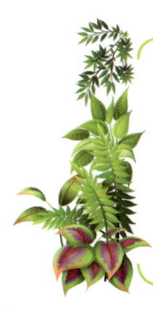

건강을 해치는 건강음료

신진대사에 필요한 공간

사람의 몸 안으로 들어오는 것은 모두 신진대사에 영향을 준다. 특히 공기와 음식은 신진대사에 필요한 기본 물질이기 때문에 인체에 가장 적합한 것이어야 한다. 즉, 해독(解毒)과 양생(養生)의 기능을 가지고 있어야 신진대사를 원활하게 한다.

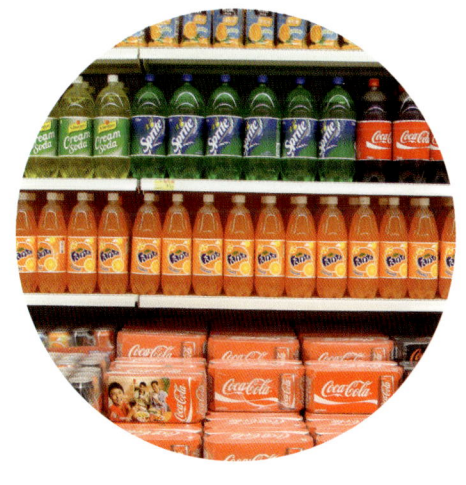

해독과 양생의 기능이 있는지 어떻게 알 수 있을까? 답은 비교적 간단하다. 자연적인 것은 대체로 해독과 양생의 기능이 있다.

자연적인 음식과 공기는 신진대사를 활성화시켜 몸을 건강하게 하며 병에 걸렸을 때는 자연치유력을 강화하여 회복을 촉진한다.

마시는 물도 자연이 준 그대로의 것을 선택해야 한다. 일단 인간의 편리와 입맛을 만족시키기 위해 가공(加工)을 하면 몸에 좋은 영양소는 없어지고 독소는 많아져 해독과 양생의 기능이 약해진다. 탄산음료와 과일음료가 그렇고 카페인과 알코올이 포함된 음료도 마찬가지이다.

물은 세포가 신진대사를 하는 공간이다. 인체의 70%가 물로 채워져 있을 만큼 대단히 넓은 공간이다. 해독과 양생의 기능도 물이라는 공간에서 이루어진다. 혈액과 조직이 만들어지고 영양소와 호르몬, 효소가 운반되는 것은 물이 가지는 양생의 기능이다. 소변과 대변, 땀을 통해 독소와 노폐물을 제거하는 것은 물만이 할 수 있는 해독기능이다. 그런데 이렇게 중요한 공간이 부족해지거나 독소가 점령하고 있다면 세포의 신진대사는 엉망이 될 것이고 그 결과로 질병이 찾아온다.

뼈는 약하게 살은 찌게

당뇨병을 치료하는 의사들 사이에서는 '코카콜로나이제이션(Coca-colonization)'이란 말이 통용되고 있다. 즉, 탄산음료의 급속한 보급이 비만을 부르고 당뇨병을 유발한다는 것이다.

콜라에 많이 들어 있는 인산염을 과잉섭취하면 몸에 필요한 칼슘, 철분, 아연 등이 몸 안으로 흡수되지 않고 빠져나가며, 그 결과 성격이 공격적으로 변하고 집중력이 떨어지며 뼈도 약해진다. 탄산음료를 많이 마시는 아이들에게 알레르기성 질환이 증가하는 것도 탄산음료를 마실 때마다 귀중한 영양소가 빠져나가기 때문이다.

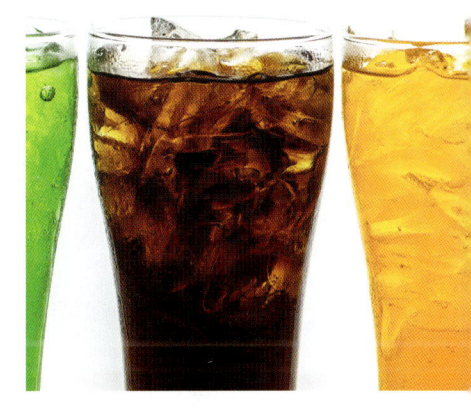

 탄산음료가 몸에 좋지 않은 또 다른 이유는 탈수현상을 일으키기 때문이다. 탄산음료에 포함된 카페인이 이뇨작용을 촉진하여 탈수현상이 일어난다. 몸 안에 물이 부족해지면 원활한 신진대사가 이루어지지 않기 때문에 기운이 없어지는 증상이 생기는데, 심하면 생명이 위험할 수도 있다.

설탕은 듬뿍, 영양은 찔끔

 사람들은 흔히 과일음료나 채소음료가 건강에 좋을 것이라고 생각한다. 그래서 아이들에게 탄산음료는 먹이지 않아도 과일, 채소음료는 선뜻 내주곤 한다. 비록 100% 과즙, 채소즙은 아니지만 어느 정도 건강에 도움이 되고, 탄산이나 초콜릿이 함유된 음료보다 훨씬 좋을 거라고 여기기 때문이다.

 하지만 과일, 채소음료도 건강에 좋지 않기는 마찬가지이다. 인

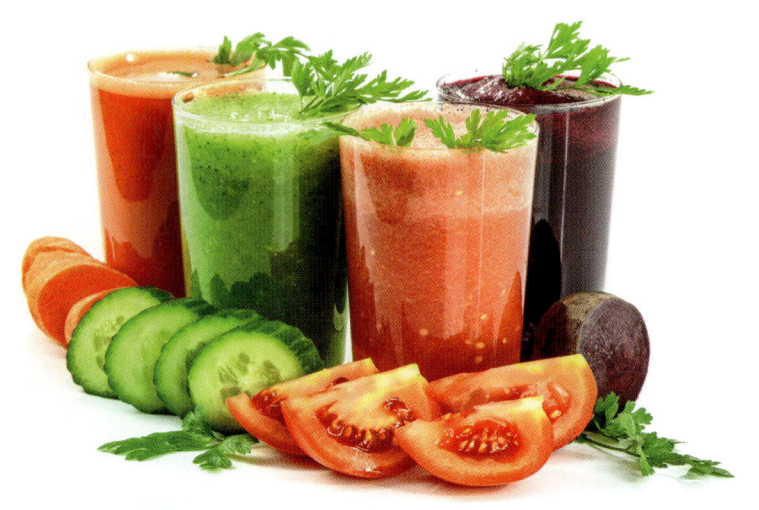

간이 가공한 것이 대체로 그렇듯이 과일, 채소음료 또한 영양소는 부족하고 몸에 해로운 물질이 다량 함유되어 있기 때문이다. 한마디로 고열량, 저영양 식품인 것이다.

   과일, 채소음료는 과일과 채소를 가열하여 착즙한 원액을 희석해서 만든 것이므로 비타민과 미네랄의 함량이 턱없이 부족할 뿐 아니라 본래 과일과 채소가 가지고 있는 식물효소와 피토케미컬도 사라진 상태이다. 게다가 맛을 내기 위해 설탕과 과당, 향료와 색소를 첨가하기 때문에 각종 성인병의 주원인이 된다.

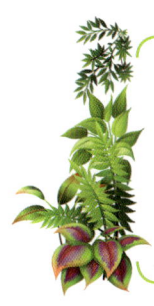

향기로운 독소 카페인

대한민국은 커피 공화국

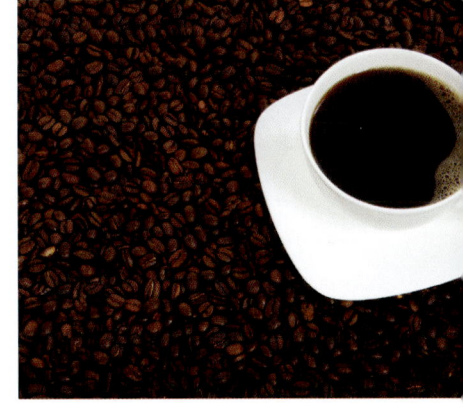

현재 대한민국에서는 '총성 없는 전쟁'이 한창이다. 바로 커피 전쟁이다. 100원짜리 커피믹스부터 한 잔에 4만 원이 넘는 코피루왁(사향고양이 배설물에서 나온 원두로 만든 커피)까지 종류도 다양하다.

우리나라에 커피가 들어온 것은 1890년 전후이며 고종황제가 처음 마신 것으로 알려져 있다. 커피가 대중화된 것은 한국전쟁 이후 커피믹스가 보급되면서인데, 이후 커피 산업은 꾸준히 성장하여 현재는 연매출 1조 원이 넘는다고 한다. 속속 들어서는 커피전문점은 성별과 연령에 관계없이 만남의 장소가 되었고 카페를 사무실

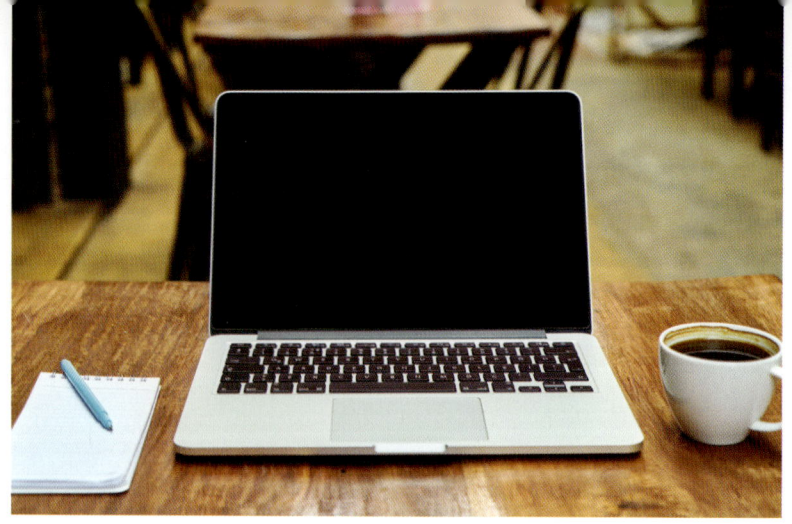

로 삼는 코피스(coffice)족까지 출현했다.

이제 커피는 현대인들에게 가장 인기 있는 음료가 되었다. 그래서 커피를 마시지 않으면 이상한 사람으로 취급받기도 하는데 정말 그럴까? 답을 얻기 위해서는 커피를 마시는 이유를 생각해보아야 한다.

약(藥)일까? 독(毒)일까?

대체로 음식이나 음료를 선택하는 첫 번째 기준은 맛이고, 다음은 그것이 몸에 미치는 영향이다. 커피를 처음 마시는 사람은 쓰고 맛이 없다고 생각할 수 있지만 한두 번 마시다 보면 익숙해져서 나중에는 맛있다고 느낀다. 더구나 현재 판매되는 커피는 맛을 개량한 것이어서 입맛을 사로잡기에 충분하다. 커피가 몸에 미치는 영향은 어떨까? 커피의 주성분인 카페인은 교감신경을 흥분시켜 졸음과 피로를 쫓는 효능이 있다. 이러한 커피의 맛과 효능이 대중의 입맛을 유혹하는 것이다.

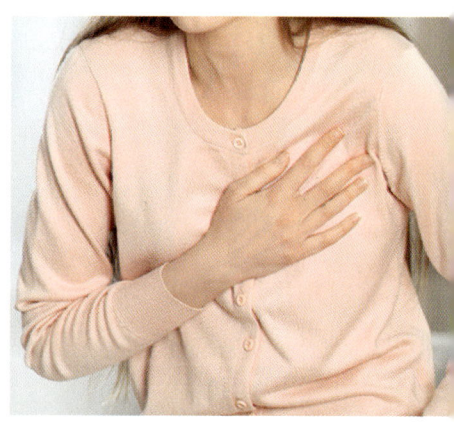

문제는 중독성이다. 현대인은 각종 스트레스로 인해 교감신경이 항진된 상태로 살아가는데 매일 커피를 마시게 되면 카페인이 교감신경을 더욱 항진시키므로 나중에는 자율신경의 균형이 깨져 각종 질병에 쉽게 노출된다. 피로감을 없애려고 마신 커피가 오히려 독이 되는 것이다.

실제로 커피를 많이 마시는 사람은 부정맥이 자주 나타나고 혈압과 안압(眼壓)이 오르기도 하며 식욕부진이나 속쓰림 같은 증상이 나타나기도 한다. 커피를 많이 마시면 혈중 콜레스테롤 수치가 올라가서 관상동맥질환의 위험성이 높아진다는 연구 결과도 있다.

커피는 일시적으로 피로감을 달래주지만 전체적으로 볼 때 몸에 이로울 것이 없는 음료이며 자연치유력을 약화시키는 결과를 불러오기 때문에 건강한 사람은 물론 질병을 앓고 있는 사람은 절대 금해야 하는 음료이다.

커피의 해악(害惡)이 바로 증상으로 나타나지 않기 때문에 심각하게 생각하지 않을 수도 있지만, 대부분의 질병은 평소의 잘못된 생활습관에서 비롯된다는 것을 잊지 않아야 한다.

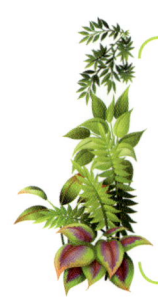

술독[酒毒]에서 빠져나와라

열독(熱毒)의 주범

인간이 만들어낸 음료 중에서 가장 신속하게 효과(?)를 나타내는 것이 술이다. 술은 몇 시간 후가 아니라 마시는 즉시 위력적인 힘을 발휘한다. 이러한 술의 힘은 한약의 효과를 높이는 데에도 이용되었다. 약을 달일 때 술과 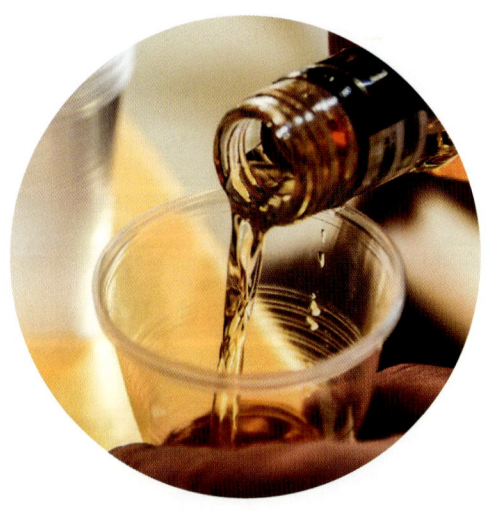 물을 같은 분량으로 섞는 것을 '주수상반(酒水相半)'이라고 하는데, 신속하게 약효를 얻고자 할 때 이 탕전법을 쓴다.

모 제약회사의 회장이 영업사원으로 있을 때 많이 팔았다고 해서 일반인에게도 유명해진 경옥고의 복용법을 보면, 술에 타서 먹으라고 되어 있다. 모든 한약이 그런 것은 아니지만, 한약에 술을 사용하는 것은 술이 가지고 있는 열(熱)의 성질을 얻기 위함이다. 한약에 열이 가해지면 혈액순환이 촉진되어 약효가 신속하게 나타나는 것이다.

하지만 이렇게 약에 술을 이용하는 것은 어디까지나 약효를 위해서이다. 약이 아닌 음료로 술을 섭취했을 때는 술이 가지고 있는 열(熱)이 독(毒)으로 바뀔 수 있다. 다음은 《동의보감》에 나오는 글이다.

'술은 열(熱)이 많고 매우 독(毒)하다. 몹시 추울 때 바닷물은 얼지만 술이 얼지 않는 것은 열이 있기 때문이다. 술이 사람의 본성을 변화하게 하여 어지럽히는 것은 독(毒)이 있기 때문이다. 술을 취하도록 마셔 한 말이나 되는 술동이를 비우면 독기가 심장을 공격하고 장(腸)을 뚫어 옆구리가 썩으며 정신이 혼미하고 착란되며 눈이 보이지 않게 된다. 이는 생명의 근본을 잃는 것이다.'

'술은 기분을 좋게 하고 혈맥을 통하게 하지만 저절로 풍(風)을 부르고 신(腎)을 상하게 하며, 장(腸)을 짓무르게 하고 옆구리를 썩게 하는 것이 이보다 더 심한 것이 없다. 포식한 후에는 술을 더욱 금해야 한다. 술을 마구 마시거나 빨리 마시면 안 된다. 폐를 상할 수 있기 때문이다. 술이 깨기 전에 몹시 갈증이 날 때 물을 마시거나 차를 마시지 말아야 한다. 이것들은 대부분 술에 이끌려 신장(腎臟)으로 들어가 독한 물이 되

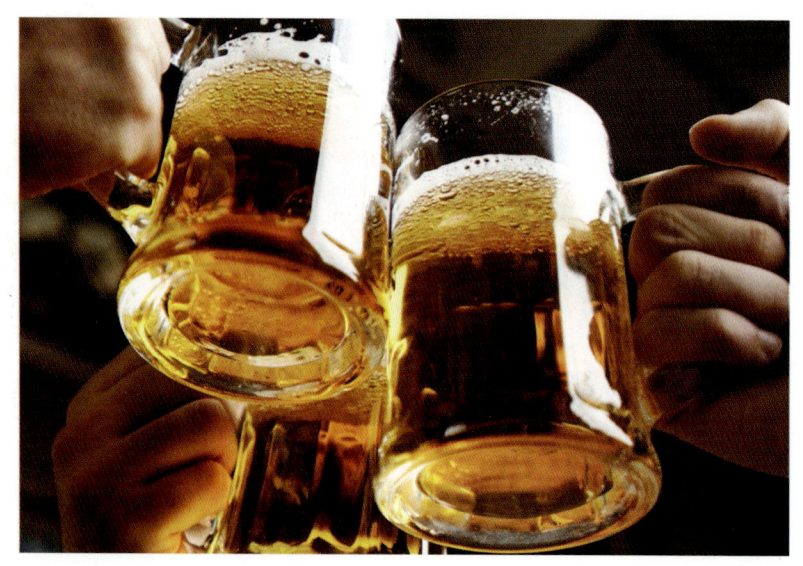

어 허리와 다리가 무겁고 방광을 차갑고 아프게 하며, 겸하여 수종(水腫), 소갈(消渴)이 생기게 하고 앉은뱅이가 되게 하기 때문이다.'

백해무익(百害無益)

 《동의보감》의 언급처럼 술을 많이 마시는 것은 오장육부(五臟六腑)를 상하게 하고 생명의 근본을 잃게 할 정도로 그 폐해가 심각하다. 예를 들어 폭음(暴飲)을 하면 숨골이라 불리는 연수(延髓)가 마비되어 심하면 호흡장애로 사망할 수도 있다. 대학교 신입생 환영회 등에서 술을 마시고 사망하는 경우는 대부분 이 때문이다. 폭음이 아니라도 장기간에 걸쳐 조금씩 술을 마시는 것은 뇌세포를

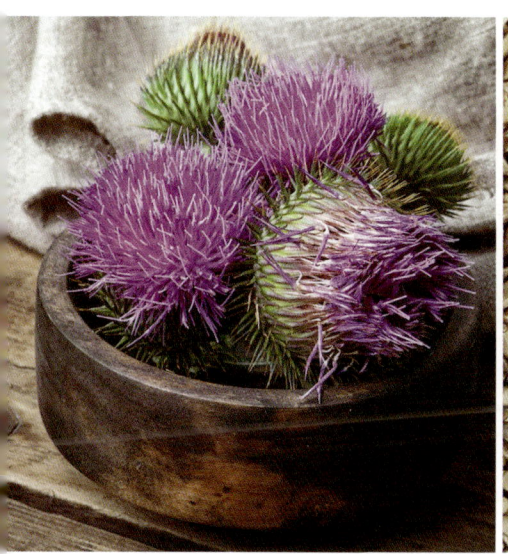 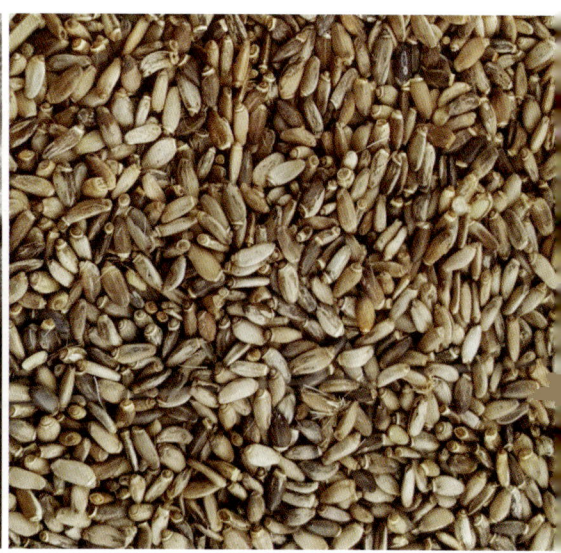

파괴하여 사고력과 기억력을 감퇴시키고 알코올성 치매 등을 유발한다.

  과음은 췌장의 기능을 저하시켜 당뇨병을 유발하기도 하고 위염과 위궤양, 식도염의 원인이 된다. 술로 인해 위장이 손상되는 것은 식물의 뿌리가 죽는 것과 같다. 장(腸)은 몸의 뿌리에 해당하기 때문이다. 위장이 손상되면 음식물을 소화시킬 수도 없고, 장내 미생물의 균형까지 깨진 경우에는 신진대사에 필요한 체내 효소가 생성되지 않기 때문에 몸이 지니고 있는 양생의 기능이 떨어진다.

  술을 지나치게 많이 마시는 것은 간에 '기름기'가 끼는 지방간과 알코올성 간염, 간경화의 원인이 된다. 그런데 술로 인해 지방간, 간염, 간경화가 발생한다는 것은 몸이 지니고 있는 해독기능이 마비되었다는 뜻이다. 몸은 신장과 폐, 대장, 피부를 통해서도 독소

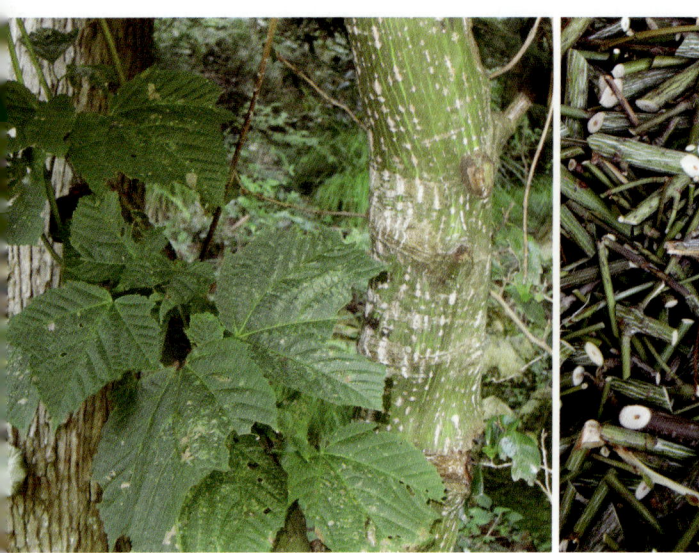
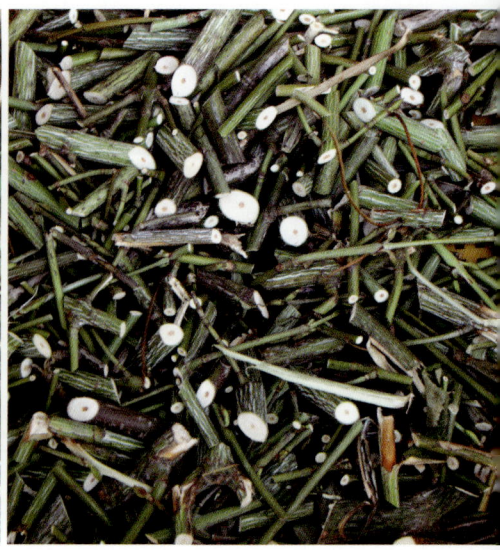

를 제거하지만 해독의 핵심적인 장기는 바로 간(肝)이다. 간의 해독기능이 떨어진 상태에서 신장이나 폐, 대장, 피부는 제 역할을 하지 못한다. 따라서 술로 인해 간에 문제가 발생했다는 것은 몸 전체의 해독기능에 장애가 발생했다는 것을 의미한다.

이처럼 술은 해독(解毒)과 양생(養生)의 기능을 신속하게 떨어뜨리는 독(毒)을 지니고 있다. 따라서 건강한 사람은 물론이고 투병 중에 있는 사람은 절대 술을 마시면 안 된다.

제5부
생명을 불어넣는 호흡을 하라

숨죽이고 살면 죽는다
만성 산소결핍증
음식과 호흡
수면과 호흡
건강을 위한 호흡법

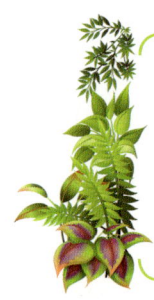

숨죽이고 살면 죽는다

호흡과 양생

호흡을 하는 이유는 무엇일까? 두 가지 이유가 있는데, 첫째는 산소를 얻기 위함이다. 그렇다면 왜 산소가 필요할까? 아래에 있는 화학식을 살펴보자.

- 식물의 광합성 $6CO_2 + 6H_2O + 태양에너지 \rightarrow C_6H_{12}O_6 + 6O_2$
- 인간의 호흡 $C_6H_{12}O_6 + 6O_2 \rightarrow 6CO_2 + 6H_2O + 태양에너지$

식물은 이산화탄소(CO_2)와 물(H_2O)이라는 포장지를 이용하여 태양에너지를 예쁘게 포장(포도당 $C_6H_{12}O_6$ 합성)한다. 이것을 광합성(光合成)이라고 한다. 즉, 태양에너지[光]를 포장한다[合成]는 뜻이다. 지금까지 줄곧 곡식이 인간의 주식(主食)이라고 강조한 이유는 곡식에 포장되어 있는 태양에너지를 얻는다는 것을 강조하기

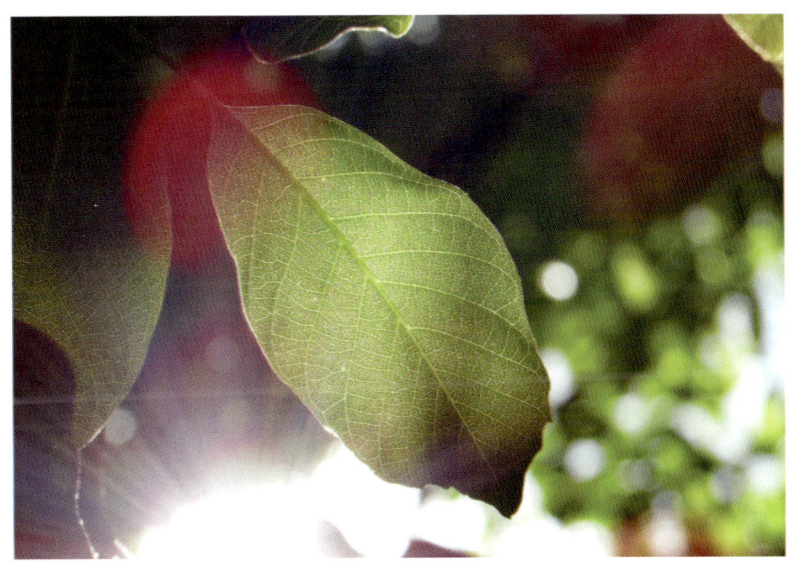

위함이기도 하다.

인간의 호흡 과정을 보자. 위의 호흡은 폐에서 이루어지는 것이 아니라 세포 속에서 이루어지는 것(세포호흡)으로, 태양에너지를 담고 있는 포도당은 산소가 있어야 포장지가 해체되고 에너지가 발생한다는 것을 알 수 있다. 즉, 세포 속에 있는 공장에서 산소를 이용하여 포도당이라는 포장지를 벗겨내고 그 속에 있는 (태양)에너지를 끄집어내는 일을 하고 있다.

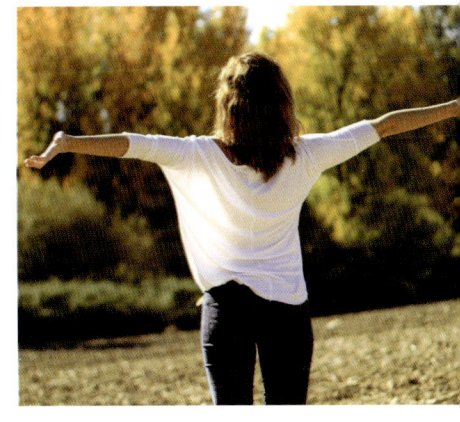

따라서 산소가 부족하면 세포에서 에너지를 만들어낼 수 없다.

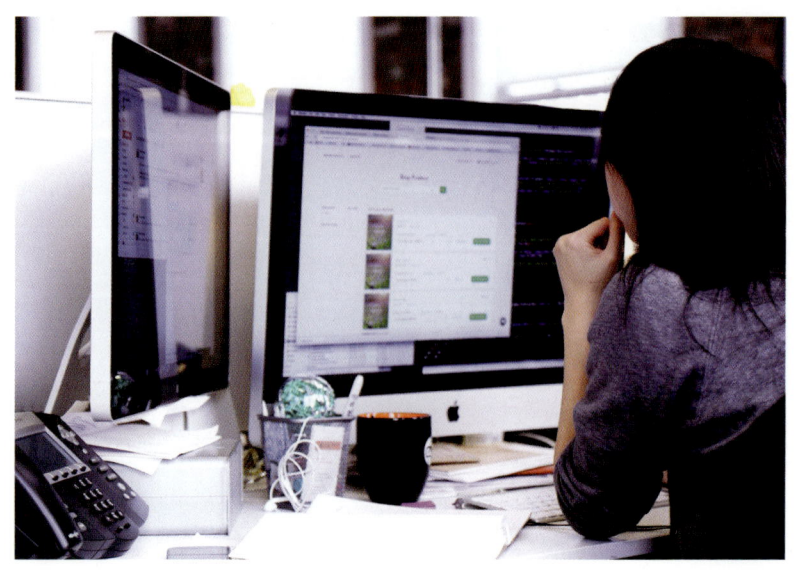

아무리 좋은 유기농 통곡식을 먹는다 해도 호흡이 불충분하면 소용이 없는 것이다. 복식호흡을 해야 건강해지고 단전호흡이 몸에 좋다고 하는 것도 이런 이유에서이다. 결국 호흡의 일차적인 목적은 산소를 세포 안으로 공급하여 에너지를 만들기 위함이며, 자연치유 관점에서 본다면 호흡은 양생(養生)에 있어 없어서는 안 될 중요한 요소인 것이다.

호흡이 양생의 기능을 달성하기 위해서는 유념해야 할 것이 있다. 먼저, 복식호흡을 하여 가급적 많은 양의 산소를 들이마시는 습관을 길러야 한다. 현대인들은 운동량이 부족할 뿐 아니라 앉아서 생활하는 시간이 많아서 대체로 얕은 호흡을 하기 때문에 만성적으로 산소가 부족하다. 더구나 가슴과 목을 졸라매고 허리를 조이는 옷을 입으면 숨 쉬는 것도 불편해지고 혈액순환이 되지 않아

호흡의 양생기능이 원활하게 이루어지지 않는다. 이것이 자신도 모르는 사이에 몸이 약해지는 이유이다.

호흡과 해독

호흡을 하는 또 다른 이유는 무엇일까? 세포호흡 과정에서 포도당과 산소가 결합하여 에너지가 발생하고, 그 과정에서 태양에너지를 싸고 있던 이산화탄소와 물이라는 포장지가 벗겨지는데, 이때 발생하는 이산화탄소를 몸 밖으로 배출하는 것이 호흡을 하는 두 번째 이유이다. 이산화탄소 외에도 신진대사 과정에서 부산물로 나오는 가스 성분의 독소가 호흡을 통해 배출되는데, 술을 먹은 사람의 호흡에서 술 냄새가 나는 것이나 불충분한 소화 과정에서 흡수된 가스 성분이 혈액에 녹아 있다가 호흡을 통해 배출되는 것이 바로 그것이다.

즉, 이산화탄소와 가스 성분의 독소를 배출하는 것은 산소를 받아들여 에너지를 발생시키는 것 못지않게 중요한 호흡의 기능이며, 자연치유 관점에서 본다면 해독(解毒)의 역할이라고 할 수 있다. 거듭 강조하지만 자연치유력이 강화되고 몸이 건강해지려면 좋은 영양소와 물, 생각, 마음, 언어 등을 통한 양생(養生)과 신진대사 과정에서 생성된 노폐물과 독소를 배출하는 해독(解毒)의 기능이 다 함께 중요하다.

'호흡이 생명이다'라고 한 것은 호흡이 양생과 해독에 있어 없어서는 안 될 중요한 기능을 담당하고 있기 때문이다. 《동의보감》에서도 호흡의 중요성을 다음과 같이 표현하고 있다.

'호흡을 다스릴 수 있으면 온갖 병이 생기지 않는다. 그러므로 양생을 잘하려면 반드시 조기법(調氣法)을 알아야 한다.'

호흡을 다스려 콜레스테롤을 태워라

현대인들은 스트레스의 홍수 속에서 살아간다고 해도 과언이 아니다. 따라서 적절하게 스트레스를 해소하지 못하면 홍수에 휩쓸려 나가기 십상이다. 하지만 호흡을 잘하면 스트레스라는 홍수를 잘 피해갈 수 있다.

스트레스를 받으면 그에 대응하는 데 필요한 에너지를 얻기 위해 저장되어 있던 포도당이나 콜레스테롤이 혈액 속으로 나오게 된다. 포도당과 콜레스테롤은 다시 세포 속으로 들어가서 산소의 도움으로 에너지를 만들어 스트레스 상황에 대응할 수 있게 되는 것이다.

문제는 호랑이에게 쫓기는 상황에서는 에너지를 모두 소모할 수 있겠지만, 현대인들처럼 주로 정신적인 스트레스를 받는 경우에는 에너지를 많이 소모할 수 없기 때문에 혈액 속에 포도당과 콜레스테롤이 남아 있을 수 있다는 것이다. 그렇게 되면 혈액은 산성화되고 끈적끈적해져서 혈액순환을 방해하는 원인이 된다. 고기를

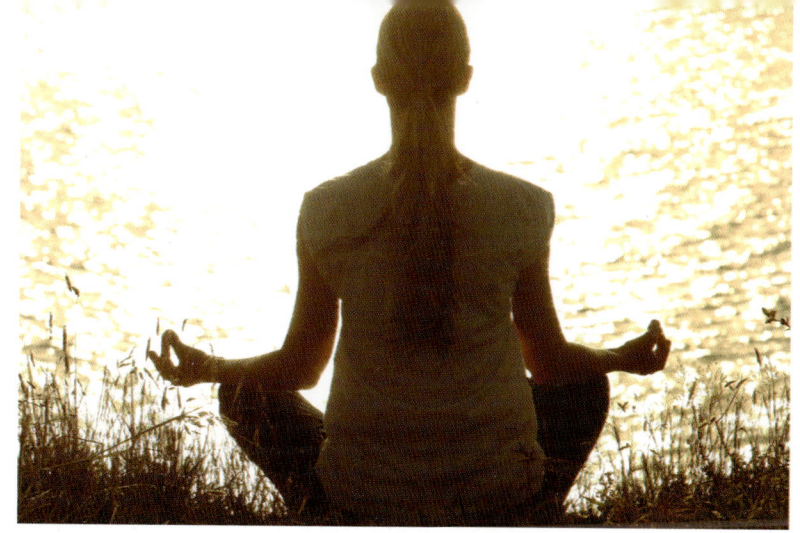

많이 먹지 않는데도 고지혈증이 있는 사람은 이와 같이 정신적인 스트레스를 많이 받는 사람이라고 할 수 있다.

그런데 정신적인 스트레스로 인해 혈액 속에 남아 있는 포도당과 콜레스테롤은 복식호흡을 통해 해결할 수 있다. 앞서 설명한 대로 산소가 있어야 에너지가 만들어지기 때문이다. 결과적으로 호흡은 스트레스로 인해 오염된 혈액을 맑게 하는 작용을 하며, 그렇기 때문에 '호흡을 다스릴 수 있으면 온갖 병이 생기지 않는다'고 한 것이다.

《동의보감》 호흡법

《동의보감》에 나와 있는 조기법을 소개하겠다.

'숨 쉬는 것을 조절할 때는 똑바로 누워 포단의 두께나 베개의 높이가

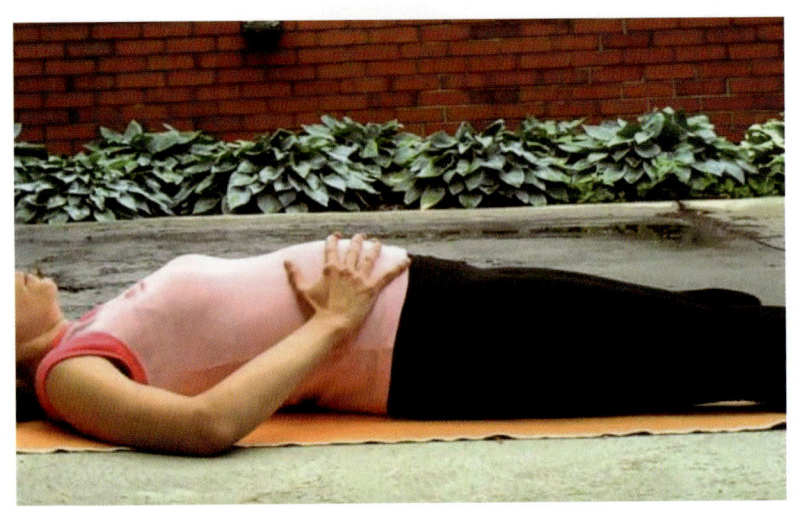

 몸에 알맞게 하고 팔다리는 쭉 펴고 두 주먹을 꽉 쥐어 몸에서 4~5치 떨어지게 놓고 두 다리는 서로 4~5치 떨어지게 벌리며 자주 이빨을 쪼고 입에서 나오는 침을 삼킨다. 그리고 코로 공기를 들이켜 배에 들어가게 한다. 마음껏 들이켰으면 멈춘다. 더 들이쉴 힘이 있으면 더 들이쉰다. 오랫동안 참다가 숨이 답답해지면 입으로 천천히 모두 내보내고 다시 코로 천천히 숨을 들이쉬는 것을 전과 같이 반복하면서 입을 다물고 마음속으로 셈을 센다.'

 《동의보감》에 나와 있는 조기법은 복식호흡이며, 특징은 공기를 최대한 흡입한 상태로 오랫동안 참았다가 천천히 내쉬는 것이다. 여기서 오랫동안 숨을 참는 이유는 폐에서 산소와 이산화탄소의 교환이 완전하게 이루어질 수 있는 시간을 주기 위해서이다. 너무 조급하게 숨을 들이쉬고 내쉬면 가스교환이 완전하게 이루어지지 못할 것이며, 양생과 해독의 효과를 볼 수 없기 때문이다.

전통 무예에서도 흡기(吸氣)와 호기(呼氣)에 관한 이야기를 많이 한다. 숨을 들이마셨다가 바로 내뱉는 것은 좋지 않으니, 숨을 들이마시는 동작과 내뱉는 동작을 잠시 멈추라는 것이다. 그러면 혈관이 확장하여 신진대사가 좋아진다고 한다. 숨을 내뱉을 때는 가슴 안의 혈관이 확장되는 반면 나머지 혈관들은 수축되는데, 숨을 멈추면 모든 혈관이 확장되기 때문이다. 바로 이때 좋은 기(氣)가 들어오고 나쁜 기는 빠져나가는데, 무도(武道)를 하는 사람은 바로 이 호흡법을 활용한다.

보통 사람은 1분에 15회 정도 숨을 쉬는데, 《동의보감》에서 설명하는 대로 하면 1분에 4~5회 정도 숨을 쉬게 된다. 운동을 꾸준히 하면 심장이 단련되어 맥박이 1분에 50회 이하로 뛰는 것처럼, 조기법을 몸에 익히면 폐기능이 강해져 숨 쉬는 횟수를 줄일 수 있다. 이렇게 하면 호흡의 효율이 높아지므로 자연치유력도 강화되는 결과를 얻는다.

만성 산소결핍증

산소부족에 적응한 사람들

　물에 빠진 사람을 구하면 가장 먼저 인공호흡을 한다. 생명이 위급한 환자가 응급실로 들어왔을 때도 의료진은 산소호흡기를 가장 먼저 사용한다. 호흡이 멈춘 뒤 5분이 지나면 뇌세포가 죽기 때문에 가능한 한 빨리 몸 안으로 산소를 공급해서 생명을 구하기 위함이다.
　이러한 위급한 상황에서는 산소가 매우 귀중한 존재라는 것을 누구나 공감할 것이다. 그러나 만성적인 산소결핍의 심각성을 깨닫는 사람은 많지 않다.
　산소는 생명과 직결되는 요소이기 때문에 조금만 부족해도 몸에 이상 증상이 나타난다. 두통, 어지러움, 가슴 두근거림, 의기소침 등이 그러한 증상인데 사람이 많이 모이는 영화관이나 공기가 탁한 지하철 안에서 쉽게 느낄 수 있다. 이러한 증상은 평소

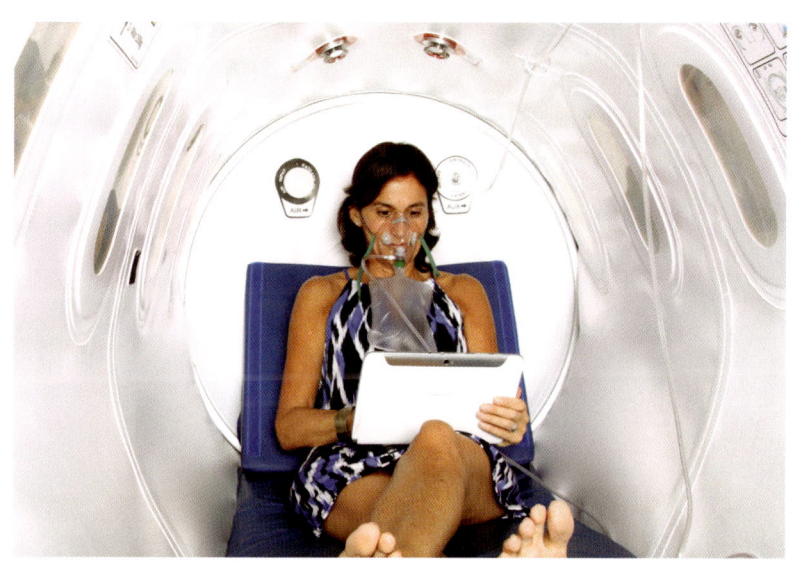

몸이 약하거나 혈액순환이 잘되지 않는 사람에게 더욱 뚜렷하게 나타난다.

하지만 젊거나 건강한 사람에게는 산소가 약간 부족하더라도 증상이 나타나지 않는 경우가 많고, 특히 산소가 부족한 환경에 몸이 적응한 경우라면 아무렇지 않게 생활하기도 한다. 산소가 부족한 고산지대 사람들이 그러한 환경에 적응하며 살아가는 것이 하나의 예가 될 수 있겠다.

문제는 대부분의 도시인들은 고산지대와 달리 산소가 많이 부족하지 않은 상태인데도 산소부족에 적응(?)하며 살아간다는 것이다. 그 이유는 다음과 같다.

운동량이 턱없이 부족하고 의자에 앉아 편안하게 생활하는 도시인들은 얕은 호흡을 하기 때문에 몸에 필요한 산소가 충분하게 공급되지 않는다. 그런데 산소가 부족하면 영양소를 태워 에너지를 발생시키는 양도 줄어들고, 그 결과 몸이 피곤하여 움직이기를 싫어하므로 운동량은 더욱 줄어든다. 이렇게 만성적인 산소부족의 악순환이 계속되고, 도시인들은 여기에 적응하며 살아간다.

산소부족은 심각한 질병의 원인

활동량이 부족한 것 외에 대기오염과 식사습관 등도 산소부족의 원인이다. 만성적인 산소부족은 개인의 건강상태나 나이, 성별, 질병의 유무에 따라 명확하게 증상을 유발하는 경우도 있지만 느끼지 못할 정도로 몸을 손상시키면서 만성질병을 일으키기도 한다.

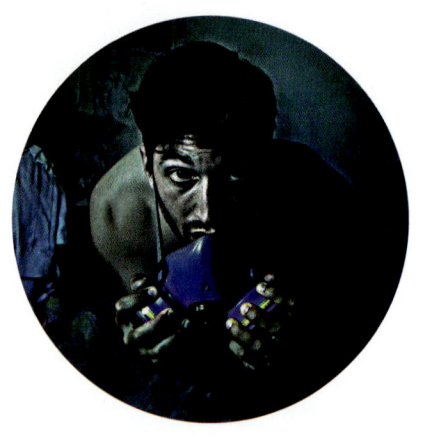

산소부족의 심각성을 경고한 사람들의 글을 인용해 보겠다.

'산소가 부족하면 생명에 위협을 주는 질병에 걸릴 수 있다.'

― W. 스펜서 웨이 박사

'산소부족은 세포가 암세포로 변하는 중요한 역할을 한다.'

― 해리 골부렛 박사

'자주 생기는 피부질환들은 산소부족이 그 근본 원인이다.'

– Barnikol 교수

며칠 동안 아무리 세심하게 관찰한다고 해도 사람이 늙어가는 것을 느낄 수 없지만, 10년 후에는 노화의 결과를 확연하게 느낄 수 있다. 만성적인 산소결핍도 이와 유사하다. 당장은 느낄 수 없지만 오랫동안 지속되면 반드시 그 결과를 알 수 있다.

위의 과학자들이 경고한 것처럼 산소결핍은 생명에 위협을 주는 질병과 암, 피부질환의 원인이며, 우리가 흔히 경험하는 두통, 어지러움, 소화불량의 원인이기도 하다. 머리가 무겁고 아플 때 숲속을 거닐거나 넓은 바다를 보면 증상이 없어지는 것처럼 산소는 생명기능을 활성화시키고 질병을 치유하는 데 없어서는 안 될 중요한 요소이다.

좋은 피를 소유하려면 호흡을 잘해야

혈액은 신진대사 과정에서 생성되는 독소와 노폐물을 해독하는 장기(臟器)로 보내는 역할과 세포가 필요로 하는 영양소와 호르몬, 산소를 운반하는 역할을 한다. 그런데 얕은 호흡을 하거나 산소가 부족한 곳에 오래 있으면 산소가 혈액으로 충분하게 녹아들지 못하여 혈액순환이 잘되지 않는다. 혈액순환은 혈액이 산소와 결합했을 때 빨라지기 때문이다.

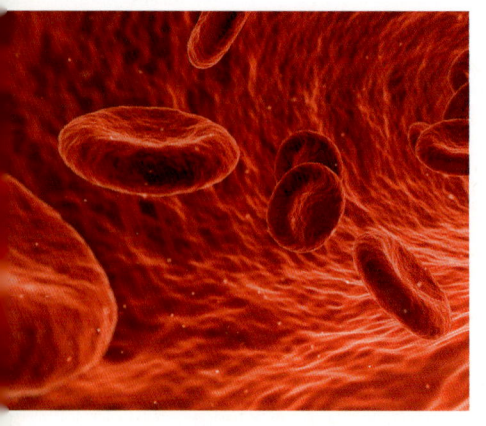

'좋은 피를 소유하려면 호흡을 잘해야 한다. 깨끗한 공기를 충분하게 그리고 깊이 들이마시면 폐가 산소로 가득 채워지고 피는 깨끗해진다. 그런 호흡은 피를 선명한 색깔로 만들어 보내게 되고 몸의 모든 부분에 생명의 흐름을 전달해준다. 좋은 호흡은 신경을 안정시키고, 식욕을 증진시키며, 소화를 더욱 원활하게 해준다. 그리고 그것은 안락하고 충분한 수면을 취하게 해준다.'

— 엘렌 G. 화잇

위의 글에서 말한 대로 호흡을 통한 산소 공급은 혈액순환에 많은 영향을 준다. 특히 산소가 부족하면 혈액을 가장 많이 소비하는 뇌의 활동이 느려져서 생각이 혼란스럽고 기억력이 떨어지며 우울한 생각이 든다. 다음의 연구 결과도 이것을 뒷받침하고 있다.

'수험생에게 산소를 추가로 공급하면 집중력이 20%까지 향상된다.'
— 영국 노섬브리아대학 인체인식 신경과학 연구소
'임산부에게 풍부한 산소를 공급하면 태아의 지능지수가 훨씬 높아진다.'
— 미국 피츠버그대학의 연구 결과
'산소를 충분히 흡입하면 뇌기능이 향상된다.'
— 일본 츠쿠바대학

사람은 혈액순환이 활발해야 건강하다. 혈액이 정체되고 흐름

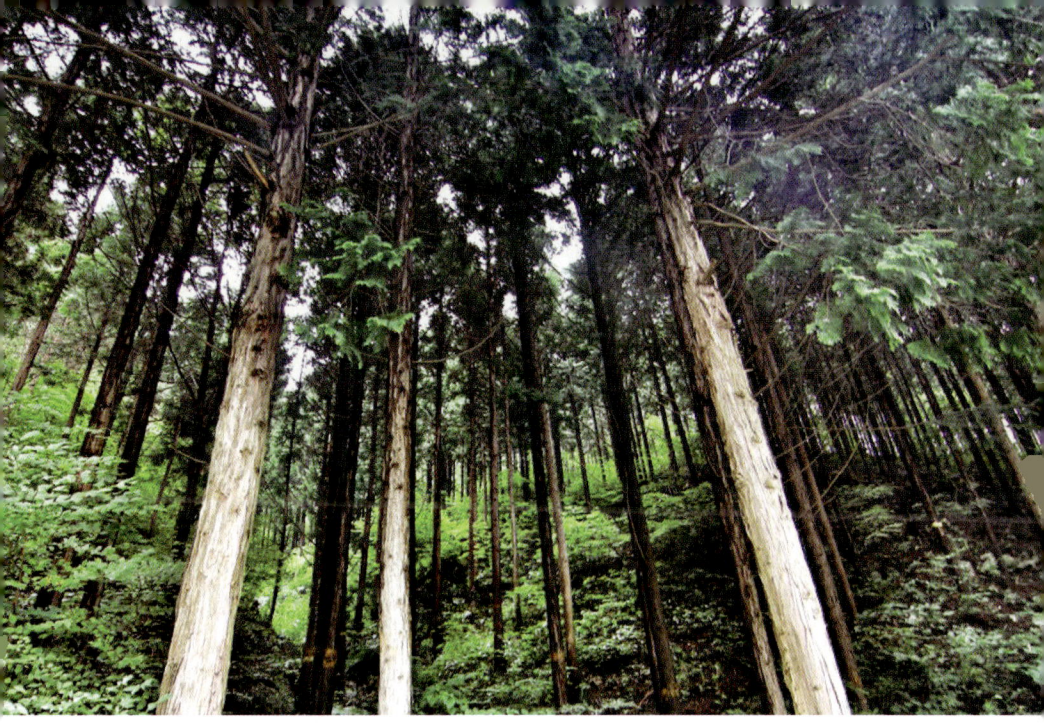

이 좋지 않으면 질병이 생긴다. 특히 각종 공해 속에서 살아가는 도시인들은 올바른 호흡을 통해 몸속에 있는 독소를 배출해야 건강을 유지할 수 있다. 이는 너무나 기본적이고 간단하기 때문에 소홀하게 여기는 경향이 있는데, 기초가 튼튼하지 않으면 높게 쌓은 탑도 이내 쓰러진다.

음식과 호흡

산소 먹는 음식

　건강을 유지하고 질병을 치유하기 위해서는 복식호흡을 통해 많은 양의 산소를 들이마시는 것이 중요하다. 하지만 그에 못지않게 몸에서 산소를 효율적으로 이용하는 것도 중요하다. 산소가 충분히 흡입되어도 쓸데없는 곳에 소모시킨다면 소용이 없기 때문이다.

　음식의 종류에 따라 산소의 소모량이 달라진다. 위장에서 음식물을 소화시키면 각종 영양소는 혈액을 타고 세포로 전달된다. 세포에서는 영양소와 흡입된 산소를 이용하여 에너지를 생산하고 몸에 필요한 여러 물질을 만든다. 그런데 섭취한 음식물의 종류에 따라 소비되는 산소의 양이 달라진다. 음식물마다 그것들이 가지고 있는 산소의 양이 다르기 때문이다.

　산소가 많이 함유된 음식은 소화되고 에너지를 만드는 과정에서 보다 적은 양의 산소를 소비하지만, 본래부터 산소 함유량이 적은 음식은 많은 양의 산소를 소모시킨다. 곡식과 채소, 과일은 산소를 많이 함유한 음식이며, 지방과 단백질은 그 반대이다. 곡식과 채소는 종류에 따라 다르지만 무게의 50% 정도가 산소로 이루어져 있고, 지방은 15%, 단백질은 20~40%이다.

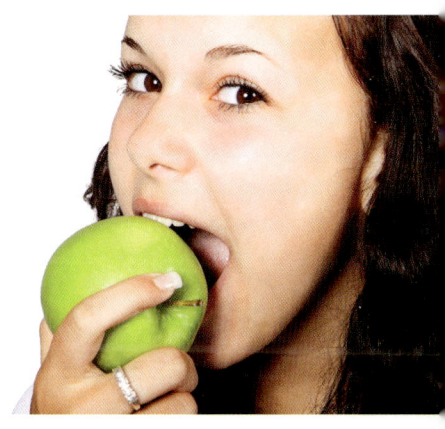

만성적으로 산소가 부족한 현대인들은 곡식이나 채소처럼 산소가 많이 함유된 음식을 섭취하는 것이 좋다. 하지만 회식이나 잔치 음식을 보면 산소 함유량이 적은 지방과 단백질로 이루어져 있고, 더불어 산소 소모량이 많은 탄산음료와 커피, 술이 곁들여진다. 이러한 음식문화는 산소부족을 부추겨 다양한 질병을 일으키는 원인이 된다.

산소를 과소모하는 과식

식사 후 배부른 상태에서 뛰면 숨이 가쁘고 배가 당기며 아프다. 폐는 스스로 움직여 호흡하는 것이 아니라 폐 밑의 횡격막 운동에 의해 호흡을 하게 되는데, 위장 속에 있는 음식이 횡격막을 압박하기 때문에 생기는 현상이다. 이 경우 체내의 산소 공급 저하로 식곤증이 몰려오고 전신이 피곤해진다. 과식을 하면 식후에 뛰지 않고 앉아만 있어도 이 같은 증상이 생긴다. 과도하게 팽창된 위장이 횡격막을 압박하여 산소가 충분하게 흡입되는 것을 방해하는 것이다.

과식은 산소 소모량도 증가시킨다. 과다하게 섭취한 음식을 소화시키는 데에 산소가 소모될 뿐 아니라 흡수한 영양소를 처리하는 데에도 많은 에너지가 쓰이기 때문에 그에 따라 산소 소모량도 증가할 수밖에 없다. 질병을 앓고 있는 사람이 과식을 피해야 하는 또 다른 이유이다.

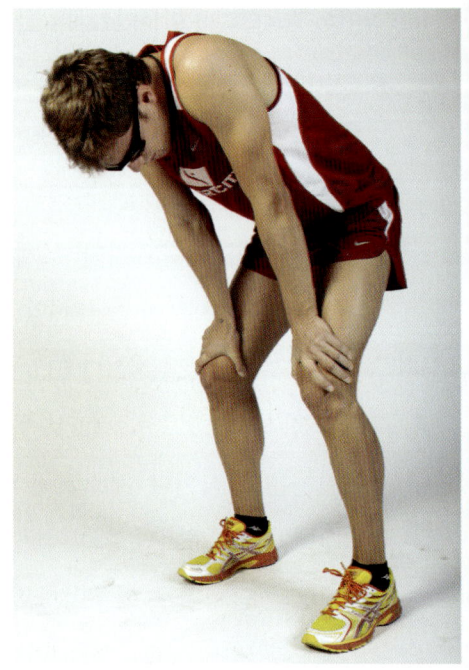

산소가 녹아 있는 물을 마셔야

물고기는 아가미호흡을 통해 물에서 산소를 얻는다. 이것은 물에도 산소가 녹아 있다는 뜻이며, 물의 종류에 따라 그 속에 녹아 있는 산소의 양이 다르다. 극단적인 예로, 끓인 물에 물고기를 넣으면 얼마 지나지 않아서 죽는다. 물을 끓일 때 산소가 없어지기 때문이다.

바닷물의 온도가 올라갔을 때 나타나는 적조현상도 마찬가지이다. 수온이 높아지고 영양분이 많아지면 플랑크톤의 수가 증가하고, 플랑크톤이 영양분을 분해하는 과정에서 산소를 많이 소모한 결과 바닷물에 산소가 부족해져 주위에 있는 물고기가 죽게 된다.

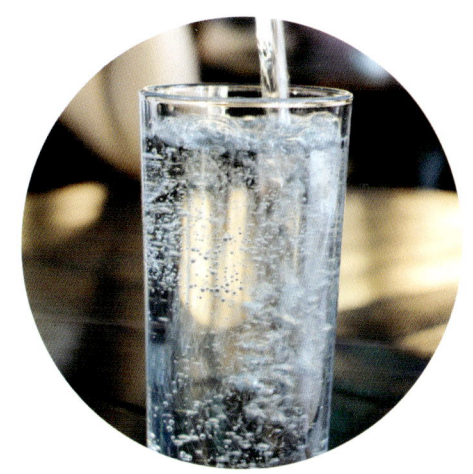

사람이 물속에서 사는 것도 아니고 주로 폐호흡을 통해 산소를 얻기 때문에 상관이 없다고 생각할 수 있다. 하지만 만성적으로 산소가 부족한 현대인들은 적은 양의 산소도 소중하게 여겨야 한다. 더욱 중요한 것은 맨 앞에서 언급한 것처럼 '생명이 있는 것만이 생명을 살릴 수 있다'는 것이다. 산소가 있는 물에서 물고기가 살 수 있는 것처럼 그러한 물이 사람을 살린다. 물고기가 살 수 없는 물을 마시면 사람도 죽는다.

대체로 자연에서 나오는 물에는 산소가 풍부하게 녹아 있다. 반면 인간이 가공한 물은 그렇지 않다. 끓이거나 특정 물질을 첨가하면 그만큼 산소의 양이 줄어든다는 것을 명심하기 바란다.

수면과 호흡

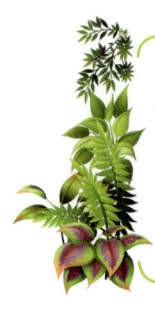

목숨을 위협하는 수면무호흡증

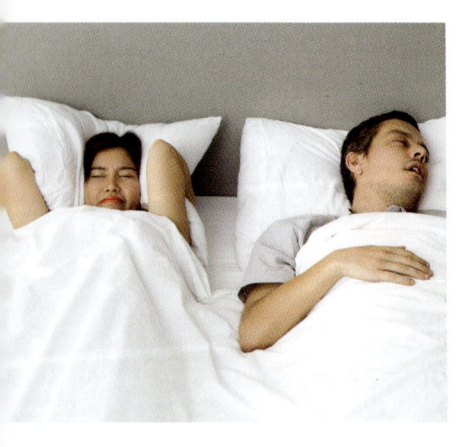

수면을 취하려고 누웠을 때 늘어진 혀뿌리와 목젖 등으로 인해 기도(氣道)가 좁아져서 숨을 못 쉬게 되면 필요한 만큼의 공기를 흡입하기 위해 세게 들이마신다. 이때 들어오는 공기가 기도 주변의 늘어진 조직을 흔들면서 소리가 나는 현상이 '코골이'이다. 이 증상이 심해지면 기도가 아예 막혀서 공기가 이동할 수 없는 상태가 되고, 이러한 상태가 10초 이상 지속되는 것을 수면무호흡증이라고 한다.

자는 동안 수면무호흡증이 발생하면 몸에 필요한 만큼의 산소가 공급되지 못하기 때문에 여러 질환의 원인이 된다. 아침에 일어고, 플랑크톤이 영양분을 분해하는 과정에서 산소를 많이 소모한 결과 바닷물에 산소가 부족해져 주위에 있는 물고기가 죽게 된다.

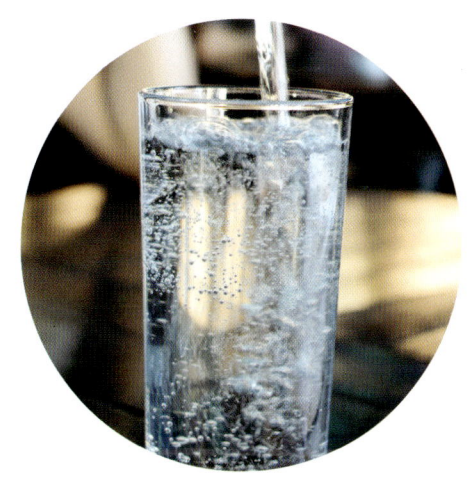

사람이 물속에서 사는 것도 아니고 주로 폐호흡을 통해 산소를 얻기 때문에 상관이 없다고 생각할 수 있다. 하지만 만성적으로 산소가 부족한 현대인들은 적은 양의 산소도 소중하게 여겨야 한다. 더욱 중요한 것은 맨 앞에서 언급한 것처럼 '생명이 있는 것만이 생명을 살릴 수 있다'는 것이다. 산소가 있는 물에서 물고기가 살 수 있는 것처럼 그러한 물이 사람을 살린다. 물고기가 살 수 없는 물을 마시면 사람도 죽는다.

대체로 자연에서 나오는 물에는 산소가 풍부하게 녹아 있다. 반면 인간이 가공한 물은 그렇지 않다. 끓이거나 특정 물질을 첨가하면 그만큼 산소의 양이 줄어든다는 것을 명심하기 바란다.

수면과 호흡

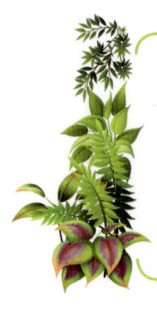 목숨을 위협하는 수면무호흡증

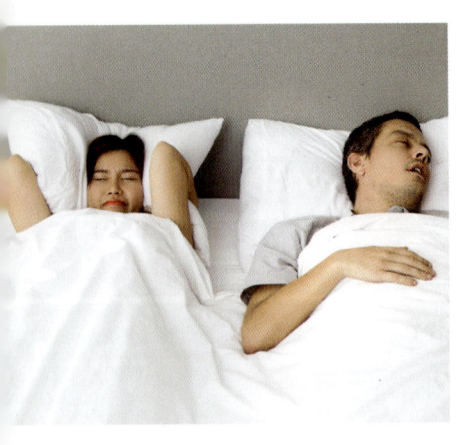

수면을 취하려고 누웠을 때 늘어진 혀뿌리와 목젖 등으로 인해 기도(氣道)가 좁아져서 숨을 못 쉬게 되면 필요한 만큼의 공기를 흡입하기 위해 세게 들이마신다. 이때 들어오는 공기가 기도 주변의 늘어진 조직을 흔들면서 소리가 나는 현상이 '코골이'이다. 이 증상이 심해지면 기도가 아예 막혀서 공기가 이동할 수 없는 상태가 되고, 이러한 상태가 10초 이상 지속되는 것을 수면무호흡증이라고 한다.

자는 동안 수면무호흡증이 발생하면 몸에 필요한 만큼의 산소가 공급되지 못하기 때문에 여러 질환의 원인이 된다. 아침에 일어

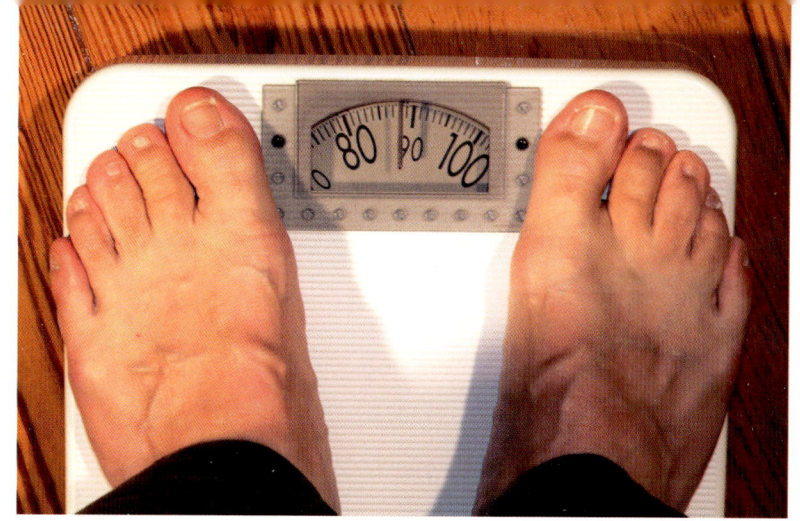

나면 머리가 아프고 낮에 졸리며, 집중력, 이해력, 기억력이 저하되는 증상은 모두 수면 중에 산소가 충분하게 들어오지 못한 결과이고, 이런 상태가 지속되면 짜증, 성격 변화, 우울증 등의 정신과적 증상과 고혈압, 뇌졸중, 부정맥, 성기능장애 등의 합병증이 유발될 수 있다.

미국 등에서는 이미 오래전부터 수면호흡장애가 고혈압, 부정맥, 심근경색, 뇌졸중 등 여러 질병을 유발할 수 있다는 사실이 보고되고 있다. 최근 우리나라에서도 수면무호흡증을 앓는 사람이 많아져 사회문제가 되고 있지만 그에 대한 치료법은 미흡한 수준이다.

의사를 찾기 전에 저녁을 굶어라

수면무호흡증이 있는 사람은 과체중인 경우가 많다. 성인은 과식, 과음, 운동부족 같은 잘못된 생활습관을 가지고 있는 경우가 대부분이고, 수면무호흡증을 앓고 있는 어린아이들은 인스턴트식품과 정제가공식품을 과다하게 섭취하는 경우가 대부분이다. 이러한 생활습관 때문에 체중이 증가하고 기도(氣道) 주변 조직이 늘어나 코골이와 수면무호흡증이 발생하는 것이다.

수면무호흡증을 치료하기 위해서는 체중을 줄여야 한다. 살이 빠지면 늘어났던 기도 주변의 조직도 원상태로 회복되어 호흡을 방해하지 않는다. 살을 빼기 위해서는 과식하는 습관을 버려야 하며, 특히 저녁식사는 간단하게 하거나 금식하는 것이 좋다.

저녁에 많이 먹으면 서서히 체중이 늘어나면서 코골이와 수면무호흡증이 생기는 것은 물론이고, 늘어난 위장이 횡격막을 압박하여 직접적으로 산소부족을 일으킨다. 이렇게 기도 주변의 늘어난 조직과 팽창된 위장이 호흡을 방해하면 산소부족 상태가 극심해져 매우 위험해질 수 있고, 고혈압, 뇌졸중, 심근경색 등의 질환에 쉽게 노출된다. 그래서 '늦은 저녁은 죽음으로 끝나는 병의 시작이다'라는 말과 '백 명의 의사를 찾기 전에 저녁을 굶으라'는 말이 생긴 것이다.

> 아침을 잘 먹고 점심은 친구와 나눠 먹고 저녁은 원수에게 주어라!
> — 러시아 격언

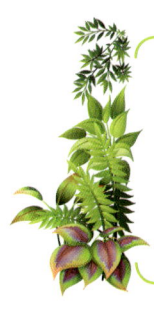

건강을 위한 호흡법

호흡은 깊게 천천히

면역력과 자연치유력을 강화하는 호흡의 첫 번째 원칙은 숨을 깊게 들이쉬고 완전히 내뱉는 것이다. 두 번째 원칙은 깊게 들이쉬고 내뱉는 동작을 가능한 한 천천히 하는 것이다.

첫 번째 원칙은 많은 양의 산소를 얻는 동시에 몸 안에 있는 독소

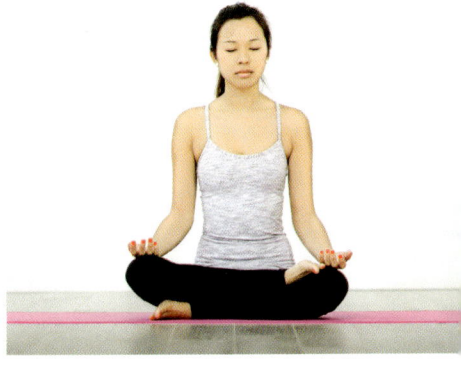

를 모두 배출시키기 위함이다. 첫 번째 원칙대로 호흡하기 위해서는 반드시 천천히 들이쉬고 내쉬는 두 번째 원칙이 병행되어야 한다. 물론 호흡을 급하게 하더라도 깊게 들이쉬고 내쉴 수는 있지만, 이러한 호흡은 몸에 득이 되는 호흡법이 아니다. 《동의보감》에

서도 위의 원칙대로 하는 것이 건강과 장수의 바탕이 된다는 것을 비유적으로 설명하고 있다.

'강과 바다의 밀물과 썰물은 천지(天地)가 숨을 쉬는 것인데 밤낮으로 두 번씩 숨을 들이쉬고 내쉴 뿐이다. 그러나 사람은 밤낮으로 13,500번의 숨을 쉰다. 그러므로 천지의 수명은 유구하여 끝이 없고 사람의 수명은 기껏해야 100세를 채우지 못하는 것이다.'

밀물과 썰물을 숨 쉬는 것에 비유한 것처럼 호흡은 느릴수록 몸에 이롭다. 호흡이 빠를수록 에너지의 소모량과 독소의 발생량이 증가하기 때문이다. 현대의학의 용어로 표현한다면 활성산소의 발생이 증가한다고 할 수 있겠다. 호흡을 급하게 하는 것이 몸에 좋지 않다는 것을 《동의보감》에서는 맥(脈)으로도 설명한다.

'맥이 급삭(急數)한 사람은 기혈(氣血)이 상하기 쉽고 신기(神機)가 쉽게 멈추기 때문에 대부분 요절하고 맥이 지완(遲緩)한 사람은 기혈이 화평하여 신기가 쉽게 손상되지 않기 때문에 대부분 장수한다.'
'성질이 급하면 맥도 급하고 성질이 느긋하면 맥도 완만하다. 대개 맥이 지완(遲緩)한 사람은 대부분 장수하고 맥이 급삭(急數)한 사람은 대부분 요절한다.'

호흡이 빠르면 자연히 맥(脈)도 빨리 뛴다. 호흡과 맥이 빠르면 활성산소가 많이 발생하여 몸의 조직을 상하게 한다. 그래서 맥이

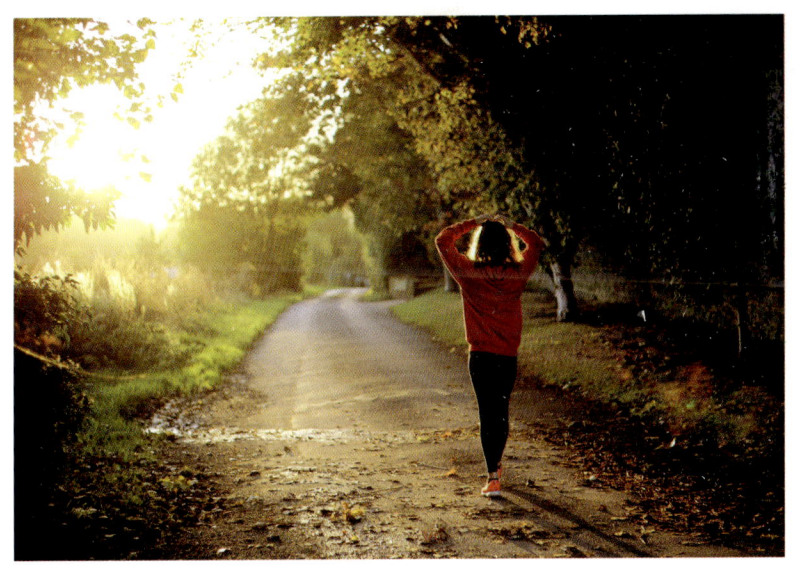

'급삭(急數)한 사람은 기혈(氣血)이 상하기 쉽고 신기(神機)가 쉽게 멈추기 때문에 대부분 요절한다'고 한 것이다.

토해내는 호흡법

앉아서 호흡할 때는 물론이고 걸을 때에도 호흡은 깊고 천천히 해야 한다. 특히 운동을 할 때는 더욱 주의해야 한다. 운동을 격하게 하면 호흡과 맥박은 빨라질 수밖에 없고, 격한 운동이 몸을 상하게 한다는 연구 결과는 너무나 많다. 뛰는 것보다 걷는 것이 건강에 좋다는 것도 이와 연관이 있다.

일상에서 쉽게 실천할 수 있는 호흡법을 소개하겠다. 모리자키

셴이치라는 일본 사람이 고안한 것으로, 일명 '토해내는 호흡법'이라고 한다.

① 우선 입 끝을 피리를 불 듯이 오므려 조용히 크고 깊게 숨을 토해낸다. 이 경우 배는 약간 들여보낸다.
② 토해내면 들이쉬는 것을 생각하지 않아도, 아랫배가 크게 움직여 밖에서 공기가 한 번에 밀려들어온다. 그 공기를 깊게 아랫배로부터 들이쉰다(이 경우 배는 불룩하게 나온다).
③ 들이쉰 숨을 다시 토해낸다. 이것을 조용히 계속한다. 5회든, 10회든, 100회든 계속해서 한다. 사람에 따라 몸의 상태가 다르므로 처음에는 자신의 몸에 맞춰서 한다.
④ 토해내는 숨은 조용히 깊게 하고 이것을 10초 정도, 들이쉴 때는 5초 정도로 생각하면 된다.

이 호흡법은 매우 실용적이다. 《동의보감》에 나오는 호흡법과 같은 방식이지만, 들이쉬는 것보다 내쉬는 것에 중점을 둔다는 차이가 있다. 안에 있는 먼지봉투가 가득 차 있는 상태에서는 진공청소기의 흡입력이 약하지만, 먼지봉투가 완전히 비워지면 강한 흡입력이 생기는 것과 같은 이치이다. 이 호흡법은 앉아 있을 때도 할 수 있고 걸으면서도 할 수 있다. 장소를 불문하고 공기가 탁하지 않은 곳이라면 어디에서든지 가능하다.

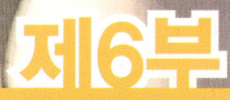

제6부
움직이면 살고 누우면 죽는다

움직여야 산다
운동과 양생
운동과 해독
두 다리가 의사
마사이족처럼 걸어라

움직여야 산다

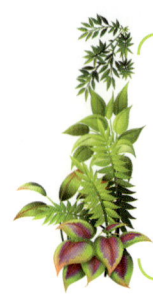 노는 것도 한계가 있다

젊었을 때 열심히 일을 하다가 정년퇴직을 한 사람들을 보면 정말 편하겠다는 생각이 든다. 하지만 정작 본인들은 일을 하지 않는 것처럼 큰 고통을 주는 것은 없다고 말한다. 등산이나 운동으로 시간을 보내기도 하지만 그것도 한계가 있다. 일거리를 찾는 것도 돈을 벌기 위해서가 아니라 몸과 정신 건강을 위해서라고 한다.

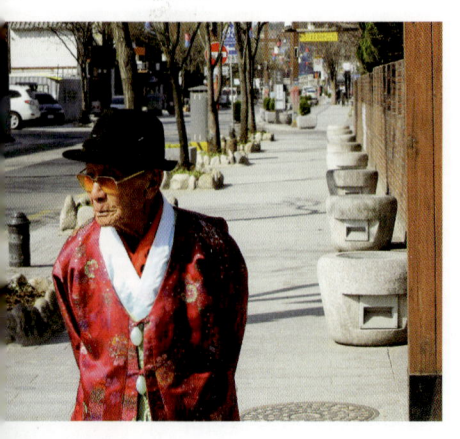

노인들도 무위고(無爲苦)에 시달린다. 아침 일찍 일어나 일거리를 찾아보지만 마땅히 할 일이 없어 경로당으로 출근(?)을 한다. 경로당에 모여서 함께 점심을 먹고 화투를 치거나 웃고 떠들면서 하루를 보낸다.

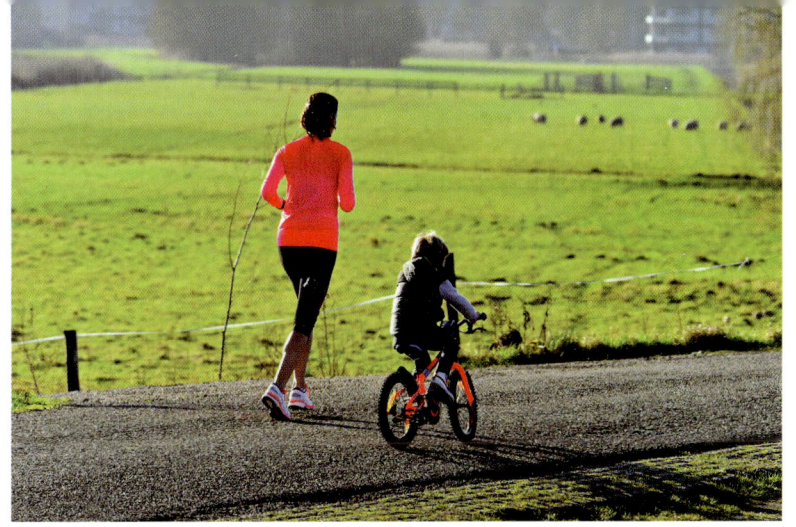

노인들에게 이런 생활이 어떠냐고 물어보면 "하루 종일 하는 일 없이 먹고 노는 것이 일과이며 마치 죽음을 기다리는 늙은 짐승 같다는 생각이 든다"고 말한다.

퇴직자나 노인들의 이와 같은 심정은 특별한 계획 없이 보내는 휴가에서 느낄 수 있다. 일이 많을 때는 쉬는 사람들이 부럽지만 휴가를 받아 할 일 없이 시간을 보내다 보면 몸이 쑤시고 기운도 빠진다. 특히 육체노동을 하던 사람이 장기간 일을 하지 않으면 몸살을 앓기도 한다.

움직이지 않으면 병이 생긴다

사람은 동물(動物)이다. 근육과 관절은 움직임에 적합한 구조이고 심장을 빠져나온 혈액은 근육의 수축력에 의해 완벽하게 순환된다. 느낄 수는 없지만 위장, 소장, 대장도 움직이면서 자신의 일을 한다. 이 밖에도 몸 안에 있는 모든 장기와 그것을 구성하고 있는 세포는 매순간 움직이며 자신의 일을 한다.

움직인다는 것은 살아 있다는 증거이고, 살아 있는 것은 움직일 수밖에 없다. 따라서 움직임이 없는 생활은 신진대사를 약하게 하고 오장육부의 기능을 떨어뜨린다. 세포에서는 음식을 통해 섭취한 영양소와 호흡을 통해 들어온 산소를 이용해 피와 살을 만들고 몸에서 사용할 에너지를 생산하는데, 이것은 완전한 혈액순환이 뒷받침될 때에 가능하다.

움직임이 없다면 아무리 좋은 음식을 먹고 호흡을 잘한다고 해도 세포에서 피와 살을 만들 수 없고, 그 결과 몸은 약해지고 자연치유력도 약화될 수밖에 없다. 특히 신진대사 과정에서 발생하는 독소가 몸 밖으로 빠져나갈 수 없다. 할 일 없이 시간을 보냈을 때 몸이 쑤시고 몸살이 나는 것도 독소가 빠져나가지 못하기 때문이다.

《동의보감》에 다음과 같은 글이 있다.

'한가롭게 노는 사람은 몸을 움직여 기력을 쓰는 때가 많지 않고, 배불리 먹고 나서 앉아 있거나 눕는다. 이렇게 하면 경락(經絡)이 통하지 않고 혈맥(血脈)이 막혀 노권상(勞倦傷)이 생긴다. 그래서 귀한 사람은 겉모습이 즐거워 보여도 마음은 힘이 들고, 천한 사람은 마음이 한가해도 겉모습은 힘들어 보인다.'

'한가하면 기(氣)가 막히거나 뭉친다. 병이 가벼울 때는 움직이면 낫지만 심할 때는 귤피일물탕을 써야 한다.'

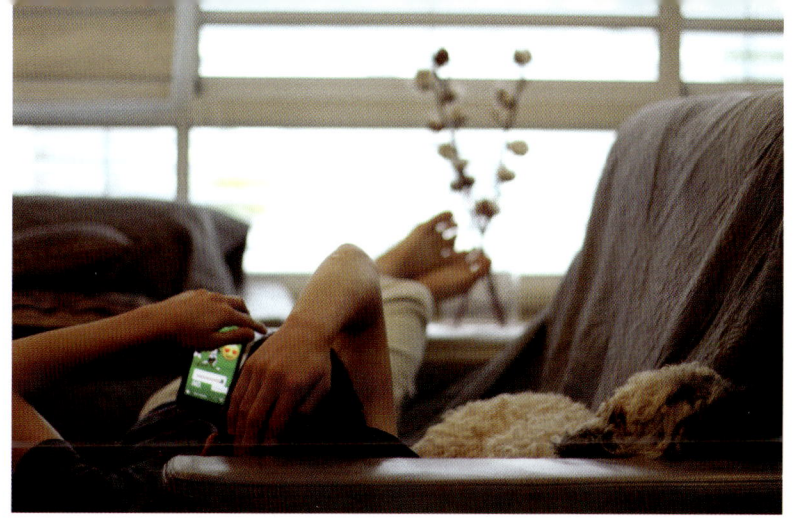

　움직이지 않으면 경락이 통하지 않고 혈맥이 막혀 노권상(勞倦傷)이 생긴다고 하였다. 한가하면 기(氣)가 막히고 뭉친다고도 하였다. 노권상은 '지나치게 피로하여 맥이 풀리고 열이 나며 말과 동작이 느려지고 속이 괴로운 병증'인데, 과로해서 생기는 것이 아니라 너무 움직임이 없어서 생기는 것이다. 움직이지 않으면 혈액순환이 원활하지 못하여 에너지를 생산하기 어려울 뿐 아니라 몸에서 생성된 독소를 배출하는 기능이 떨어져서 노권상이 생기는 것이다.

　이처럼 움직임은 양생(養生)과 해독(解毒)에 매우 큰 영향을 준다. 따라서 질병으로 고통받는 사람들은 가능한 한 움직여야 한다. 수술을 받은 사람이나 출산을 한 사람도 움직여야 회복이 빠르다. 아프다는 핑계로 누워만 있으면, 누워 있는 것 자체가 기(氣)를 막히게 하고 병을 키운다는 것을 명심해야 한다.

> 운동은 하루를 짧게 하지만 인생을 길게 해준다.　- 엘리엇 조슬린

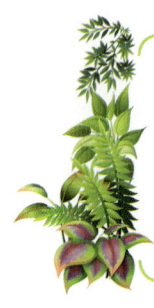

운동과 양생

움직이지 않으면 막힌다

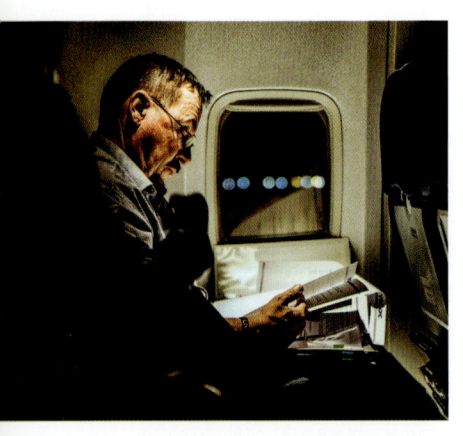

운동은 양생(養生)의 기능을 가지고 있다. 이코노미클래스증후군(economy class syndrome)이라는 말을 들어보았을 것이다. 비좁은 좌석에 장시간 앉아 있을 때 다리의 정맥에 혈전(血栓)이 발생하는 질환을 이르는데, 비행기의 일반석 공간이 넉넉하지 않아 장거리 비행을 할 때 정맥에 혈전이 생길 위험이 높다 하여 붙여진 병명이다. 간혹 PC방에서 돌연사를 하는 것도 이코노미클래스증후군의 또 다른 형태이다.

종아리근육(비복근과 가자미근)을 보통 제2의 심장이라고 한다.

이는 종아리근육이 수축을 해야 발끝까지 내려왔던 혈액이 다시 심장으로 돌아갈 수 있기 때문이다. 이코노미클래스증후군에서 볼 수 있는 것처럼 종아리근육을 사용하지 못하는 상황에서는 혈액이 하지에 정체되고 혈전이 생겨 심하면 사망에 이르기도 한다. 이것은 다리를 움직여 운동하는 것이 생명과 연관되어 있을 정도로 중요하다는 것을 의미한다.

자연치유력을 강화하는 운동

자연이 준 그대로의 통곡식을 먹은 사람이 PC방에서 3일 동안 움직이지 않고 게임을 즐긴다면 어떨까? 섭취한 통곡식이 피와 살을 만드는 데 사용될 수 있을까? 폐로 흡입된 산소가 세포에 전달될 수 있을까? 절대 그럴 수 없다. 곡식에서 흡수한 영양분과 폐에서 흡입된 산소는 혈액순환이 완전해야 세포에 전달될 수 있고, 그 결과로 에너지가 생기고 피와 살이 만들어진다.

질병으로 오랫동안 병상에 누워 있는 사람들의 근육이 삐쩍 말라 있는 것도 먹는 만큼 움직이지 못하여 영양분과 산소가 근육세포로 전달되지 못하기 때문이다. 영양분과 산소뿐 아니라 몸에서 만들어지는 각종 호르몬과 효소도 혈액순환이 원활하지 않으면 제 기능을 발휘할 수 없기는 마찬가지이다. 결국 운동을 하지 않아서 혈액순환이 활발하지 않으면 몸의 기능은 전체적으로 쇠약해질 수밖에 없다.

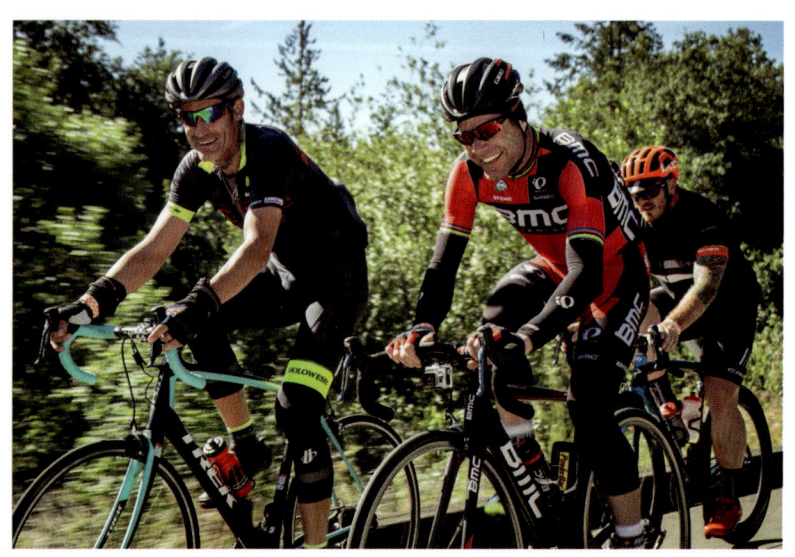

　운동이 양생(養生)의 기능을 하는 것은 바로 혈액순환을 원활하게 하여 영양분과 산소, 호르몬과 효소 등을 적재적소에 운반하는 역할을 촉진하기 때문이다. 그렇기 때문에 운동은 자연치유력을 강화시키는 가장 강력한 힘이라고 할 만하다.

> 코카서스 지방의 장수자들에게 장수의 비결을 물어보면 하나같이 '아침부터 저녁까지 열심히 일하는 것'이라고 말한다. 육체노동이 건강하게 장수하는 비결이라는 것이다. 100세를 넘긴 사람들도 매일 농장이나 목장에서 육체노동을 하는 것이 그들의 장수 비결이었다. 그들은 100세에도 불구하고 근골이 튼튼했고 손은 마치 야구 글러브를 낀 것 같았다.
>
> ― 이시하라 유우미

이는 종아리근육이 수축을 해야 발끝까지 내려왔던 혈액이 다시 심장으로 돌아갈 수 있기 때문이다. 이코노미클래스증후군에서 볼 수 있는 것처럼 종아리근육을 사용하지 못하는 상황에서는 혈액이 하지에 정체되고 혈전이 생겨 심하면 사망에 이르기도 한다. 이것은 다리를 움직여 운동하는 것이 생명과 연관되어 있을 정도로 중요하다는 것을 의미한다.

자연치유력을 강화하는 운동

자연이 준 그대로의 통곡식을 먹은 사람이 PC방에서 3일 동안 움직이지 않고 게임을 즐긴다면 어떨까? 섭취한 통곡식이 피와 살을 만드는 데 사용될 수 있을까? 폐로 흡입된 산소가 세포에 전달될 수 있을까? 절대 그럴 수 없다. 곡식에서 흡수한 영양분과 폐에서 흡입된 산소는 혈액순환이 완전해야 세포에 전달될 수 있고, 그 결과로 에너지가 생기고 피와 살이 만들어진다.

질병으로 오랫동안 병상에 누워 있는 사람들의 근육이 삐쩍 말라 있는 것도 먹는 만큼 움직이지 못하여 영양분과 산소가 근육세포로 전달되지 못하기 때문이다. 영양분과 산소뿐 아니라 몸에서 만들어지는 각종 호르몬과 효소도 혈액순환이 원활하지 않으면 제 기능을 발휘할 수 없기는 마찬가지이다. 결국 운동을 하지 않아서 혈액순환이 활발하지 않으면 몸의 기능은 전체적으로 쇠약해질 수밖에 없다.

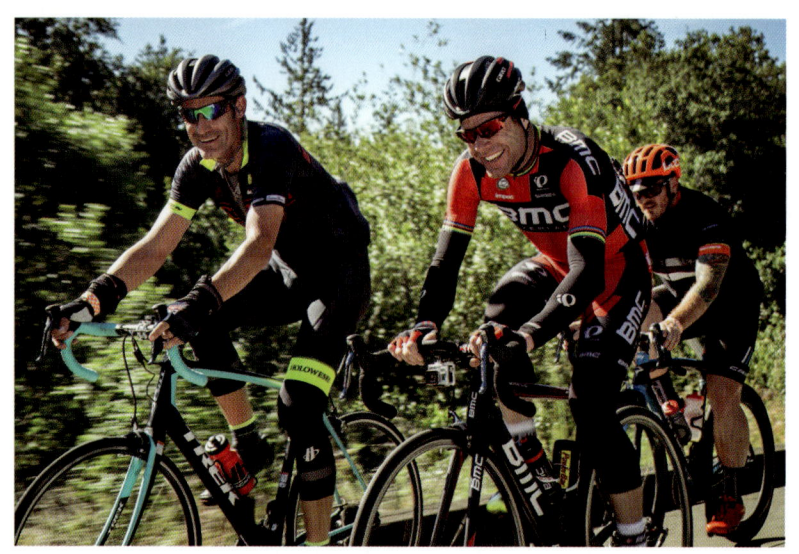

　운동이 양생(養生)의 기능을 하는 것은 바로 혈액순환을 원활하게 하여 영양분과 산소, 호르몬과 효소 등을 적재적소에 운반하는 역할을 촉진하기 때문이다. 그렇기 때문에 운동은 자연치유력을 강화시키는 가장 강력한 힘이라고 할 만하다.

> 코카서스 지방의 장수자들에게 장수의 비결을 물어보면 하나같이 '아침부터 저녁까지 열심히 일하는 것'이라고 말한다. 육체노동이 건강하게 장수하는 비결이라는 것이다. 100세를 넘긴 사람들도 매일 농장이나 목장에서 육체노동을 하는 것이 그들의 장수 비결이었다. 그들은 100세에도 불구하고 근골이 튼튼했고 손은 마치 야구 글러브를 낀 것 같았다.
>
> － 이시하라 유우미

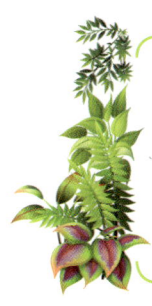

운동과 해독

운동은 가장 강력한 해독 수단

운동을 해서 땀이 나면 몸이 개운해지는 것을 경험해보았을 것이다. 이는 혈액순환이 좋아지면서 몸 안에 있는 독소와 노폐물이 배출되기 때문이다.

운동을 하면 해독을 주관하는 장기인 간과 신장, 폐로의 혈액순환이 좋아

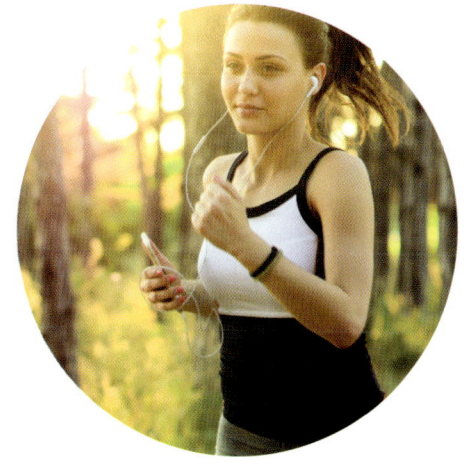

져서 전체적인 해독력이 강해진다. 무엇보다도 땀으로 많은 독소가 배출되기 때문에 운동은 해독의 가장 중요한 수단이 된다.

운동을 통해 혈액이 맑아지는 것도 해독작용으로 볼 수 있다.

그날 먹은 음식은 그날 소모하지 않으면 지방으로 전환되거나 혈관에 쌓이게 된다. 이렇게 쌓인 지방은 각종 독소를 저장하는 창고 역할을 한다. 몸에 독소가 많아지면 신진대사와 해독작용이 방해를 받게 되는데, 운동으로 지방을 연소시키면 그만큼 독소가 빠져나가게 되고 혈관에 낀 지방도 없어진다. 결국 운동이 해독력을 증진시키는 것이다.

몸 안에서 독소와 노폐물이 배출되지 않으면 세포는 손상되고 혈액은 오염되며 장기(臟器)는 제 기능을 하지 못하여 면역력이 떨어진다. 그 결과 감기나 독감에 쉽게 걸리고 항상 피로감에 시달리며 원인을 알 수 없는 질병에 걸린다. 그래서 지금까지 줄곧 강조한 것처럼 운동은 물론이고 음식이나 물, 호흡, 생각 등 자연치유력에 영향을 주는 것은 모두 해독기능이 있어야 한다. 해독력이 없는 음식, 물, 호흡, 생각, 마음, 운동은 몸을 상하게 할 뿐이다.

과도한 운동은 몸을 상하게 한다

해독력이 없는 운동? 무슨 의미일까? 《동의보감》에 나오는 다음 글을 보자.

'아무리 매일과 같이 음식을 먹어도 양생하는 방법을 알지 못하면 역시 오래 살기가 곤란하다. 양생하는 방법은 늘 경(輕)한 노동을 하고 너무 피로케 하지 말아야 한다. 대체로 흐르는 물이 썩지 않는 것과 문지도리

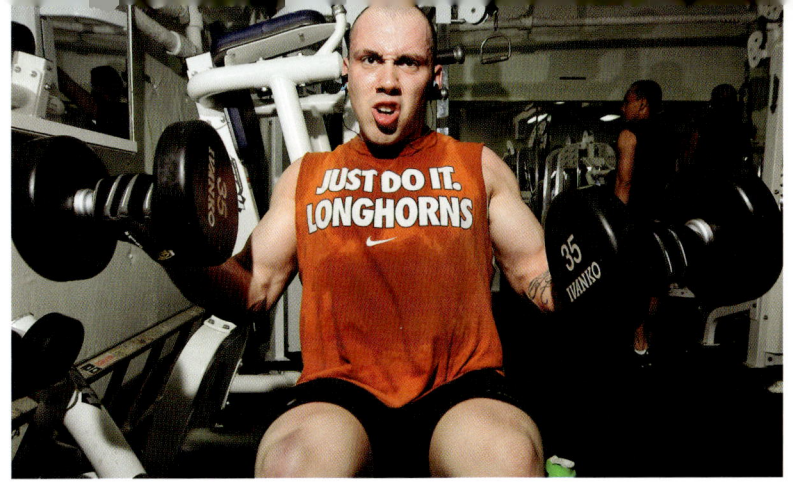

가 좀먹지 않는 것은 그것이 운동하기 때문이다. 양생하는 방법은 오랫동안 걷지도, 서 있지도, 앉지도 말아야 한다. 또는 오랫동안 보지도, 듣지도 말아야 한다. 이런 것들은 모두 수명을 단축시킨다.'

운동을 하더라도 너무 과도하게 하지 말라는 말이다. 운동이 몸에 좋다고 하여 너무 과도하게 하면 오히려 독이 될 수 있다는 말이다. 이것이 바로 해독력이 없는 운동이다. 특히 질병을 앓고 있는 사람들은 운동을 하되 너무 과도하게 하면 절대 안 된다. '두 다리가 의사'라는 말처럼 복식호흡을 하면서 편하게 걷는 정도의 운동이 적당하다. 걷는 것은 신체에 무리를 주지 않으면서 다리를 튼튼하게 할 수 있는 가장 안전한 운동법이기 때문이다.

예로부터 약으로 몸을 보하는 약보(藥補), 음식을 먹어 몸을 건강하게 하는 식보(食補)와 더불어 걷는 것을 실천하는 행보(行補)가 매우 중요시되어 왔다. 그만큼 걷는 운동이 중요하다는 뜻으로 '우유를 받아먹는 사람보다 우유를 배달하는 사람이 더 건강하다'라는 말 속에 그 중요성이 함축되어 있다.

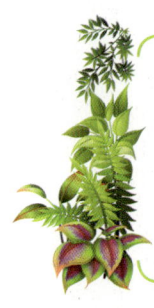

두 다리가 의사

강도 높은 운동은 오히려 독(毒)

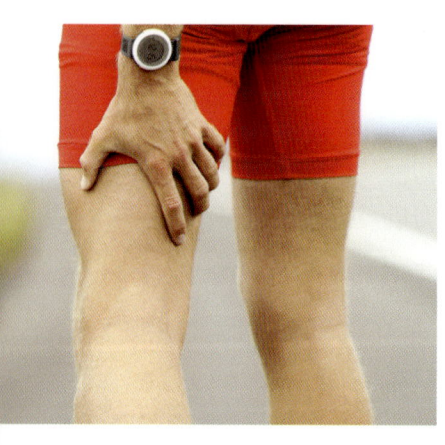

좋은 음식이라도 과식을 하면 몸에 부담이 되는 것처럼 건강을 위해서 하는 운동이 오히려 몸에 독(毒)이 되는 경우도 있다. 평소에 움직이지 않다가 어느 날 갑자기 마라톤을 하면 다행히 심장마비를 면하더라도 근육에 젖산이 쌓여 다음 날 움직이는 것조차 어려워진다.

이것은 평소 운동을 즐겨 하는 사람도 마찬가지이다. 자신의 체력에 맞지 않는 운동은 오장육부를 괴롭히고 활성산소를 생성시켜 몸을 상하게 할 뿐이다.

병을 앓고 있는 사람은 더더욱 운동의 강도에 신경을 써야 한

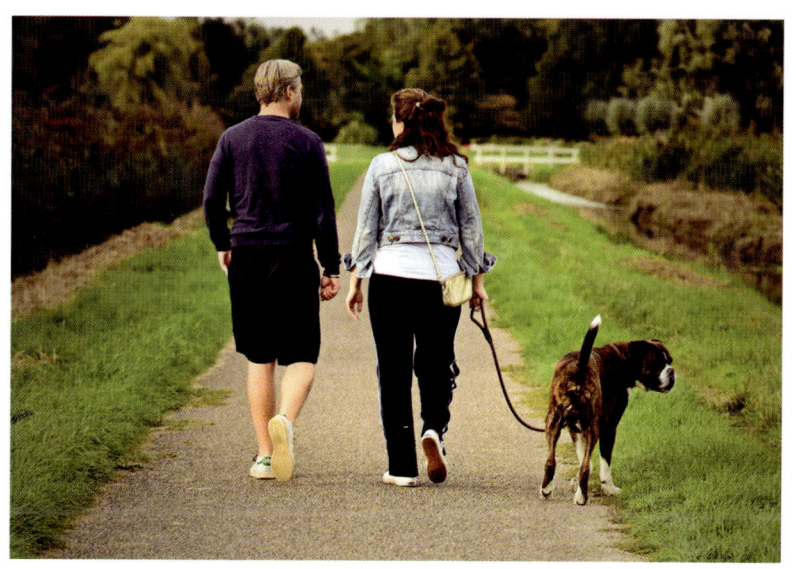

다. 운동장 몇 바퀴 더 도는 것이 중요한 것이 아니다. 다음 날 일어났을 때 기분이 좋을 정도의 강도로 시작하여 조금씩 강도를 높여가는 것이 좋다. 우리 몸은 참을성이 많아서 과식을 하거나 과도한 운동을 하더라도 아무 말 없이 일정 기간 인내한다. 그러나 한계에 다다르면 갑자기 돌변하여 무서운 질병을 몰고 온다.

자연치유력을 강화하는 걷기

음식을 먹든지 공부를 하든지, 벼락치기를 하는 것은 좋은 결과를 보장하지 않는다. 운동도 마찬가지이다. 평일에는 움직이지 않다가 주말에만 높은 강도의 운동을 즐기는 것은 매우 해롭다. 가벼운 운동이라도 평소에 규칙적으로 하는 것이 몸에 더 이롭다.

  규칙적으로 하려면 때와 장소에 구애받지 않아야 하며 운동기구도 필요 없어야 하는데, 그에 해당하는 운동이 바로 걷기이다. 걷는 일은 운동복이 없어도 가능하며, 낮이나 저녁이나 시간에 얽매이지 않아도 되고, 회사나 가정에서도 의지만 있다면 할 수 있다.

  이러한 장점 외에도 걷기는 어떤 운동보다도 자연치유력을 강화시키는 특징이 있다. 몸에 있는 근육의 70~80%는 허리 아래에 있다. 따라서 걸으면 몸에 있는 근육 대부분을 사용하게 된다.

  걷기를 하면 근육의 수축과 이완이 반복되면서 혈액순환이 좋아지고 열 생산이 늘어나게 된다. 혈액순환이 좋아지고 열 생산이 증가하면 자연치유력은 강해질 수밖에 없다.

  협심증, 요통, 류머티즘, 하지정맥류로 고생하던 60세 여성이 1일 1만 보 걷기를 한 이후 한꺼번에 모든 병이 치료된 경우도 있다. 이렇게 된 것은 걷기를 통해 자연치유력이 강화되었기 때문이다.

문명인은 마차를 발명한 덕택으로 다리를 못 쓰게 됐다.
— 에머슨

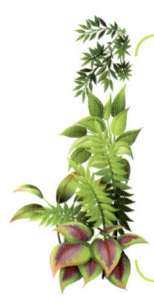

마사이족처럼 걸어라

맨발에 가까울수록 좋다

걷기는 해독과 양생의 기능을 높여 자연치유력을 강화하는 데 많은 도움을 준다. 따라서 고혈압, 당뇨병 같은 생활습관병은 물론이고 언뜻 연관이 없어 보이는 아토피성피부염과 비염 등에도 걷기는 필수적이다.

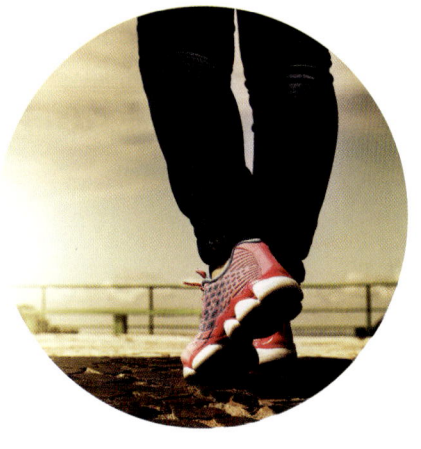

걷기를 할 때 가장 중요하게 생각해야 할 원칙이 있다. 자연치유력을 강화하는 음식이나 마음, 호흡법이 그렇듯이 운동 역시 '자연적인 것'이어야 한다. 인간의 입맛을 만족시키기 위해 곡식을 정제하고 첨가물을 더했을 때 수많은 질병이 찾아오듯이 인간의 편리와 욕심을 만족시키기 위한 운동은 결국 몸을 상하게 할 뿐이다.

발바닥의 모양과 걸을 때 사용되는 관절, 근육을 살펴보면 어떻게 걷는 것이 건강에 유익한지를 알 수 있다. 최근 선진국에서는 맨발로 걷는 것이 유행처럼 번지고 있다. 맨발 걷기를 주장하는 사람들에 따르면 맨발로 걷는 것이 더 자연스럽고 건강에도 좋을 뿐 아니라 다칠 위험도 줄어든다고 한다.

사실 우리 조상들도 맨발이었거나 맨발에 가까운 신발을 신고 걸었다. 거친 산과 들에서 사냥을 할 때도 그랬고 농사를 지을 때도 신발을 신지 않았다. 오래 걸을 때는 맨발에 가까운 짚신을 신었다.

자연치유력을 강화하는 데 도움이 되려면 맨발로 걷는 것이 가장 좋고, 신발을 신을 때는 맨발에 가까운 신발을 선택해야 한다. 맨발로 걸을 때 관절에 부담이 없고 근육은 균형 있게 발달한다. 너무 딱딱하거나 인간의 지식을 덧입힌 신발은 편해 보여도 결국 관절과 근육을 상하게 한다.

마사이족에는 없는 마사이족 신발

마사이족은 세상에서 가장 잘 걷는 사람들로 알려져 있다. 이들은 육식 위주의 식습관을 가지고 있지만 고혈압이나 심장병, 당뇨병에 걸리는 일은 거의 없는데, 그 이유는 그들의 걷는 방식에 있다고 한다.

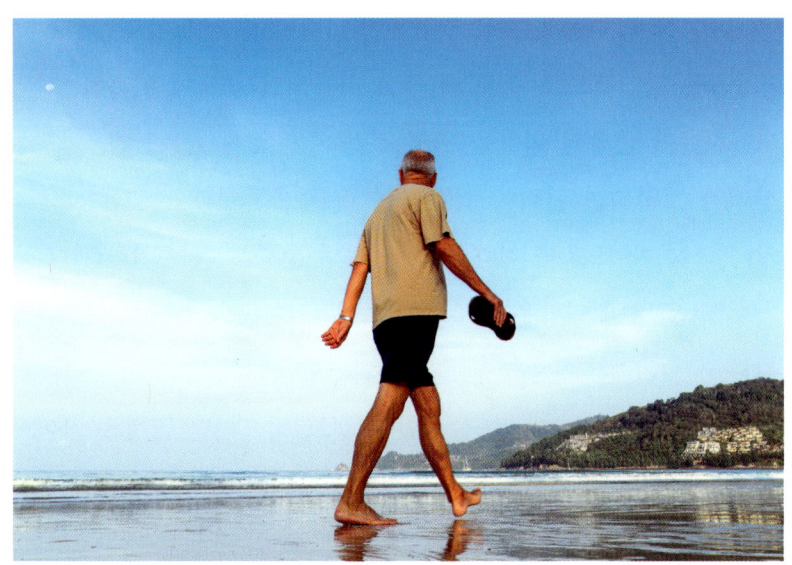

　마사이족의 걸음걸이는 발바닥을 지면에 밀착시키고 엄지발가락을 차올리는 방식이다. 즉, 발뒤꿈치부터 착지한 다음 **발 외측 → 새끼발가락 부근 → 엄지발가락 부근 → 엄지발가락** 순으로 무게중심이 이동하는 걸음걸이이다. 마치 달걀이 구르는 것과 같은 모습이다.

　마사이족이 걷는 모양대로 걸으면 분명 건강에 좋다. 맨발이거나 맨발에 가까운 신발을 신고 마사이족처럼 활기차게 걷는다면 근육에 힘이 생겨 관절도 좋아지고, 혈액순환이 개선될 뿐 아니라 지방이 연소되어 여러 질병에서 해방될 수 있다.

　이러한 효과 때문인지 최근에 마사이족의 걸음걸이를 본떠서 만든 신발이 속속 나오고 있다. 신발 바닥을 달걀이 구르는 모양으로 만든 것이 특징인데, 무턱대고 신고 걸으면 근육과 관절에 무리를 줄 수 있고 다음과 같은 부작용이 나타날 수 있다.

첫째, 정상적으로 걸을 때 주로 사용되던 근육이 위축될 수 있다. 신발이 근육의 역할을 일정 부분 대신하기 때문인데, 이러한 상태가 고착되면 근력이 약해지는 것은 물론이고 관절에도 좋지 않다. 허리가 아플 때 복대(腹帶)를 하면 통증을 덜 수 있지만 복대가 허리 근육의 역할을 해주기 때문에 허리 근육이 약해지는 것과 같다.

둘째, 달걀 모양의 둥근 신발을 신고 걸으려면 균형을 잡아야 하므로 본래 사용되지 않던 또 다른 근육이 사용될 수 있다. 이는 몸 전체의 균형을 깨뜨리는 원인이 되므로 쉽게 생각할 문제가 아니다.

마사이족처럼 걷는 것이 건강에 유익한 것은 사실이지만, 그것을 본떠 만든 신발의 도움을 받아 걷다가는 자칫 위와 같은 부작용이 생길 수 있으므로 주의해야 한다. 가장 훌륭한 걷기운동은 가볍고 바닥이 얇은 신발을 신고서 마사이족이 걷는 것처럼 자연스럽고 힘차게 걷는 것이다.

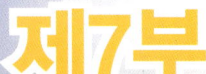
햇빛을 적극적으로 활용하라

햇빛은 생명의 에너지
햇빛의 해독작용
햇빛의 양생작용
햇빛 부작용은 인재(人災)

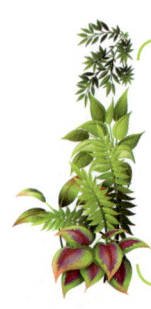

햇빛은 생명의 에너지

끊임없는 에너지원

앞에서 '가장 흔한 것이 귀한 것'이라는 주제를 다루었다. 공기와 물, 햇빛은 아주 흔한 것이지만 지구상에 있는 생명체에게는 절

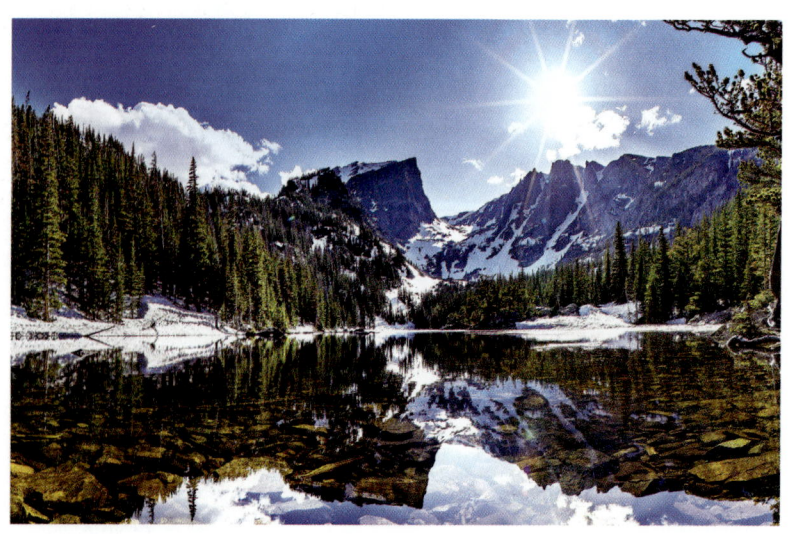

대적으로 필요한 요소이다. 어쩌면 생명체에게 너무나 중요하므로 어디서나 접할 수 있도록 한 자연의 뜻깊은 배려인지도 모른다.

이 중에서 햇빛은 생명체의 에너지원이라는 점에서 더욱 특별한 존재이다. 모든 생명체는 태양에너지로 생명을 유지하고 있다. 식물은 광합성(光合成)을 통해 태양에너지를 화학에너지로 바꾸어 씨앗에 저장한다. 현대물리학에서 다루고 있는 '에너지 보존의 법칙'이 등장하는 순간이다. 즉, 식물에 의해 태양에너지가 화학에너지로 바뀌지만, 형태만 달라졌을 뿐 총에너지양은 일정하다.

따라서 식물의 씨앗을 먹는다는 것은 곧 태양에너지를 먹는 것과 다르지 않다. 이 태양에너지는 우리 몸 안에서 이루어지는 모든 신진대사의 동력(動力)이 된다. 인간의 주식(主食)이 오곡(五穀)일 수밖에 없는 이유도 여기에 있다.

동물도 마찬가지이다. 풀과 열매를 먹는 초식동물은 인간처럼 식물에서 직접 태양에너지를 얻고, 육식동물은 초식동물을 잡아먹음으로써 간접적으로 태양에너지를 얻는다.

생명체가 살아가는 힘

지구에서 사용하는 모든 에너지의 98% 이상은 태양에서 온 것이다. 햇빛은 대기와 해류를 움직이고, 바닷물을 증발시켜서 구름을 만들고 땅에 비와 눈을 내리게 한다. 이런 햇빛이 있기 때문에 수력발전이 가능하다. 우리가 현재 사용하고 있는 석유, 석탄, 가

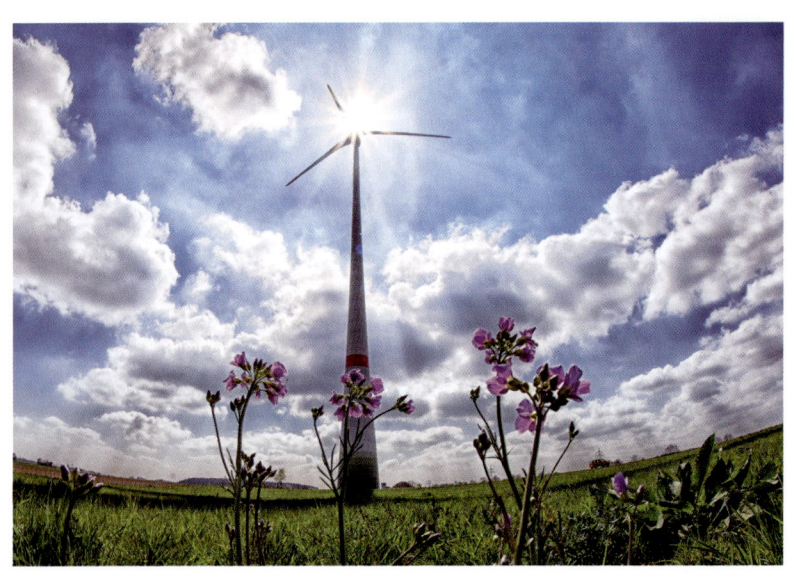

스도 태양에너지를 담고 있던 식물이 썩어서 만들어진 것이므로 이것 또한 태양에너지의 다른 형태라 할 수 있다.

　이처럼 햇빛은 식물의 씨앗을 통해 사람에게 직접 에너지를 주기도 하지만, 수력에너지와 화력에너지라는 또 다른 형태의 에너지를 공급하여 사람이 살아가는 데 부족함이 없게 해준다. 그야말로 사람이 살아가는 데 필요한 모든 에너지는 태양에서 비롯된 것이라 할 만하다.

　에너지를 공급하는 외에도 햇빛은 산소와 이산화탄소를 만들고 온도와 습도를 조절하여 생명체가 살아가는 데 쾌적한 환경을 만들어준다. 또한 햇빛은 살균과 소독에 탁월한 힘이 있고 공기를 정화시키는 작용이 있어 생명체가 살아가는 동안 병들지 않게 해준다.

햇빛의 해독작용

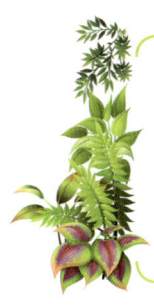

검증된 치료제, 잊혀진 치료제

햇빛은 이미 오래전부터 질병의 예방과 치료에 이용되어 왔다. 햇빛을 의학에 처음 접목시킨 것은 고대 이집트로 거슬러 올라간다. 문헌에 의하면 고대 이집트에서는 햇빛을 이용해 백반증(白斑症)을 치료했고, 인도의 전승의학인 아유르베다에서도 우울증 등을 치료하기 위해 햇빛을 활용했다는 기록이 남아 있다.

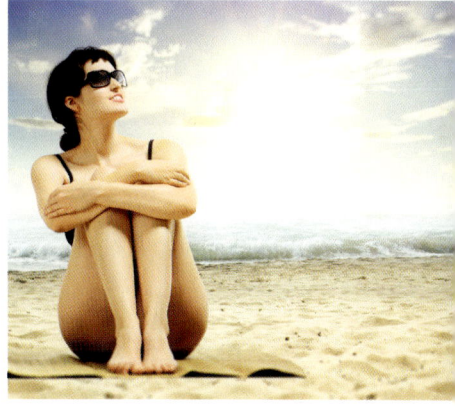

현대에 와서 햇빛을 치료법의 하나로 도입한 것은 20세기 초반의 일이다. 덴마크의 의사 닐스 핀센(Niels Finsen)은 자외선을 이용해 피부 결핵을 치료하는 데 성공하여 노벨의학상을 받았다. 그 후

전장에서는 군의관들이 부상자를 치료하고 소독하기 위해 햇빛을 자주 이용했다. 또한 1930년대 유럽에서는 일광욕이 공중보건 수단으로 권장되어, 결핵이나 구루병 같은 질병이 유행할 때는 햇빛에 몸을 노출시키는 것이 관행이 될 정도였다.

이처럼 햇빛은 질병 치료는 물론 예방에서도 중요한 위치를 차지해 왔다. 하지만 약의 사용을 중요시하는 서양의학이 발달하면서부터 햇빛이 가지고 있는 치유의 능력은 사람들의 뇌리에서 잊혀져가고 있다.

햇빛의 여러 가지 해독작용

자연치유력을 강화하는 방법은 크게 해독(解毒)과 양생(養生)이다. 해독과 양생 가운데 우선순위를 정해야 한다면 해독이 우선이다. 몸 안에 있는 독소가 제거되지 않은 상태에서의 양생은 아무런 의미가 없기 때문이다. 극단적인 예로, 독약(毒藥)을 먹은 사람에게 산삼을 먹인들 그 효과가 나타날까? 그렇지 않다. 이런 상황에서는 위세척을 하여 독약을 배출시키는 것이 우선이다. 자연치유력을 강화하는 데에 해독이 우선일 수밖에 없는 것도 같은 이유에서이다.

여기서 독(毒)은 신진대사를 방해하는 모든 것을 의미한다. 세균이나 바이러스가 될 수도 있고, 중금속, 환경호르몬, 식품첨가물이 될 수도 있다. 또한 신진대사 과정에서 생성되는 노폐물도 독이고, 과도한 스트레스도 신진대사를 방해하기 때문에 독이 된다. 그렇다면 햇빛의 해독작용이란 구체적으로 무엇일까?

첫째, 햇빛은 살균작용이 있다.

시골에서는 햇빛이 쨍쨍한 날이면 간장, 된장, 고추장을 담가놓은 항아리의 뚜껑을 열어두고 옷과 이불을 마당 한가운데에 널어두었다. 햇빛이 강한 살균작용으로 세균을 죽이기 때문이다.

실제로 햇빛이 드는 곳에서는 세균이 살 수 없다. 그래서 어린아이가 있는 집은 반드시 햇빛이 잘 드는 집이어야 한다. 햇빛이 잘 들어오지 않는 곳이나 지하에서는 각종 세균과 곰팡이가 잘 번식하므로 기관지염, 폐렴 같은 호흡기 질환이 쉽게 발생한다.

둘째, 암세포를 죽이는 작용이다.

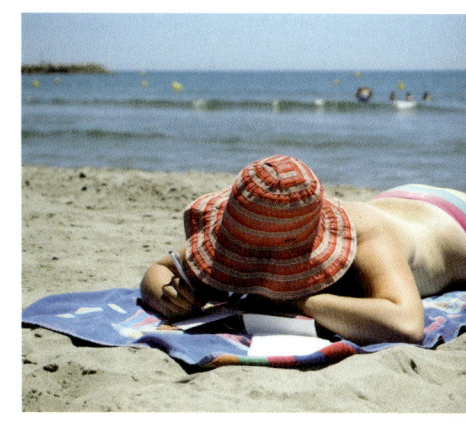

암세포도 신진대사를 방해하기 때문에 일종의 독(毒)이다. 햇빛이 암세포를 어떻게 죽이는지 그 원리와 과정을 모두 설명할 수는 없지만, 지금까지 연구된 바에 의하면 크게 두 가지이다. 먼저, 햇빛을 받으면 몸에서 세로토닌이라는 호르몬이 많이 생성되는데, 이 세로토닌이 암세포를 죽이는 특수한 T-림

프구를 강하게 만들어준다. 또한 햇빛을 쬐었을 때 생성되는 비타민 D에는 암을 예방하고 치료하는 효과가 있다.

실제로 하루에 2시간 정도 햇빛을 쬐면 유방암이나 전립선암에 걸릴 위험이 크게 줄어든다는 연구 결과가 있고, 햇빛을 많이 받는 지역에 사는 여성들이 그렇지 않은 지역의 여성들보다 자궁내막암에 덜 걸린다는 연구 결과도 있다.

셋째, 콜레스테롤 수치를 낮추는 작용을 한다.

콜레스테롤은 혈액순환을 방해하기 때문에 독(毒)이다. 특히 현대인에게 많은 고혈압, 심장병, 뇌졸중은 모두 높은 콜레스테롤 수치와 연관이 있기 때문에 콜레스테롤은 그 폐해가 막심한 독이라고 할 수 있다. 그런데 햇빛이 콜레스테롤 수치를 낮춘다는 사실을 알고 있는 사람은 많지 않다.

햇빛을 받으면 피부 아래에 있는 콜레스테롤이 비타민 D로 바뀌는데, 이러한 과정을 통해 혈관계 질환의 원인이 되었던 혈중 콜레스테롤이 감소하면서 혈관이 깨끗해지고 부드러워진다. 그 결과 동맥경화증이 개선되고 고혈압이 정상혈압으로 돌아오며 심장병도 예방된다.

넷째, 스트레스를 해소하는 작용이다.

스트레스를 받으면 몸의 조직이 손상되고 활성산소와 같은 독성 물질이 다량 발생한다. 스트레스를 독(毒)이라고 하는 것도 이러한 이유 때문이다.

세로토닌을 '행복호르몬'이라 부르는 것을 들어보았을 것이다. 세로토닌은 격한 마음을 차분하게 가라앉혀주고 대뇌피질의 기능

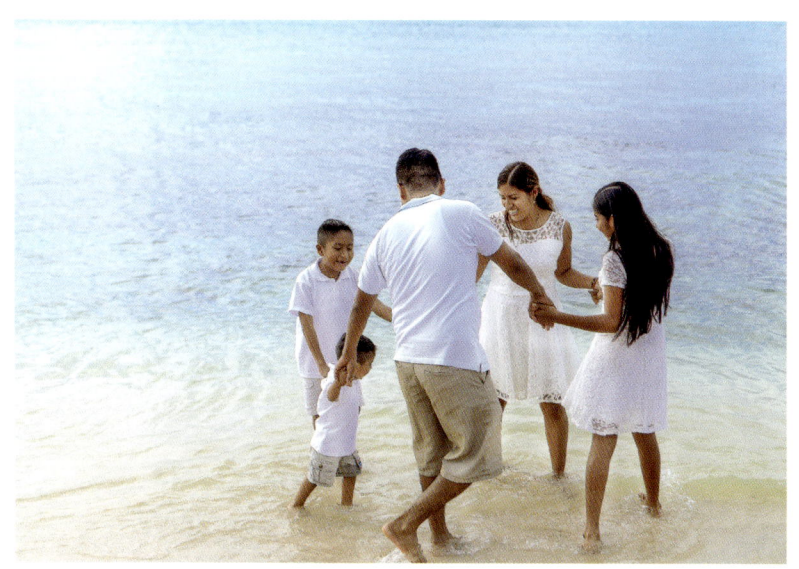

을 떨어뜨려 스트레스나 고민, 갈등, 잡념을 해소시키며, 생기와 의욕을 불러일으켜 우울증을 덜어주고 성욕을 높여준다.

그런데 햇빛을 쬐었을 때 세로토닌이 생성된다는 사실을 알고 있는 사람은 많지 않다. 세로토닌이 만들어지기 위해서는 트립토판이라는 아미노산이 필요하다. 콩 종류에 특히 많이 들어 있는 트립토판은 장(腸)에서 소화·흡수되어 일부가 세로토닌으로 분해되는데, 이 과정에는 반드시 햇빛이 있어야 한다. 햇빛은 스트레스로 인해 발생한 독소를 제거하는 강력한 해독제인 셈이다.

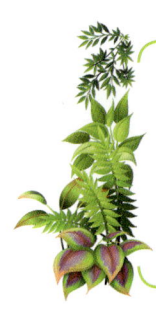

햇빛의 양생작용

칼슘의 흡수율을 높인다

모든 미네랄이 그렇지만 칼슘은 사람에게 없어서는 안 될 매우 중요한 미네랄이다. 우리 몸에는 1kg 정도의 칼슘이 있으며 대부분은 뼈에 존재한다. 뼈를 건강하게 유지하기 위해서 칼슘이 많이 들어 있는 음식을 먹어야 한다는 말도 이 때문이다.

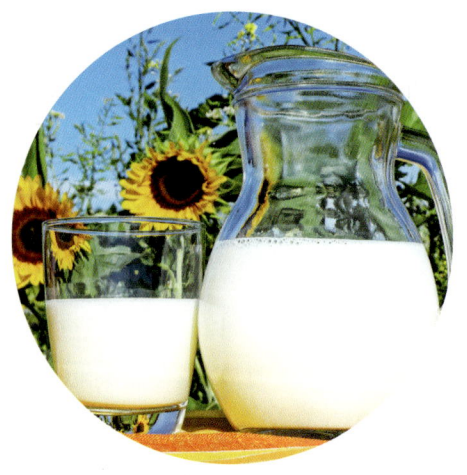

특히 노년에 뼈를 쉽게 부러지게 하는 골다공증을 예방하기 위해서, 한창 성장하는 어린아이들의 키를 키우기 위해서는 칼슘을

많이 섭취해야 한다며 남들에게 뒤질세라 우유나 멸치 같은 고칼슘 식품을 먹고 있다.

그런데 칼슘이 많이 들어 있는 음식을 먹는다고 해서 그 속에 있는 칼슘이 모두 몸으로 흡수되는 것은 아니다. 이것은 매우 중요한 논제이다. 칼슘을 많이 섭취한다 해도 흡수되지 않으면 아무 소용이 없기 때문이다.

햇빛이 칼슘의 흡수율을 높인다는 사실을 아는 사람은 많지 않다. 햇빛은 피부 밑에 있는 콜레스테롤을 비타민 D로 변화시키고, 비타민 D는 장(腸)에서 칼슘이 흡수되는 것을 돕는다. 따라서 우유를 많이 먹어도 햇빛을 보지 않으면 칼슘의 흡수율은 낮아지고 뼈는 약해진다.

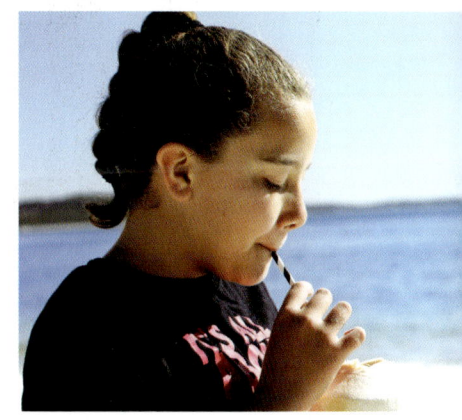

혈액의 산소 운반이 빨라진다

암세포가 있는 동물에게 피부암을 일으킬 만큼의 햇빛을 쬐였더니 암이 사라진 실험 결과가 있다. 실제로 햇빛에 적게 노출되는 지역 사람들에게서 노출이 많이 되는 지역 사람들보다 피부암 발생이 훨씬 많다는 연구 결과도 있다. 햇빛이 혈액의 산소 운반 능력을 향상시켜 세포에 더 많은 산소를 공급해주기 때문인데, 이것

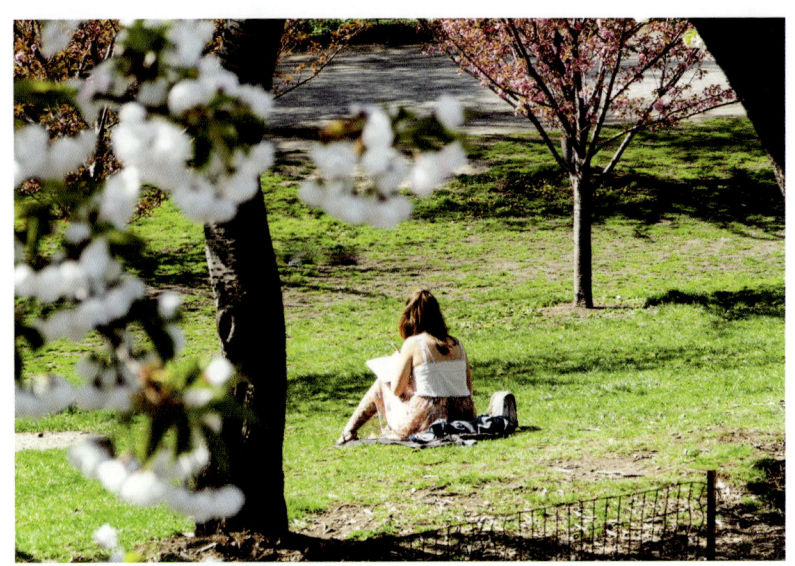

이 결과적으로 혈압을 낮추고 면역력을 높여 암의 발생을 억제하는 것이다.

지속적인 일광욕은 혈액의 산소 운반 능력을 증가시킬 뿐 아니라 호흡의 안정, 지구력과 근력 강화, 혈압과 혈당의 감소, 스트레스 극복력 강화의 효과도 있다. 이것은 운동의 효과와 일치하는 것으로 햇빛을 쪼이는 것은 운동만큼이나 몸을 건강하게 하고 질병을 치유하는 데에 도움이 된다.

멜라토닌을 만들어낸다

햇빛은 뇌 속에 있는 송과선(松果腺, pineal gland)을 자극하여 멜라토닌이라는 호르몬을 만들어낸다. 멜라토닌은 수면을 유도하는 호르몬으로 알려져 있는데, 낮에 햇빛을 보지 않으면 멜라토닌이 만들어지지 않아서 밤에 잠이 오지 않는 불면증에 시달릴 수 있다.

이러한 멜라토닌을 합성한 약이 현재 불면증 치료약으로 판매되고 있지만, 인간이 만들어낸 것은 항상 부작용이 따르기 마련이다. 햇빛을 보면 멜라토닌은 자연스럽게 만들어지므로 합성약을 먹는 것보다 아침 햇살을 보면서 활기차게 걷는 것이 부작용 없이 멜라토닌을 복용하는 방법이다.

멜라토닌은 수면을 유도하는 기능 외에도 뇌하수체, 부신, 성분비선, 췌장 같은 내분비선의 호르몬 생산을 촉진시키고, 암의 성장이나 확산을 지연시키는 역할도 한다. 따라서 햇빛을 자주 쪼이는 것은 질병을 치유하는 데에 필수적이다.

햇빛은 이 밖에도 코르티손 호르몬을 증가시켜 관절염을 개선하며, 황달과 체중조절에도 도움이 된다.

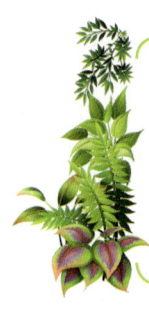

햇빛 부작용은 인재(人災)

자외선은 나쁘다?

햇빛은 생명의 에너지원이며 해독과 양생의 기능이 있어 적절하게 활용하면 질병을 치유하는 데 매우 유용하다. 하지만 근래에는 오존층 파괴와 관련해 자외선을 쬐면 피부암에 걸린다고 하며

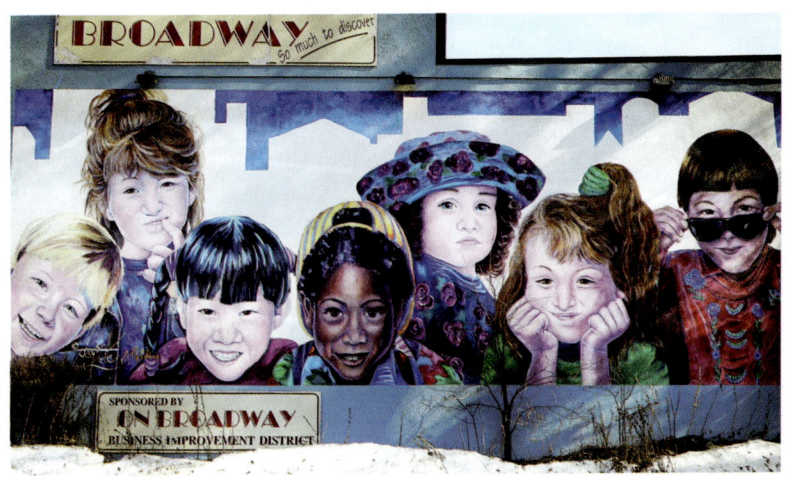

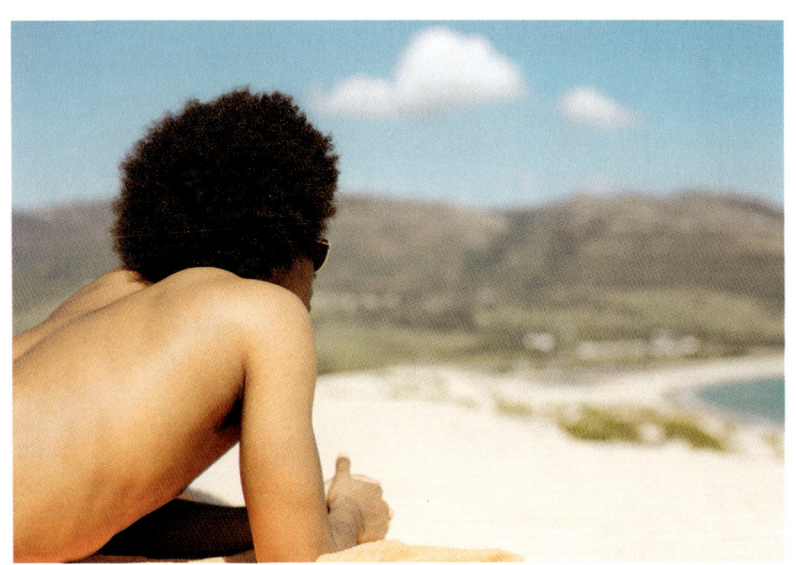

햇빛을 멀리하고 있는데, 이는 인종에 따른 다양성을 염두에 두지 않은 결과이다.

환경오염으로 인해 유해한 자외선이 증가하고 있는 것은 사실이지만 자외선을 쬐면 피부암에 걸린다는 이론은 미국이나 유럽 등에서 발표된 백인을 대상으로 한 논문에 바탕을 두고 있다. 인종의 다양성을 무시한 채, 이를 지구촌 모든 사람들에게 적용하는 것은 억지에 가깝다.

미국이나 호주에 사는 백인들은 본래 햇빛이 약한 지역에 살면서 이에 적응해 왔는데, 점점 태양이 강하게 내리쬐는 원주민의 땅으로 진출하면서 자외선에 대한 주의가 필요하게 된 것이다.

그러나 우리 민족은 아주 오래전부터 햇빛이 적당하게 내리쬐는 곳에 뿌리를 내려 살아오고 있다. 따라서 백인과 같이 '자외선

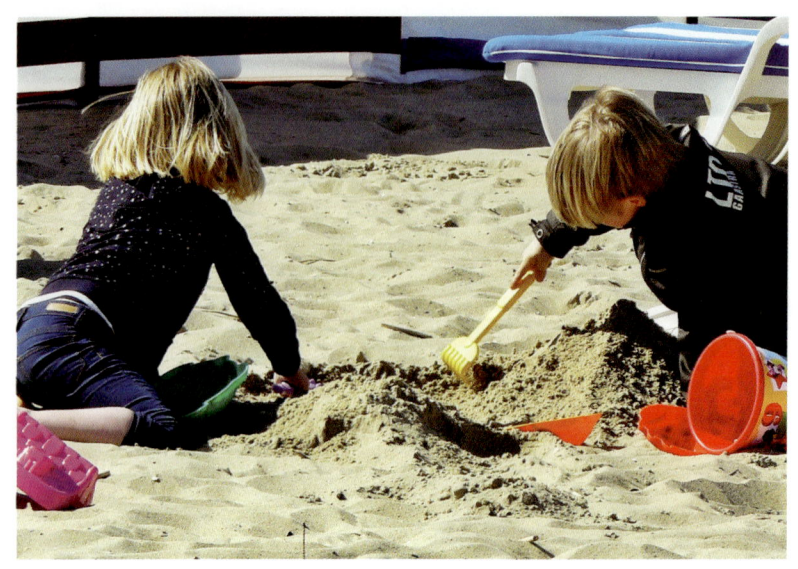

을 쬐면 나쁘다'고 단정 지을 수 없다. 오히려 햇빛을 충분히 쬐는 것이 우리에게 맞는 건강법이다. 실제로 햇빛을 충분히 쬐면 혈액 순환이 좋아지고 피부에서 윤이 난다. 또한 자외선은 뼈를 비롯한 운동기관을 튼튼하게 해주기 때문에 햇빛에 노출된 사람이 그렇지 않은 사람보다 훨씬 건강하다.

특히 어린아이가 햇빛을 보지 않는 생활을 지속하면 허약 체질이 되기 쉽다. 심하면 아토피성피부염이나 기관지천식이 유발될 수도 있다. 환한 햇살을 맞으며 열심히 뛰어노는 것이 알레르기 체질에서 벗어나는 지름길이다. 밖에서 신나게 뛰어노는 아이들에게 알레르기 질환이 드문 것도 이와 관련 있다.

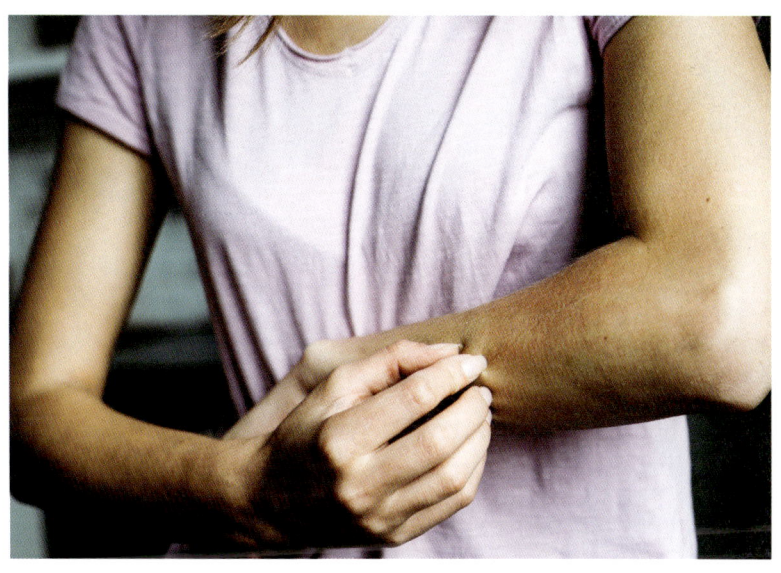

모두 내 탓이오

동일한 자극에도 달리 반응하는 것이 인체이다. 화가 나는 일이 있을 때 어떤 사람은 그럴 수도 있다는 마음을 갖고 잊어버리는가 하면, 어떤 사람은 몇 년 동안 마음에 품고 있기도 한다. 음식도 그렇다. 유당(乳糖)을 분해하는 효소가 있는 사람은 우유를 먹어도 설사를 하지 않지만 유당 분해효소가 없는 사람은 설사를 한다.

햇빛도 마찬가지이다. 햇빛을 쬐는 사람의 몸 상태가 어떠한가에 따라 그 효과는 극과 극으로 나타난다. 햇빛을 쬐면 몸에서 활성산소가 생성된다. 활성산소는 세포를 공격하고 조직을 상하게 하기 때문에 다량 생성되는 것은 결코 유익하지 않다.

하지만 활성산소 때문에 햇빛의 자연치유력을 포기하는 것은

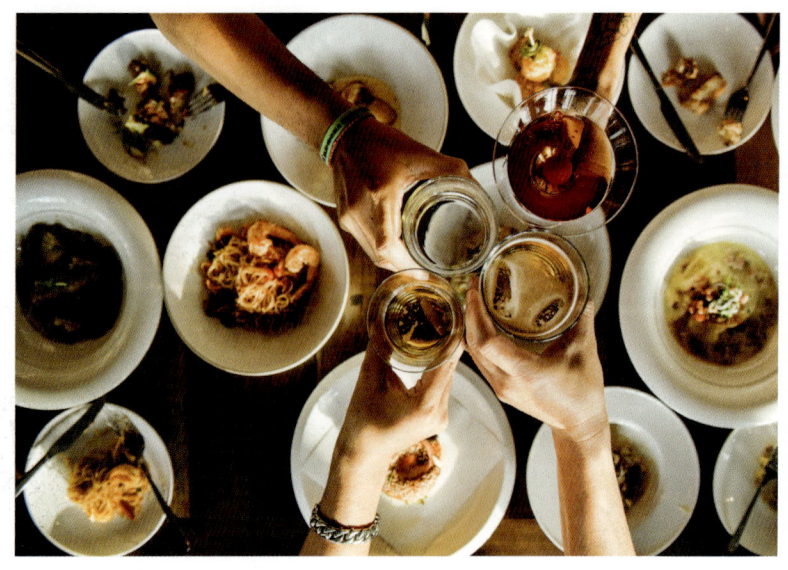

'구더기 무서워서 장을 담그지 못하는 것'과 같다. 햇빛을 쬐었을 때 활성산소가 발생하는 것은 사실이지만, 통곡류와 신선한 채소, 과일을 주식으로 하는 사람들은 활성산소를 없애는 항산화제가 몸 안에 많이 있기 때문에 활성산소의 공격을 받지 않는다.

반면 고기와 정제식품을 주로 섭취하는 사람의 몸 안에는 활성산소를 없애는 항산화제가 부족하여 햇빛을 쬐면 피부암 같은 질환에 걸릴 수 있다. 이처럼 햇빛의 '부작용'은 그 원인이 햇빛 자체에 있는 것이 아니라 사람에게 있기 때문에 천재(天災)가 아닌 인재(人災)이다.

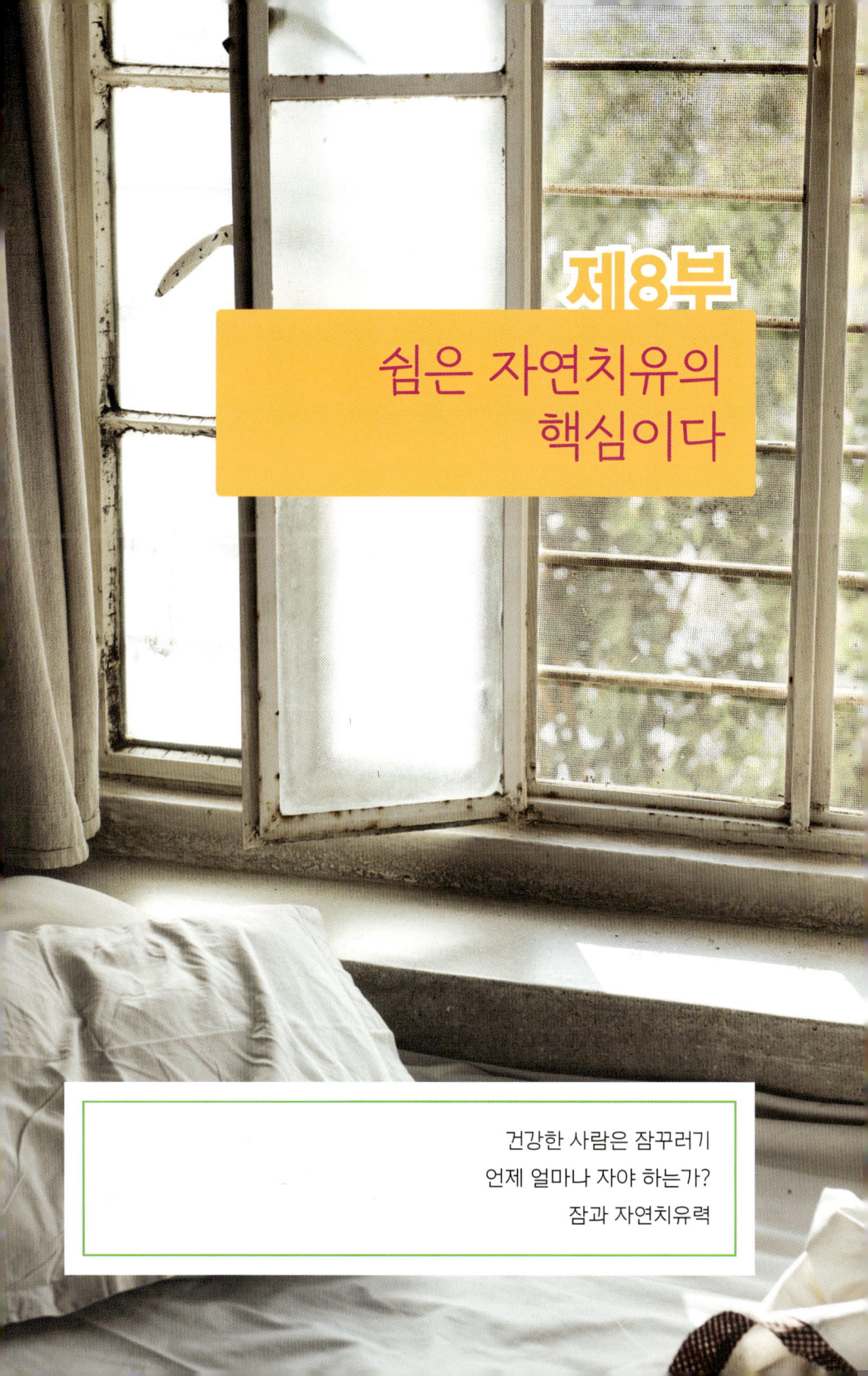

제8부
쉼은 자연치유의 핵심이다

건강한 사람은 잠꾸러기
언제 얼마나 자야 하는가?
잠과 자연치유력

건강한 사람은 잠꾸러기

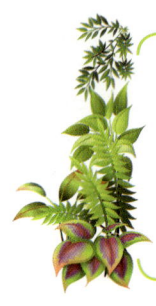 **24시간 편의점 인생**

한국인은 쉬는 것을 제대로 못하는 민족이다. 자원이 풍부하지 않아서 죽도록 일을 해야 먹고산다는 생각이 지배적이고, 그렇기 때문에 쉬는 만큼 남들보다 뒤처진다고 생각한다. 그래서 회사에서 밤늦게까지 일을 해야 하고 주말에도 일에 매달리는 사람들이 많다.

일이 아니라도 소위 밤에 노는 문화가 발달하여 대부분의 사교 모임은 밤에 이루어진다. 그 때문에 먹고 마시고 노는 사람들뿐 아니라 밥집, 술집, 노래방 등에 종사하는 사람들은 밤낮이 바뀐 생활을 한다. 그러나 이러한 생활이 당시에는 쾌락이 되겠지만 장기간 계속된다면 심각한 질병의 원인이 된다는 것을 명심해야 한다.

실제로 병원이나 한의원을 찾는 사람들 중에는 정확한 병명을 모른 채 치료를 받는 경우가 종종 있는데, 상담을 통해 이들의 생

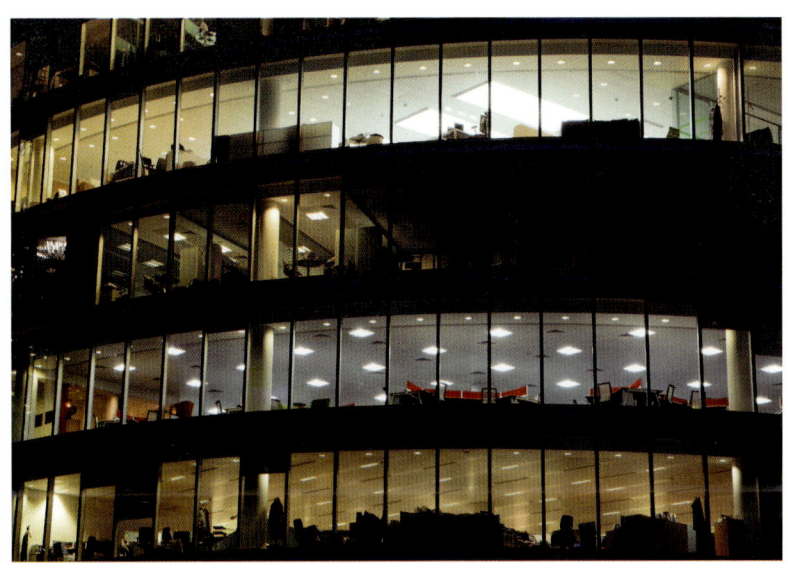

활방식을 살펴보면 대체로 자연치유력을 약화시키는 생활을 하고 있음을 알 수 있다. 그중에서도 수면(睡眠)이 부족한 생활을 한다는 것이 공통적이다.

잠을 잘 자는 것이 건강에 좋다는 것은 누구나 알고 있지만 실천하지 못하는 것이 문제이다. 실천하지 못하는 건강 지식은 아무런 효과를 발휘하지 못한다. 몸에 좋다는 보약을 먹고 잠을 자지 않는다면 보약의 효과가 나타날까? 100년 된 산삼을 달여 먹고 잠을 자지 않으면 어떻게

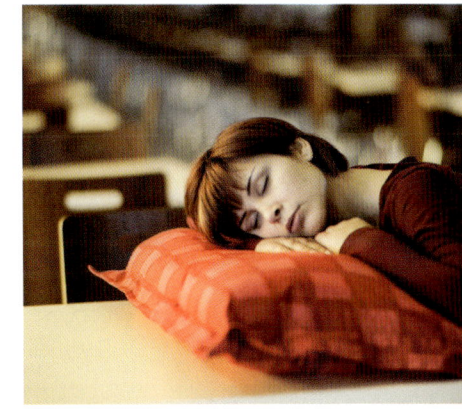

될까? 운동이 몸에 좋다고 하여 잠을 포기한 채 운동을 하면 몸이

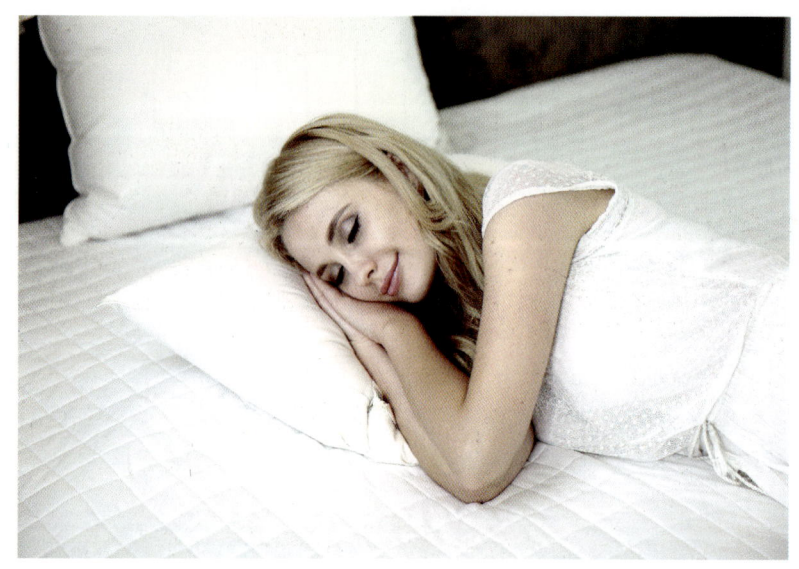

건강해질까? 이처럼 굳이 과학적인 연구 결과를 동원하지 않더라도 잠이 건강에 직결되는 요소라는 것은 누구나 알 수 있다.

잠이 필요한 이유

약육강식(弱肉強食)의 동물 세계에서도 잠은 필수적이다. 포식자에게 먹힐 가능성이 높음에도 불구하고 잠을 자야 하는 것이다. 왜 그럴까? 분명한 것은 잠이 필요하기 때문이다.

바로 다음과 같은 이유 때문에 잠이 필요하다.

첫째, 수면은 몸을 쉬게 하고 신체의 피로를 풀어준다. 젖산이라는 피로물질이 근육에 쌓여 처리되지 못하면 피로를 느끼게 되

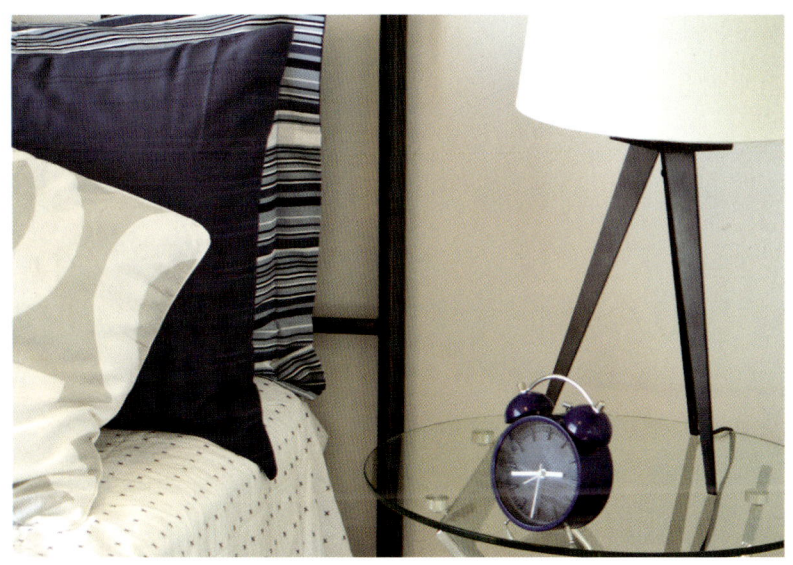

는데, 수면 중에는 근육의 긴장도가 크게 떨어져 더 이상 젖산이 만들어지지 않을뿐더러 쌓여 있는 젖산은 분해가 된다.

둘째, 수면은 뇌를 쉬게 한다. 누워 있으면 몸은 쉬게 할 수는 있지만 잠을 자지 않는다면 뇌를 쉬게 할 방법은 없다. 뇌는 산소와 영양소를 가장 많이 소비하는 곳이므로 피로도 쉽게 온다. 따라서 수면 시간이 충분하지 않으면 뇌에 심각한 장애가 발생한다.

셋째, 성장호르몬을 비롯하여 사람을 기분 좋게 만들어주고 피로와 스트레스를 완화시켜 주는 코르티손 호르몬 등 많은 호르몬은 사람이 잠자는 동안 뇌에서 나온다. 성장호르몬은 뼈와 근육 등의 발육에 영향을 주므로 아이들의 성장 발육에 도움을 주지만, 어른들에게는 신진대사를 좋게 하고 피부의 재생기능을 높이며 피로를 회복시키므로 꼭 필요한 요소이다. 성장호르몬은 일반적으로 밤 10시부터 새벽 2시 사이에 많이 분비되기 때문에 늦어도 10시 전에 잠을 자는 것이 좋다.

넷째, 수면 중에는 신체의 자연치유력과 면역력을 높이는 물질이 분비된다. 도로 주변에 있는 벼는 잘 여물지 못하고 병충해의 피해를 쉽게 받는데, 이는 밤새 켜져 있는 가로등 때문에 벼가 잠을 잘 수 없기 때문이다. 식물도 이러한데 하물며 사람은 어떻겠는가. 실제로 수면 부족은 갖가지 염증 관련 장애로 이어지는 것이 실험을 통해 밝혀졌다.

이 밖에도 잠을 자야 하는 이유는 너무나 많다. 하지만 이유를 이해한다고 해도 실천이 없으면 아무 소용이 없고, 건강을 유지하며 질병이 치유되는 것을 기대할 수 없다. 진정으로 질병에서 벗어나고자 한다면 자연치유력을 강화하는 기본적인 것부터 실천해야 할 것이다.

> 좋은 밤을 찾다가 좋은 날을 잃어버리는 사람들이 많다.
> — 네덜란드 격언

언제 얼마나 자야 하는가?

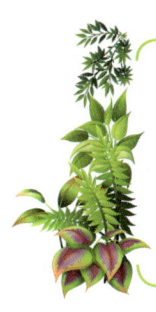

도로보수는 밤에 해야 한다

폭설이 내리면 도로가 결빙되는 것을 막기 위해 도로에 염화칼슘을 뿌린다. 하지만 눈이 많이 올 때마다 염화칼슘을 뿌리면 도로가 패어 군데군데 구멍이 뚫린다. 그래서 봄에는 으레 도로보수를 한다.

그런데 통행량이 많은 아침이나 낮에 도로보수를 하면 어떤 일이 벌어질까? 결과는 불을 보듯 뻔하다. 길이 막혀서 10분 거리를 1시간에 가는 일이 벌어진다. 양보와 배려 없는 운전자가 많다면 교통 상황은 더욱 혼잡해진다.

이런 이유로 인해 급한 경우가 아니라면 도로보수는 주로 밤에 이루어진다. 한밤중에는 교통량이 적어 보수에 쓰이는 장비가 도로의 상당 부분을 차지해도 교통체증이 일어나지 않는다.

우리 몸도 보수에 필요한 시간이 정해져 있다. 낮에는 활동에

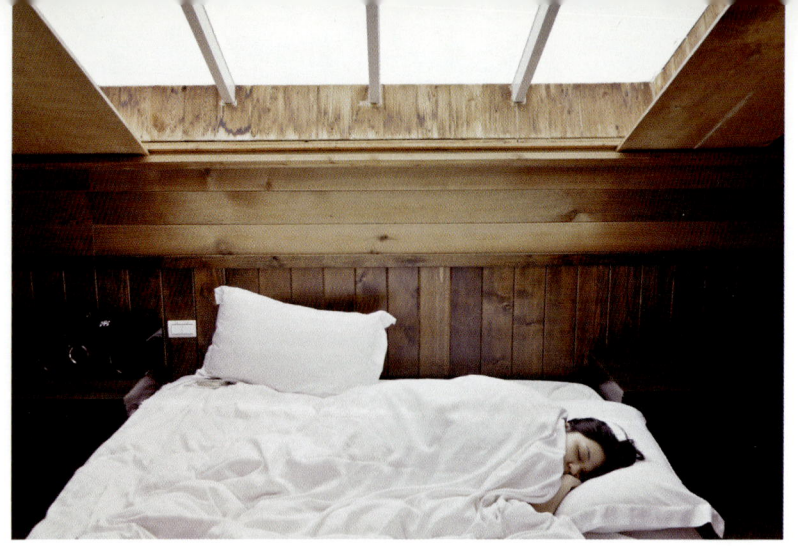

필요한 에너지를 만들기 위해 오장육부가 쉼 없이 일을 한다. 그 과정에서 세포와 조직이 손상되고 인체의 도로에 해당하는 혈관에 상처가 난다. 또한 신진대사 과정에서 수많은 노폐물과 독소가 발생한다.

이러한 손상과 상처를 복구하고 독소와 노폐물을 제거하는 인체의 '도로보수'는 밤에 이루어진다. 이것이 밤에 잠을 자야 하는 이유이다. 몸 안에 있는 생체시계는 밤이 되었을 때 몸을 치유하라는 신호를 보낸다. 밤에 일하고 낮에 잠을 잔다면 몸의 치유 활동은 완전하게 이루어지지 않는다.

과유불급(過猶不及)

다음 연구 결과를 보면 충분한 수면이 얼마나 중요한가를 알 수 있다.

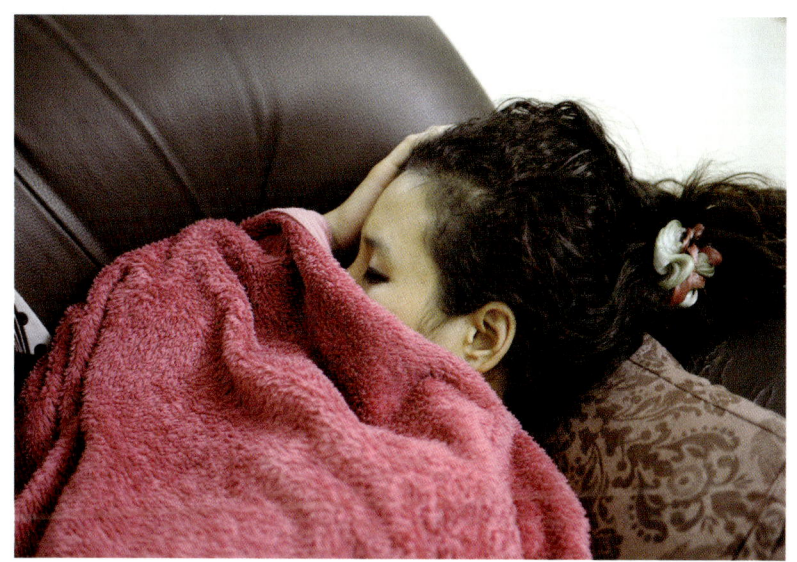

'미국 버펄로대학의 리저 래펄슨 박사는 1천 455명을 대상으로 6년에 걸쳐 수면 시간을 조사하고 공복혈당을 측정한 결과 수면 시간이 6시간 이하인 사람이 6~8시간인 사람에 비해 혈당이 상승할 위험이 평균 4.5배 높은 것으로 나타났다고 밝혔다.'

'시카고대학 메디컬센터 다이앤 로더데일 연구팀은 밤 수면 시간이 1시간 늘어나면 동맥경화의 위험률이 30% 정도 낮아지고 혈관질환의 위험도 상대적으로 낮아진다는 연구 결과를 발표했다.'

이와 같은 연구 결과가 아니더라도 잠이 부족했을 때 나타나는 증상은 누구나 한 번쯤 경험한다. 머리가 아프기도 하고 피부가 거칠어지며 몸이 붓기도 한다. 무엇보다도 잠을 충분하게 자지 않으면 피로가 풀리지 않아서 일상생활에 어려움이 따른다.

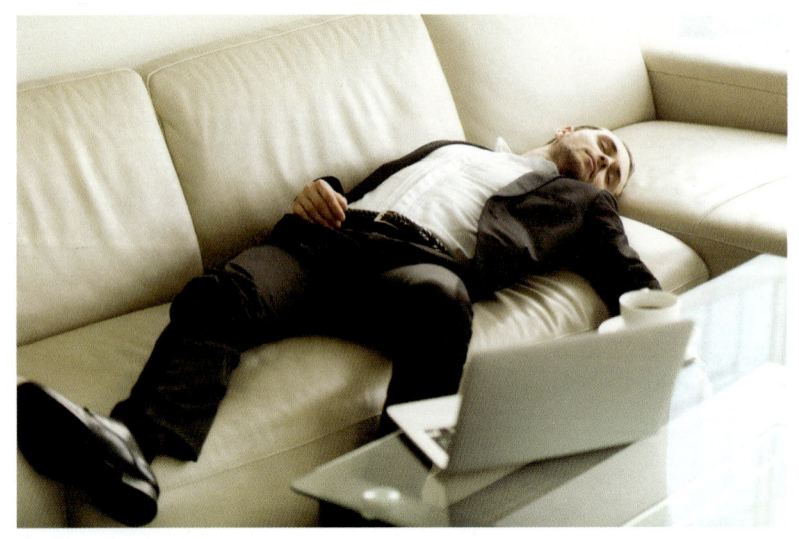

하지만 수면 시간과 건강이 정비례하지는 않는다. 8시간 이상 잠을 자면 오히려 건강에 해롭다는 연구 결과가 많다. 미국 보스턴 의과대학의 대니얼 고트리브 박사는 잠자는 시간이 9시간 이상이면 7~8시간 수면을 취하는 사람에 비해 당뇨병 위험이 최저 1.6배에서 최고 2.5배까지 높아진다고 밝혔다.

수면 시간이 부족하다고 하여 주말에 몰아서 자는 것 또한 건강에 좋지 않다. 이는 평소에 적게 먹다가 명절에 과식을 하여 탈이 나는 것과 같다. 과식이나 과도한 운동이 몸을 망치는 것처럼 과도한 수면 또한 건강에 도움이 되지 않는 것이다.

> 좋은 잠이야말로 자연이 인간에게 부여해주는 살뜰하고 그리운 간호부이다.
> — 셰익스피어

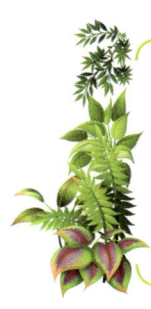

잠과 자연치유력

오장육부를 쉬게 하라

심장(心臟), 간장(肝臟), 신장(腎臟), 비장(脾臟), 폐장(肺臟)을 오장(五臟)이라고 한다. 오장은 섭취한 음식과 공기, 물이라는 재료를 이용하여 몸에 필요한 에너지와 신진대사에 필요한 물질을 만드는 주체이다.

위장(胃腸), 소장(小腸), 대장(大腸), 담낭(膽囊), 방광(膀胱), 삼초(三焦)를 육부(六腑)라고 한다. 육부는 음식을 소화시키고 노폐물을 처리하는 일을 한다.

밤에 잠을 자지 않으면 오장육부는 계속 일을 해야 한다. 활동에 필요한 에너지와 신진대사에 필요한 물질을 계속 만들어야 하고, 그 과정에서 생성되는 노폐물과 독소도 처리해야 한다. 만약 늦은 저녁에 음식을 먹는다면 육부에 해당하는 위장과 소장, 대장은 음식을 소화시켜야 하고, 오장은 흡수된 영양분을 알맞게 처리

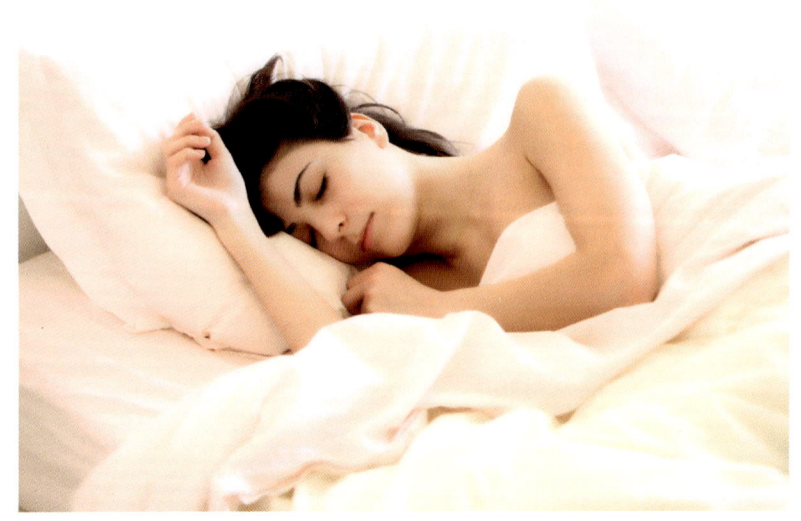

해야 한다. 낮에 활동하여 녹초가 된 오장육부가 야근(夜勤)을 하는 셈이다.

쉴 시간이 없어진 오장육부에 병이 나는 것은 어쩌면 당연한 결과이다. 격무(激務)에 시달린 사람들이 돌연사하는 것처럼 잠을 자지 않고 불규칙하게 생활하면 아무리 인내심이 강한 몸이라도 언젠가는 폭발하고 만다.

잠을 자야 병이 낫는다

이 책에서는 줄곧 자연치유력을 강화하는 방법에 대하여 설명하고 있다. 음식, 식사법, 물, 호흡법, 햇빛, 운동은 너무 기본적인 것이지만 그 중요성을 망각하기 쉬운 것들이다. 그런데 자연치유력을 강화하는 이와 같은 요소들은 모두 잠과 연관되어 있다.

어떤 음식을 먹느냐, 어떻게 먹느냐, 호흡을 잘하느냐, 햇빛을 얼마나 쬐느냐, 적당한 운동을 하느냐에 따라 수면의 질이 결정된다. 너무 많이 먹고 나서 자면 악몽에 시달릴 수 있고, 잘 씹어서 먹지 않으면 소화불량으로 잠을 설치게 된다. 호흡과 햇빛, 운동의 영향도 마찬가지이다.

좋은 음식을 적당하게 먹고 몸에서 필요한 만큼의 물을 마시면서 운동을 하고 복식호흡을 하면 자연치유력이 강화되어 불면증이 생기지 않는다. 반대로 불면증이 있는 사람이 이와 같은 생활을 하면 불면증에서 벗어날 수 있다. 불면증에서 벗어나면 다른 병에서도 벗어날 수 있다. 충분히 자고 일어났을 때 아픈 곳이 사라지고 피부가 좋아지는 것은 잠이 가지고 있는 치유의 힘이다.

잠은 하루의 시작

대부분의 사람들은 하루의 시작을 아침이라고 생각한다. 그래서 잠을 '그날의 피로를 풀기 위한 휴식' 정도로 여긴다. 하지만 하루의 시작은 해가 지고 나서 잠자리에 든 시간부터이다.

아이들은 일찍 잠에 들고 자는 시간도 어른보다 길다. 그리고 한번 잠에 빠진 아이들은 몸을 흔들거나 안아 올려도 깨지 않을 정도로 깊은 잠을 잔다. 아이들이 이렇게 깊게 많이 자는 것은 그날

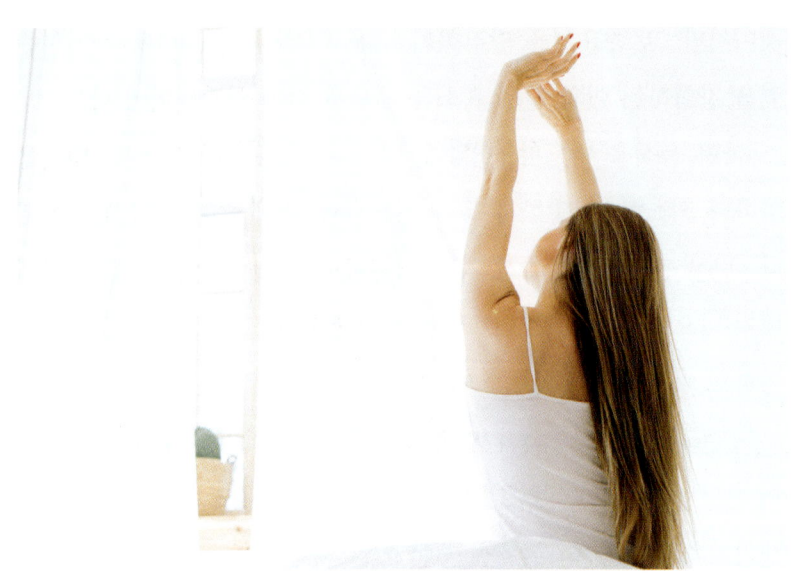

의 피로를 풀기 위함일까? 어른보다 더 피곤하기 때문에 그렇게 곤히 자는 것일까?

그렇지 않다. 아이들이 잠을 자는 가장 큰 목적은 성장이다. 자는 동안 충분한 성장호르몬이 나오기 때문에 잠을 많이 자야 건강하게 자랄 수 있다. '잘 자는 아이는 잘 큰다'는 말은 정확한 격언이다.

성인도 마찬가지이다. 잠은 활동에 필요한 물질을 만들고 준비를 하는 출발선이다. 어떤 일이든지 빨리 시작하는 것이 유리하듯이 잠도 빨리 자는 것이 건강에 좋다. 요즘 성공의 조건으로 여겨지는 '아침형 인간'도 일찍 자야 가능하다.

《동의보감》에서도 일찍 자야 건강하다는 것을 누차 강조하고 있다.

'봄철 석 달을 발진(發陳)이라고 하는데 -중략- 이때는 밤에 잠자리에 들고 일찍 일어난다. 여름 석 달을 번수(蕃秀)라고 하는데 -중략- 밤에 잠자리에 들고 일찍 일어난다. 가을 석 달을 용평(容平)이라고 하는데 -중략- 일찍 잠자리에 들고 일찍 일어난다. 겨울 석 달을 폐장(閉藏)이라고 하는데 -중략- 일찍 잠자리에 들고 해가 뜬 뒤에 일어나야 한다.'

이것은 '사기조신(四氣調神)'에 나오는 글인데, '근본(根本)을 거스르면 재앙을 입고 근본을 따르면 병들지 않는다'는 말로 글을 맺고 있다. 하루의 시작을 빨리 하는 것이 근본이고, 그렇게 할 때 건강하고 병들지 않는다는 선인들의 당부이다.

> 위벽의 손상을 스스로 치료하는 활동은 식사 직후보다 잠자는 동안 이뤄진다.
> — 메이 박사(영국 뉴캐슬대학)

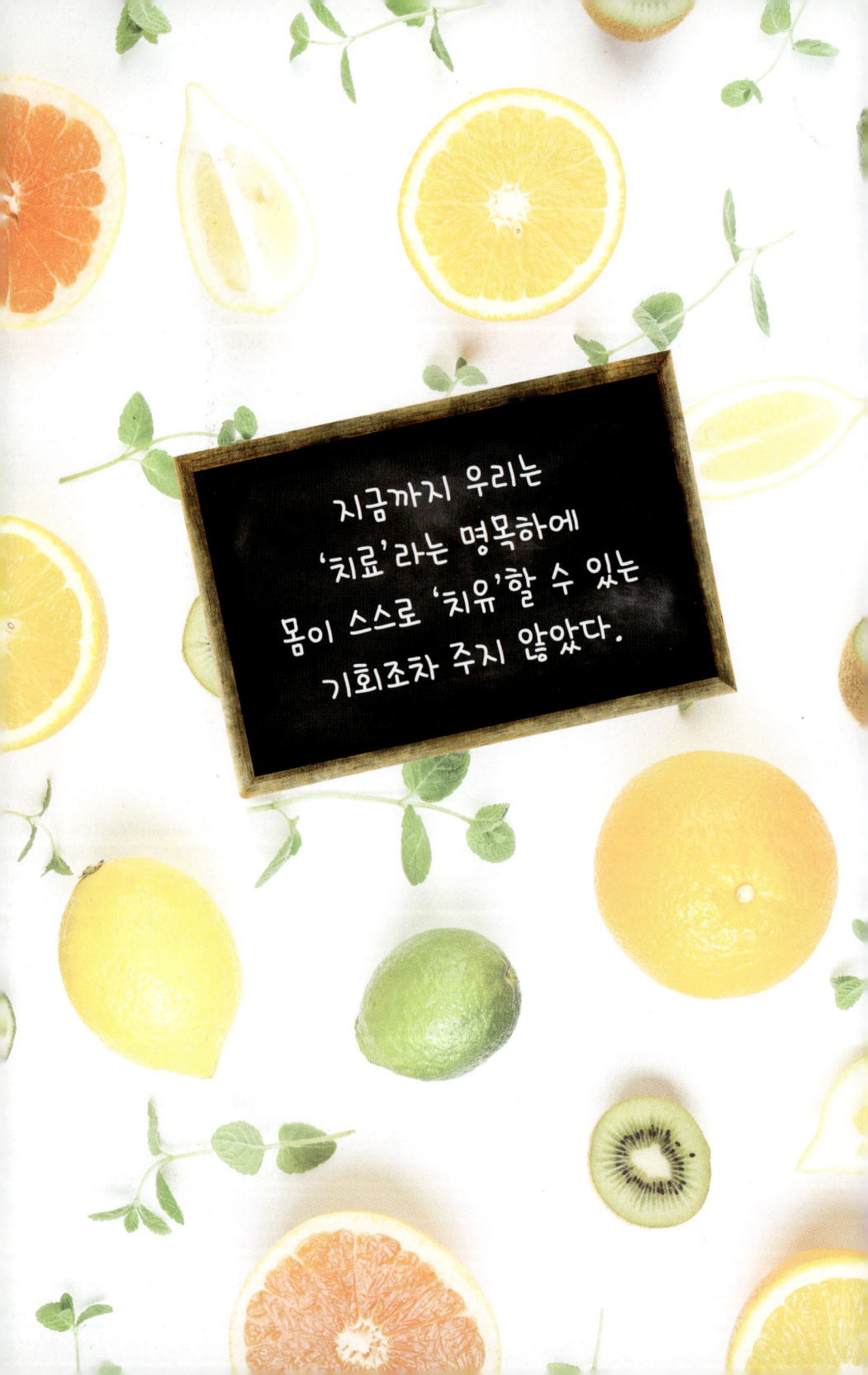